全国中医药行业高等职业教育“十三五”规划教材

有机化学

（第二版）

（供中药学、药学、药品生产技术等专业用）

主　编◎王志江

中国中医药出版社
·北　京·

图书在版编目（CIP）数据

有机化学 / 王志江主编 .—2 版 .—北京：中国中医药出版社，2018.7（2021.5 重印）
全国中医药行业高等职业教育“十三五”规划教材
ISBN 978 - 7 - 5132 - 4938 - 6

Ⅰ. ①有…　Ⅱ. ①王…　Ⅲ. ①有机化学—高等职业教育—教材
Ⅳ. ① O62

中国版本图书馆 CIP 数据核字（2018）第 085983 号

中国中医药出版社出版
北京经济技术开发区科创十三街 31 号院二区 8 号楼
邮政编码　100176
传真　010-64405721
河北省武强县画业有限责任公司印刷
各地新华书店经销

开本 787×1092　1/16　印张 19.75　字数 407 千字
2018 年 7 月第 2 版　2021 年 5 月第 3 次印刷
书号　ISBN 978 - 7 - 5132 - 4938 - 6

定价　65.00 元
网址　www.cptcm.com

社 长 热 线　010-64405720
购 书 热 线　010-89535836
维 权 打 假　010-64405753

微信服务号　zgzyycbs
微商城网址　https：//kdt.im/LIdUGr
官 方 微 博　http：//e.weibo.com/cptcm
天猫旗舰店网址　https：//zgzyycbs.tmall.com

如有印装质量问题请与本社出版部联系（010-64405510）

全国中医药职业教育教学指导委员会

前言

中医药职业教育是我国现代职业教育体系的重要组成部分，肩负着培养新时代中医药行业多样化人才、传承中医药技术技能、促进中医药服务健康中国建设的重要职责。为贯彻落实《国务院关于加快发展现代职业教育的决定》（国发〔2014〕19号）、《中医药健康服务发展规划（2015—2020年）》（国办发〔2015〕32号）和《中医药发展战略规划纲要（2016—2030年）》（国发〔2016〕15号）（简称《纲要》）等文件精神，尤其是实现《纲要》中“到2030年，基本形成一支由百名国医大师、万名中医名师、百万中医师、千万职业技能人员组成的中医药人才队伍”的发展目标，提升中医药职业教育对全民健康和地方经济的贡献度，提高职业技术院校学生的实际操作能力，实现职业教育与产业需求、岗位胜任能力严密对接，突出新时代中医药职业教育的特色，国家中医药管理局教材建设工作委员会办公室（以下简称“教材办”）、中国中医药出版社在国家中医药管理局领导下，在全国中医药职业教育教学指导委员会指导下，总结“全国中医药行业高等职业教育‘十二五’规划教材”建设的经验，组织完成了“全国中医药行业高等职业教育‘十三五’规划教材”建设工作。

中国中医药出版社是全国中医药行业规划教材唯一出版基地，为国家中医中西医结合执业（助理）医师资格考试大纲和细则、实践技能指导用书、全国中医药专业技术资格考试大纲和细则唯一授权出版单位，与国家中医药管理局中医师资格认证中心建立了良好的战略伙伴关系。

本套教材规划过程中，教材办认真听取了全国中医药职业教育教学指导委员会相关专家的意见，结合职业教育教学一线教师的反馈意见，加强顶层设计和组织管理，是全国唯一的中医药行业高等职业教育规划教材，于2016年启动了教材建设工作。通过广泛调研、全国范围遴选主编，又先后经过主编会议、编写会议、定稿会议等环节的质量管理和控制，在千余位编者的共同努力下，历时1年多时间，完成了83种规划教材的编写工作。

本套教材由50余所开展中医药高等职业教育院校的专家及相关医院、医药企业等单位联合编写，中国中医药出版社出版，供高等职业教育院校中医学、针灸推拿、中医骨伤、中药学、康复治疗技术、护理6个专业使用。

本套教材具有以下特点：

1. 以教学指导意见为纲领，贴近新时代实际

注重体现新时代中医药高等职业教育的特点，以教育部新的教学指导意见为纲领，注重针对性、适用性以及实用性，贴近学生、贴近岗位、贴近社会，符合中医药高等职业教育教学实际。

2. 突出质量意识、精品意识，满足中医药人才培养的需求

注重强化质量意识、精品意识，从教材内容结构设计、知识点、规范化、标准化、编写技巧、语言文字等方面加以改革，具备"精品教材"特质，满足中医药事业发展对于技术技能型、应用型中医药人才的需求。

3. 以学生为中心，以促进就业为导向

坚持以学生为中心，强调以就业为导向、以能力为本位、以岗位需求为标准的原则，按照技术技能型、应用型中医药人才的培养目标进行编写，教材内容涵盖资格考试全部内容及所有考试要求的知识点，满足学生获得"双证书"及相关工作岗位需求，有利于促进学生就业。

4. 注重数字化融合创新，力求呈现形式多样化

努力按照融合教材编写的思路和要求，创新教材呈现形式，版式设计突出结构模块化，新颖、活泼，图文并茂，并注重配套多种数字化素材，以期在全国中医药行业院校教育平台"医开讲－医教在线"数字化平台上获取多种数字化教学资源，符合职业院校学生认知规律及特点，以利于增强学生的学习兴趣。

本套教材的建设，得到国家中医药管理局领导的指导与大力支持，凝聚了全国中医药行业职业教育工作者的集体智慧，体现了全国中医药行业齐心协力、求真务实的工作作风，代表了全国中医药行业为"十三五"期间中医药事业发展和人才培养所做的共同努力，谨此向有关单位和个人致以衷心的感谢！希望本套教材的出版，能够对全国中医药行业职业教育教学的发展和中医药人才的培养产生积极的推动作用。需要说明的是，尽管所有组织者与编写者竭尽心智，精益求精，本套教材仍有一定的提升空间，敬请各教学单位、教学人员及广大学生多提宝贵意见和建议，以便今后修订和提高。

国家中医药管理局教材建设工作委员会办公室

全国中医药职业教育教学指导委员会

2018 年 1 月

全国中医药行业高等职业教育“十三五”规划教材

《有机化学》
编 委 会

主　编

王志江（山东中医药高等专科学校）

副主编

刘俊宁（山东医学高等专科学校）
程芳婷（江苏省连云港中医药高等职业技术学校）
刘自平（安徽新华学院）

编　委（以姓氏笔画为序）

王秀丽（河南理工大学）
王国富（江西中医药高等专科学校）
李国强（烟台南山学院）
杨　丹（山东中医药高等专科学校）
狄庆锋（湖南中医药高等专科学校）
张雪莲（新疆昌吉职业技术学院）
赵旭东（重庆医科大学）
姜小丽（南阳医学高等专科学校）
郭占京（广西中医药大学）
谢永芳（昆明卫生职业学院）

编写说明

本教材为全国中医药行业高等职业教育“十三五”规划教材之一，为贯彻落实《国务院关于加快发展现代职业教育的决定》和《中医药发展战略规划纲要（2016—2030年）》等文件精神，充分发挥中医药高等职业教育的引领作用，满足中医药事业发展对高素质技术技能人才的需求，由全国中医药职业教育教学指导委员会、国家中医药管理局教材建设工作委员会统一规划、宏观指导，中国中医药出版社具体组织，全国中医药高等职业院校联合编写而成。可供中医药高等职业院校中药学、药学、药品生产技术等专业学生使用。

本教材以培养高职高专药学类专业实用型人才为宗旨，以体现岗位技能要求，在充分考虑高职高专药学类专业教育特点，广泛听取一线教师的意见和建议，参考和汲取国内同类教材之精华的基础上，根据形势发展和知识、理论、技能需求的变化，对教材内容及章节结构进行了精简与必要的调整，力求在精选内容和编排体系上有所创新，注重教材的相对独立性以及与相关专业的协调性，使基础知识、基本理论、基本操作技能与药学专业的联系更紧密，更符合行业和职业发展的实际。

本教材由理论知识与实验指导两部分组成，理论知识部分共16章，以官能团为主线，阐明各类有机化合物的结构和性质，各章内容均按定义、结构、分类、命名、性质的顺序编写，使整套教材统一协调、规范有序。实验指导部分包括17个实验，既有各类经典有机化学实验，又有自主综合性实验的技能训练，各院校可根据教学实际情况进行选用。为增加教材的可读性和激发学生学习的兴趣，在各章中穿插了与正文内容相关的学习目标、与当前有机化学发展新动向有关的知识链接，丰富了教材内容。为了方便使用，每章均附有复习思考题。本教材还设有教学课件（PPT）等内容供学习者参考使用。

本教材编写分工如下：王志江编写第一章绪论和实验指导；刘俊宁编写第二章饱和烃；姜小丽编写第三章不饱和烃；杨丹编写第四章芳香烃；赵旭东编写第五章卤代烃；王国富编写第六章醇、酚、醚和第十五章萜类、甾体化合物和类脂；郭占京编写第七章醛、酮、醌和第十六章有机合成及鉴定；张雪莲编写第八章羧酸和取代羧酸；谢永芳编写第九章羧酸衍生物和油脂；刘自平编写第十章对映异构；程芳婷编写第十一章有机含氮化合物；狄庆锋编写第十二章杂环化合物和生物碱；王秀丽编写第十三章糖类化合物；李国强编写第十四章氨基酸、蛋白质、核酸。

本教材在编写过程中，得到国家中医药管理局教材建设工作委员会办公室和中国中医药出版社的大力支持和帮助，在此表示衷心感谢。本教材编写过程中参考了大量的文献资料，对本教材所引用文献资料的原作者在此一并表示衷心感谢。

由于编者的水平有限，书中若有不妥之处，敬请同行专家、广大师生提出宝贵意见，以便再版时修订提高。

《有机化学》编委会

2018 年 2 月

目录

扫一扫，看课件

第一章
绪论

【学习目标】

1. 掌握有机化合物和有机化学的定义、有机化合物的特性和分类。
2. 熟悉有机化合物的结构和共价键。
3. 了解有机化学的发展概况、有机化学与医药学的关系。

化学是一门研究物质的组成、结构、性质、变化及变化规律的科学，有机化学是化学的一个分支，它的研究对象是有机化合物。

第一节　有机化学基础知识

一、有机化学起源与发展

（一）有机化学的发展概况

回顾有机化学发展史，人们对有机化合物的认识是一个由表及里、由浅到深的过程。自古以来，人类就本能地与各种有机化合物打交道，经历了从逐渐认识到利用、制备有机化合物的过程。我国在夏、商时代就知道酿酒、制醋，汉朝发明了造纸术，现存最早的本草专著《神农本草经》（成书于西汉末年至东汉初年）收集了365种重要的药物，这些都是我国古代认识和利用有机化合物对人类文明作出贡献的有力见证。

18世纪末，人们已经能够从动植物中提取分离出一系列较纯的有机化合物，如酒石酸、柠檬酸、乳酸、尿素等。由于当时这些有机化合物只能来源于有生命的机体，有些学者便提出了“生命力”学说，认为有机化合物只能在神秘的“生命力”作用下才能产生，不能用人工的方法由无机化合物合成。这种“生命力”学说曾牢固地统治着有机化学界，阻碍了有机化学的发展。

直到1828年德国化学家维勒（F. Wöhler）在实验室用无机化合物氰酸钾和氯化铵合成氰酸铵（NH_4OCN）时意外合成了尿素（NH_2CONH_2），才彻底推翻了“生命力”学说。继合成尿素之后，1845年柯尔贝（H. Kolbe）合成了醋酸，1854年贝特罗（H. Berthelot）合成了脂肪等有机化合物，此后又陆续合成了成千上万的有机化合物，开辟了人工合成有机化合物的新时期，推动了有机化学的发展。

（二）有机化合物与有机化学

虽然多数有机化合物并非来源于有机体，但由于历史原因和习惯，迄今仍习惯称为“有机化合物”。有机化合物简称有机物，都含有碳元素，绝大多数含有氢元素，有的还含有卤素、氧、氮、硫、磷等元素，因此有机化合物可以定义为碳氢化合物及其衍生物。碳氢化合物又称烃类化合物，而衍生物是指碳氢化合物中的一个或多个氢原子被其他原子或原子团取代而得到的化合物。至于一氧化碳、二氧化碳、碳酸、碳酸盐等含碳化合物，因其有着典型的无机化合物的成键方式和性质而被看作无机化合物。

有机化学是研究有机化合物的化学，主要是研究有机化合物的命名、结构、性质、合成、应用以及有机化合物之间相互转化所遵循的规律的一门科学。

二、有机化合物的特性

有机化合物都含碳元素，由于碳原子的结构和成键特点，使有机化合物的组成、结构与无机化合物有较大差异，大多数的有机化合物具有一些不同于无机化合物的特性。有机化合物与无机化合物比较，具有以下特性：

1. 容易燃烧　绝大多数有机化合物在空气中能燃烧，燃烧时主要生成二氧化碳和水，如石油、酒精、甲烷等。而无机化合物一般不易燃烧。

2. 熔点和沸点较低　固体有机化合物的熔点一般比较低，多在400℃以下，而固体无机化合物的熔点却比较高。这是因为固体有机化合物属于分子晶体，排列在晶格中的有机化合物分子之间是以较弱的范德华力相吸引，只需较低能量就可以被破坏；固体无机化合物多属于离子晶体，排列在晶格中的正负离子靠静电引力相互吸引，需要较高能量才可以被破坏。同样，液体有机化合物的沸点也比较低。

3. 难溶于水　有机化合物多是非极性或弱极性的，根据“相似相溶”原理，有机化合物一般难溶于极性强的水，而易溶于苯、乙醚等非极性或弱极性的有机溶剂。

4. 反应速度比较慢　有机化合物之间的反应比较慢，往往需要几十分钟、几小时甚至更长时间才能完成，而无机化合物之间的反应很快，瞬时完成。这是因为有机化合物的反应一般为分子之间的反应，反应速度取决于分子之间的有效碰撞，反应速度慢；通常采取加热、加压、振摇、搅拌以及使用催化剂等方法来加快有机化合物的反应速度。无机化合物的反应为离子反应，反应速度快。

5. 反应产物复杂　有机化合物分子结构比较复杂，当与某一试剂发生反应时，反应并不局限于分子的某一特定部位，所以反应产物比较复杂，除主要反应产物外，还常伴随着一些副反应产物，这在无机反应中是不常见的。

6. 普遍存在同分异构现象　有机化合物分子中的碳原子相互结合力强、结合方式多，使得有些有机化合物的分子式虽然相同，却有着不同的分子结构和不同的性质，如分子式为 C_2H_6O 的物质就有乙醇和甲醚两个结构不同、性质不同的化合物。分子式相同而化学结构不同的化合物互称为同分异构体，这种现象称为同分异构现象。有机化合物普遍存在同分异构现象，这是造成有机化合物数目众多的主要原因之一。无机化合物结构简单，一个化学式只代表一种物质。

有机化合物的特性是相对的，为大多数有机化合物所具有，少数例外。例如四氯化碳不仅不燃烧，反而用于灭火；乙醇、乙酸等与水以任意比例互溶；TNT 加热到240℃时发生爆炸等。

三、有机化合物的结构与共价键

（一）有机化合物的结构

有机化合物的结构决定性质，而根据有机化合物的性质又可以推断其结构，研究有机化合物的结构是有机化学的重要内容之一。

1. 有机化合物的经典结构理论　19 世纪后期开库勒（A. Kekulé）、古柏尔（A. Couper）及布特列洛夫（Бутлеров）等先后提出有关有机化合物的经典结构理论，其要点可以归纳为：

（1）碳原子总是四价。碳原子的核外电子排布式为 $1s^2 2s^2 2p^2$，其最外电子层有 4 个电子，要通过得到或失去电子达到稳定的电子构型都是不容易的，往往通过共用电子对与其他原子成键。

（2）碳原子除能与其他原子结合外，还可以自身以单键、双键或叁键的形式相互结合，形成碳链或碳环。

（3）分子中组成化合物的若干原子是按一定的顺序和方式连接的，这种连接顺序和方式称为化学结构，简称结构。

乙烷　　乙烯　　乙炔　　环戊烷

2. 有机化合物的立体结构 进入20世纪后，人们对有机化合物的立体结构有了初步认识。1874年范特霍夫（J. H. Van't Hoff）和勒贝尔（J. A. Le Bel）总结前人研究所得的一些事实，分别提出饱和碳原子的正四面体结构理论，并形象地制作了正四面体的模型。甲烷的正四面体模型如图1–1所示，碳原子处于正四面体的中心，四个氢原子分别处在正四面体的四个顶点，各价键之间的夹角为109°28′。

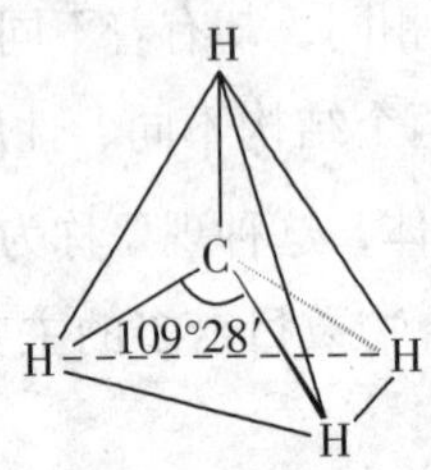

图1–1 甲烷的正四面体模型

甲烷的立体结构也可以用图1–2所示球棒模型（Kekulé模型）表示，不同颜色的圆球表示各种不同原子，短棒表示原子间的价键。球棒模型可以清楚地反映出分子中各原子的连接情况及共价键的方向和键角，但实际上甲烷分子中原子间的距离并不像球棒模型所表示的那么远。根据实际测得的原子大小和原子核间的距离，按比例制成甲烷分子的比例模型（Stuart模型）如图1–3所示，它能更正确地反映出分子中各原子的连接情况。

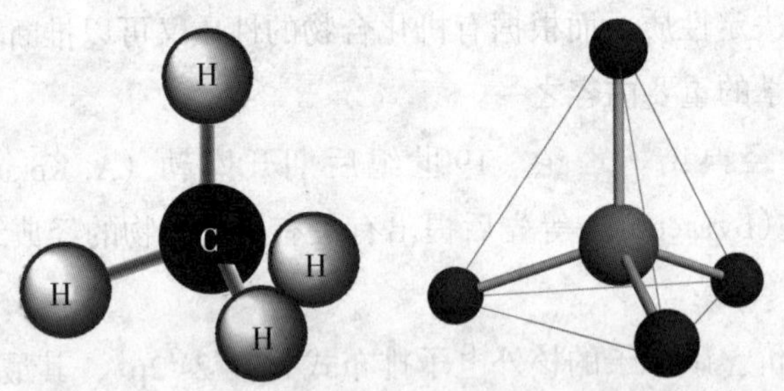

图1–2 甲烷的球棒模型

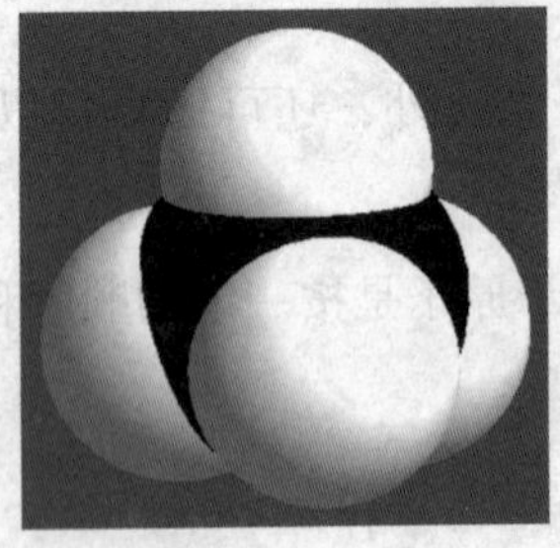
图1–3 甲烷的比例模型

（二）共价键

1. 共价键的形成 运用量子力学处理共价键问题一般有价键法和分子轨道法，在此仅简单介绍价键法。价键法是把价键的形成看作电子配对或原子轨道重叠的结果，成键电子局限于两个成键原子之间运动。

（1）价键法的基本要点

①自旋方向相反的未成对电子配对形成共价键：如果A、B两个原子各有一个自旋方向相反的未成对电子，可以相互配对形成共价单键；如果A、B两个原子各有两个或三个自旋方向相反的未成对电子，则可以相互配对形成共价双键或叁键；如果A原子有一个未成对电子，B原子有两个未成对电子，则两个A原子就可以和一个B原子相结合形成 A_2B，如 H_2O；如果原子没有未成对电子则无法形成共价键。所以原子的未成对电子数一般等于该原子的共价键数目。

一个原子有几个未成对电子，就可以和几个自旋方向相反的未成对电子配对成键，一个未成对电子一旦配对成键后，就不能再与其他未成对电子配对，所以共价键具有饱和性。

②原子轨道最大程度重叠形成共价键：原子轨道重叠程度越大，体系的能量越低，形成的共价键越稳定。不同的原子轨道在空间有不同的取向，成键的两个原子轨道必须按一定方向，才能达到最大程度的重叠，所以共价键具有方向性。如形成HCl分子时，只有氢原子的1s轨道沿着氯原子的3p轨道对称轴方向，才能达到最大程度重叠，如图1-4所示。

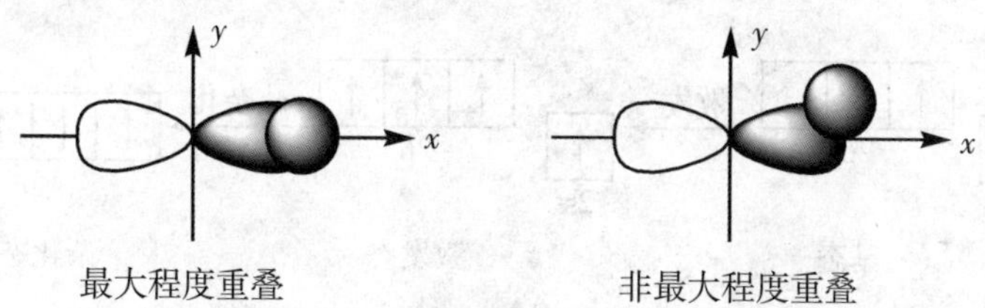

图1-4　1s轨道与3p轨道的重叠

（2）杂化轨道理论　碳原子的核外电子排布是 $1s^22s^22p_x^{\ 1}2p_y^{\ 1}2p_z^{\ 0}$，有 $2p_x^{\ 1}$ 和 $2p_y^{\ 1}$ 两个未成对电子，按照价键理论碳原子只能形成两个共价键且键角为90°，但实际上甲烷分子中有四个完全等同的共价键，键角均为109°28′。1931年鲍林（L. Pauling）等提出的“轨道杂化理论”解决了这一矛盾，认为能量相近的原子轨道在形成分子的过程中，可以组成能量相等的杂化轨道；杂化轨道的数目等于参与杂化的原子轨道的数目，并含有一定比例的原子轨道的成分；杂化轨道的外形与原子轨道不同，它一端肥大、一端细小，所以杂化轨道成键的方向性和成键能力比原子轨道更强，形成的分子也就更稳定。

有机化合物分子中碳原子的杂化形式主要有：

碳原子的 sp^3 杂化：碳原子在形成共价键时，2s轨道上的一个电子被激发到2p轨道上，然后一个s轨道和三个p轨道重新组合杂化，形成四个完全等同的 sp^3 杂化轨道，如图1-5所示。

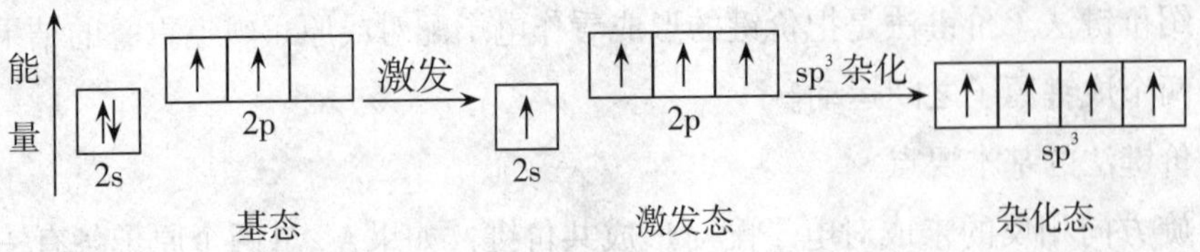

图1-5 碳原子的sp^3杂化

sp^3 杂化轨道呈一头大、一头小的葫芦形，比原来的s轨道和p轨道有更明显的方向性，有利于原子轨道达到最大程度重叠。每个 sp^3 杂化轨道均由1/4s成分和3/4p成分组成，四个 sp^3 杂化轨道呈现正四面体的空间排布，夹角109°28′，如图1-6所示。

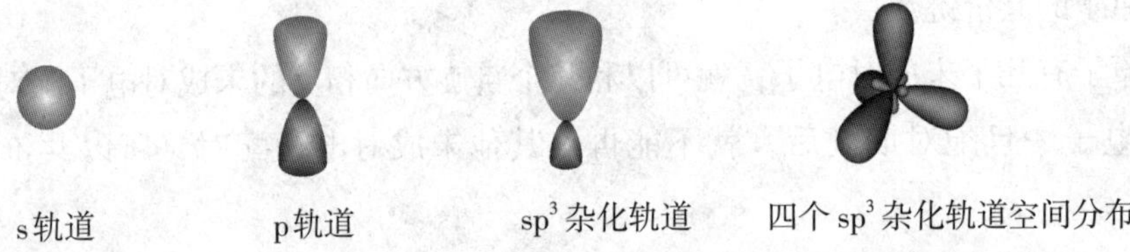
s轨道
p轨道
sp^3 杂化轨道
四个 sp^3 杂化轨道空间分布

图1-6 s轨道、p轨道、sp^3杂化轨道

碳原子的 sp^2 杂化：碳原子在形成共价键时，碳原子的激发态的一个s轨道和两个p轨道重新组合杂化，形成三个完全等同的 sp^2 杂化轨道，还剩余一个p轨道未参与杂化，如图1-7所示。

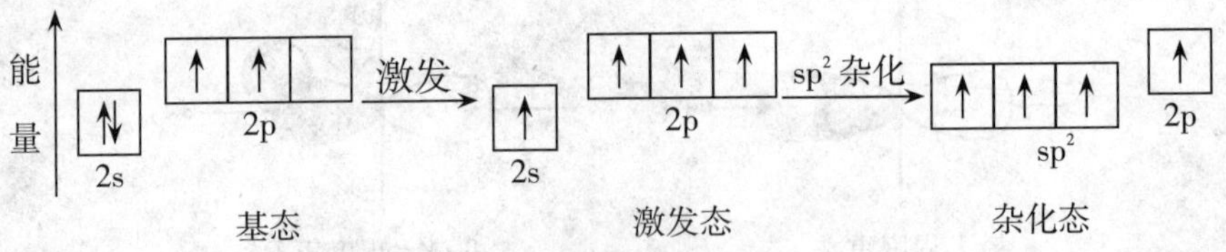

图1-7 碳原子的sp^2杂化

每个 sp^2 杂化轨道均由1/3s成分和2/3p成分组成，三个 sp^2 杂化轨道呈现平面正三角形的空间排布，夹角120°，如图1-8所示。未参与杂化的p轨道垂直于 sp^2 杂化轨道所在的平面。

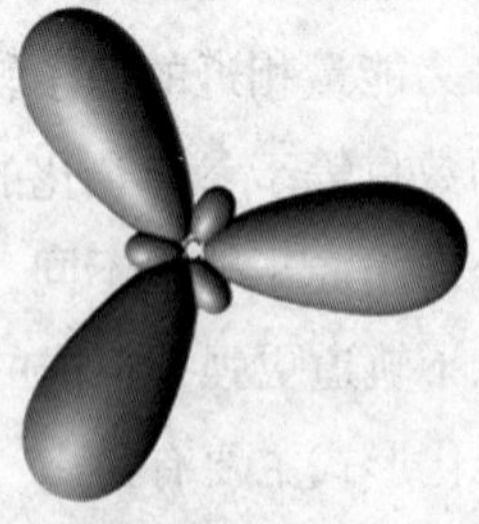

图1-8 三个sp^2杂化轨道空间分布

碳原子的sp杂化：碳原子在形成共价键时，碳原子的激发态的一个s轨道和一个p轨道重新组合杂化，形成两个完全等同的sp杂化轨道，还剩余两个p轨道未参与杂化，如图

1–9所示。

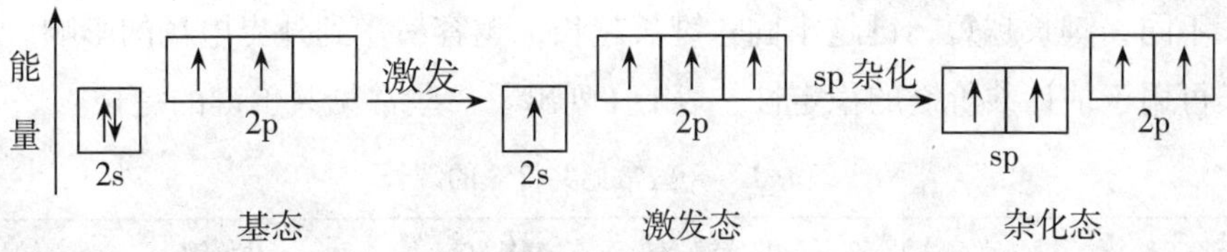

图1–9　碳原子的sp杂化

每个sp杂化轨道均由1/2s成分和1/2p成分组成，两个sp杂化轨道呈现直线形的空间排布，夹角180°，如图1–10所示。未参与杂化的两个p轨道互相垂直，并垂直于两个sp杂化轨道所在的直线。

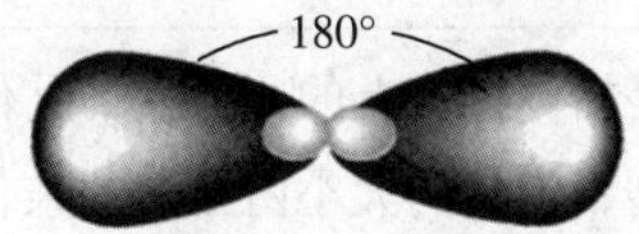

图1–10　两个sp杂化轨道空间分布

2. 共价键的类型　根据原子轨道重叠方式不同，共价键分为σ键和π键两种类型。

（1）σ键　σ键是原子轨道沿键轴方向以头碰头的方式发生轨道重叠形成的共价键，这种重叠程度较大，所以σ键比较稳定。σ键电子云沿键轴呈圆柱形对称分布，s–s、$s-p_x$、p_x-p_x 等原子轨道均可沿x轴形成σ键。如图1–11所示。

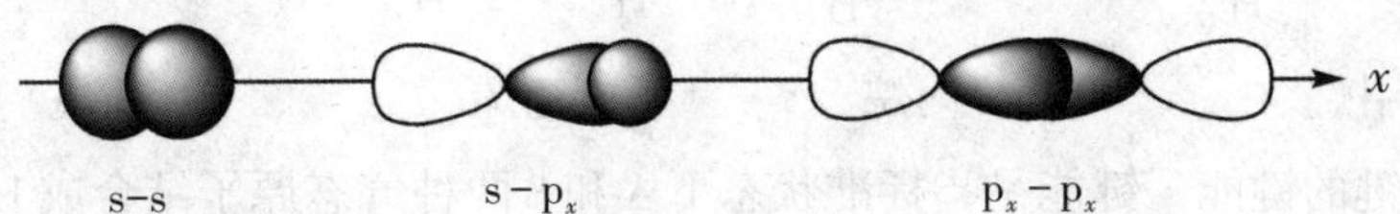

图1–11　σ键的形成

（2）π键　π键是原子轨道沿与键轴垂直的侧面以肩并肩的方式发生轨道重叠形成的共价键，这种重叠程度较σ键的小，所以π键不太稳定。π键电子云分布在键轴的上方和下方，p_y-p_y、p_z-p_z 等原子轨道均可沿x轴形成π键。如图1–12所示。

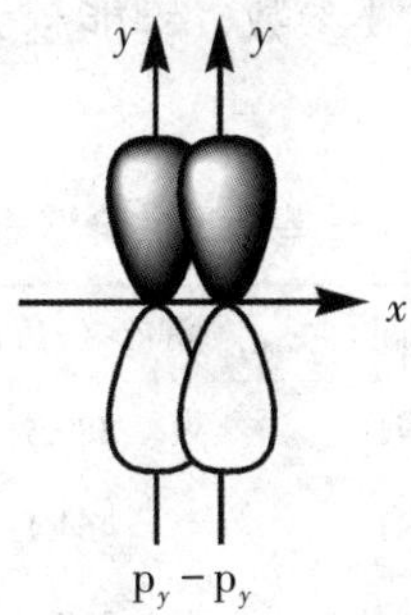

图1–12　π键的形成

3. 共价键的键参数　表征共价键性质的物理量常用键长、键角、键能和键的极性等。

（1）共价键的键长　键长是指成键的两个原子核间的距离。不同的化合物中，由于化学结构不同，分子中原子间相互影响不同，共价键键长存在一些差异。不同原子形成的共价键键长不同，键长越短，键越牢固；键长越长，越容易受到外界电场的影响。所以共价键的键长可用于估计共价键的稳定性。表1-1列出了一些常见共价键的键长。

表1-1　一些常见共价键的键长

共价键	键长（pm）	共价键	键长（pm）	共价键	键长（pm）
C—H	109	N—H	103	C=C	134
C—C	154	O—H	97	C≡C	120
C—N	147	C—Cl	177	C=O	122
C—O	143	C—Br	191	C≡N	116

（2）共价键的键角　键角是指两价以上的原子在与其他原子成键时，键与键之间的夹角。键角反映了分子的空间构型，键角的大小由原子的杂化形式决定。如甲烷分子中四个C—H键的键角均为109°28′，乙烯分子中H—C—C的键角为121.7°，乙炔分子中H—C—C的键角为180°。但由于连接的基团不同，键角会有不同程度的变化，如丙烷分子中C—C—C的键角为112°，H—C—H的键角为106°。

甲烷　丙烷　乙烯　乙炔

（3）共价键的键能　键能是指标准状态下A和B两种气态原子结合成1mol A－B气态分子时所放出的能量，用E表示。标准状态下1mol气态A－B分子解离为A和B两种气态原子所需的能量则称为解离能，用D表示。双原子分子中共价键的键能就是该键的解离能，多原子分子中共价键的键能则是断裂分子中相同类型共价键所需能量的平均值，称为平均键能。

键能是衡量共价键强度的一个重要参数，键能越大，键越牢固，表1-2列出了一些常见共价键的键能。

表1-2　一些常见共价键的键能

共价键	键能（kJ/mol）	共价键	键能（kJ/mol）	共价键	键能（kJ/mol）
H—H	435.3	N—H	389.3	C=C	611.1
C—H	415.5	O—H	464.4	C≡C	837.2
C—C	347.3	C—Cl	338.9	C=O（醛）	736.7
C—N	305.6	C—Br	284.6	C=O（酮）	749.3
C—O	359.8	C—I	217.8	C≡N	891.6

（4）共价键的极性　共价键根据成键原子的电负性差异分为非极性共价键和极性共价键。两个相同原子形成共价键时，由于成键原子电负性相同，共用电子对均匀地分布在两个原子核之间，正负电荷中心相重叠，这样的共价键没有极性，为非极性共价键，如H—H、Cl—Cl共价键等。两个不同原子形成共价键时，由于成键原子电负性不同，共用电子对偏向于电负性大的原子，使正负电荷中心不相重合，这样的共价键有极性，为极性共价键。电负性大的原子电子云密度较大，带部分负电荷，用 δ^- 表示；另一端电子云密度较小，带部分正电荷，用 δ^+ 表示。如：

$$\overset{\delta^+}{H}-\overset{\delta^-}{Cl} \qquad \overset{\delta^+}{CH_3}-\overset{\delta^-}{Cl}$$

键的极性大小取决于成键原子电负性差异，电负性差值越大，键的极性越强。键的极性大小由偶极矩来度量，偶极矩是正电荷中心或负电荷中心上的电荷值q与正负电荷中心之间的距离d的乘积，用μ表示，单位为德拜(D)或库仑・米(C・m)，$1D = 3.33\times10^{-30}C\cdot m$。

$$\mu = q\cdot d$$

偶极矩是矢量，用$\leftarrow\!\!\!+$表示，箭头指向负电荷一端。双原子分子的偶极矩就是键的偶极矩；多原子分子的偶极矩是组成分子的所有共价键的偶极矩矢量之和。例如：

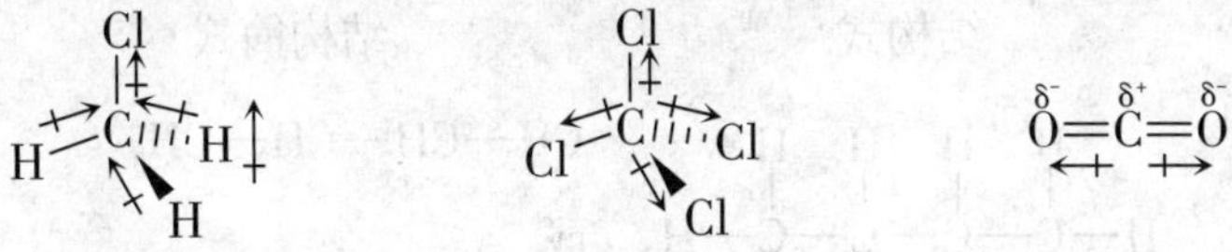

$\mu = 1.86D$　　$\mu = 0$　　$\overset{\delta^-}{O}=\overset{\delta^+}{C}=\overset{\delta^-}{O}$　$\mu = 0$

4. 共价键的断裂方式及有机化学反应类型　有机化合物进行化学反应时，共价键有两种不同的断裂方式。

（1）均裂　共价键断裂时，形成共价键的两个电子平均分配给两个原子或原子团，这种断裂方式称为均裂。均裂生成的带单电子的原子或原子团称为自由基或游离基，是反应过程中生成的一种活性中间体。

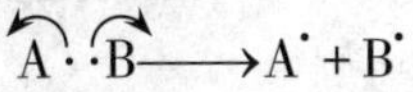

$$A\cdot\cdot B\longrightarrow A^{\cdot}+B^{\cdot}$$

通过共价键均裂生成自由基而进行的反应称为自由基反应，往往需要在加热或光照等条件下进行，包括自由基取代和自由基加成。

（2）异裂　共价键断裂时，形成共价键的两个电子完全转移给其中的一个原子或原子团，这种断裂方式称为异裂。异裂生成的正、负离子是反应过程中生成的又一种活性中间体。

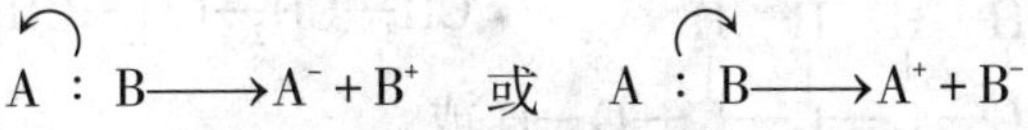

$$A:B\longrightarrow A^-+B^+ \quad 或 \quad A:B\longrightarrow A^++B^-$$

通过共价键异裂生成正、负离子而进行的反应称为离子型反应，反应除需要催化剂外，一般由极性试剂进攻或在极性溶剂中进行。根据反应试剂分为亲电反应和亲核反应，亲电反应包括亲电取代反应和亲电加成反应，亲核反应包括亲核取代反应和亲核加成反应。

离子型反应
- 亲电反应
  - 亲电取代反应
  - 亲电加成反应
- 亲核反应
  - 亲核取代反应
  - 亲核加成反应

四、有机化合物结构的表示方法

有机化合物普遍存在同分异构现象，所以有机化合物一般不用分子式表示，而是用结构式来表示。有机化合物结构除构造外，还包括三维立体结构。

（一）有机化合物构造的表示方法

构造是分子中原子相互连接的顺序和方式，表示分子构造的化学式称为结构式。有机化合物的构造可以用结构式、结构简式和键线式表示。

	结构式	结构简式	键线式
正丁烷	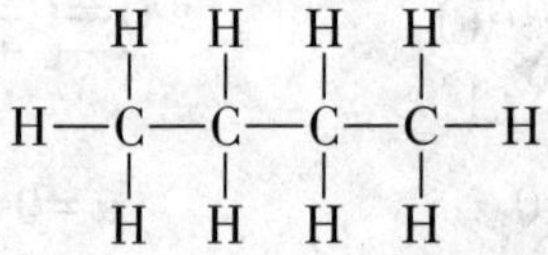	$CH_3—CH_2—CH_2—CH_3$ 或 $CH_3CH_2CH_2CH_3$	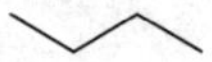
2-甲基丁烷	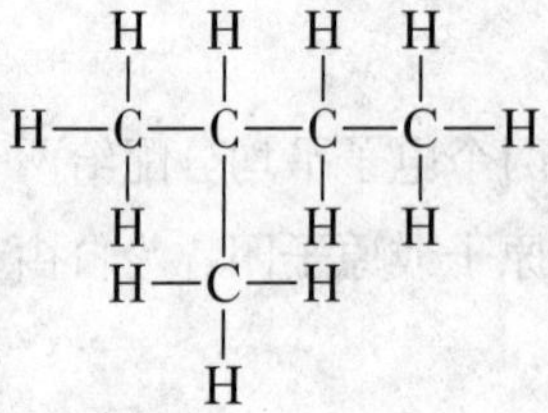	$CH_3—CH(CH_3)—CH_2—CH_3$ 或 $CH_3CH(CH_3)CH_2CH_3$	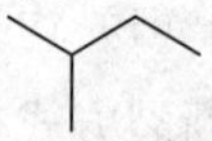
2-丁烯	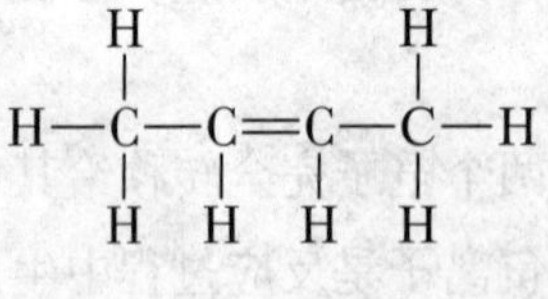	$CH_3—CH═CH—CH_3$ 或 $CH_3CH═CHCH_3$	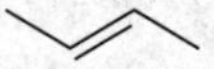
正丁醇	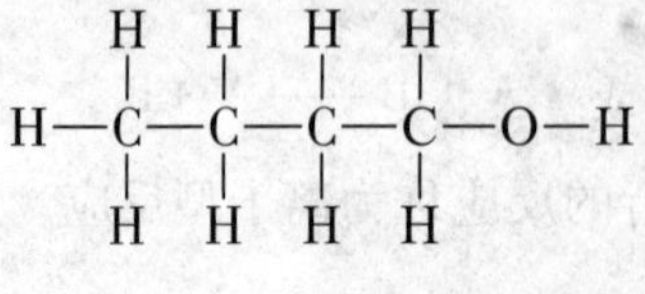	$CH_3—CH_2—CH_2—CH_2—OH$ 或 $CH_3CH_2CH_2CH_2OH$	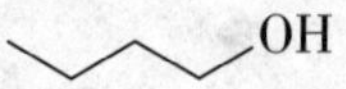

（二）有机化合物立体结构的表示方法

分子模型能够帮助我们认识分子的立体结构和分子中原子的相对位置，但书写不方便，所以常将分子模型以楔形式来表示分子的立体结构。例如甲烷的楔形式为：

楔形式中的实线键表示在纸平面上，虚线表示键在纸平面后方，楔形线表示键在纸平面的前方。

五、有机化合物的分类

有机化合物的数目非常庞大，为了有效地学习和研究有机化合物，必须对有机化合物进行分类。

（一）按碳架分类

根据分子中碳原子构成的骨架不同，有机化合物可以分为链状化合物和环状化合物。链状化合物的碳原子相互连接成链状，由于最初是在油脂中发现的，所以又称为脂肪族化合物。完全由碳原子组成的环状化合物为碳环化合物，由碳原子和至少一个其他原子（杂原子）组成的环状化合物为杂环化合物。碳环化合物中性质与脂肪族化合物相似的为脂环族化合物；性质与脂肪族化合物不同、有特殊芳香性的为芳香族化合物。

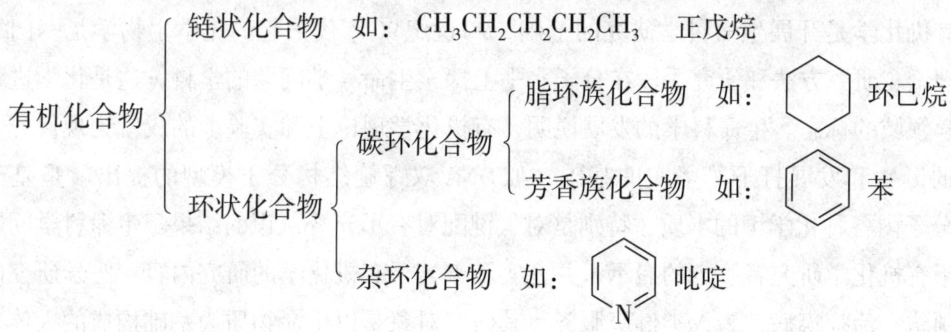

（二）按官能团分类

有机化合物中决定一类化合物主要化学性质的原子或原子团称为官能团。官能团相同的化合物的化学性质基本相同，所以将有机化合物按官能团分类便于认识它们的共性。表1-3列出了一些常见官能团及化合物分类。

表1-3 一些常见官能团及化合物分类

化合物	官能团	化合物	官能团	化合物	官能团
烯烃	>C=C< （双键）	醛、酮	—C(=O)— （羰基）	酰胺	—C(=O)—NH_2 （酰胺基）
炔烃	—C≡C— （叁键）	羧酸	—C(=O)—OH （羧基）	腈	—C≡N （氰基）
卤代烃	—X （卤素）	酰卤	—C(=O)—X （酰卤基）	硝基化合物	—NO_2 （硝基）
醇和酚	—OH （羟基）	酸酐	—C(=O)—O—C(=O)— （酸酐基）	胺	—NH_2 （氨基）
醚	—O— （醚基）	酯	—C(=O)—OR （酯基）	磺酸	—SO_3H （磺酸基）

第二节 有机化学与医药学的关系

有机化学最初的含义就是研究生命物质的化学，即以生物体中的物质为研究对象，可见“有机”是同生命现象紧密相连而产生的，是历史的产物。有机化学与生命科学密切相关，是研究医药学的一门重要基础学科。

有机化学是开展生命科学研究的基础，20世纪90年代兴起的化学生物学是一门用化学的理论、研究方法和研究手段在分子水平上探索生命科学问题的学科，这是化学进入生命科学领域的标志。生命科学的发展说明，有机化学理论上和实验上的成就为现代分子生物学的诞生和发展打下了坚实的基础，如DNA双螺旋结构分子模型的提出就是基于对DNA分子内各种化学键的本质，特别是对氢键配对有了充分认识的结果。生命科学问题永远赋予有机化学研究者一定的启示，并充实和丰富了有机化学的研究内容。医学研究的目的是预防、治疗疾病，为人类健康服务，其研究对象是以生命物质为基础构成的人体，这些生命物质在体内进行着一系列的化学变化，以维持体内正常的新陈代谢，保证人体健康。所以有机化学与生命科学相互融合、相互渗透，两者的学科界限越来越不清晰。

有机化学与药学关系甚为密切，预防、治疗疾病需要的各类药物绝大多数是有机化合物。合理使用各类药物，充分发挥各类药物的临床疗效，离不开对药物的化学结构与性状的认识；临床新药开发研究中，药物构效关系的研究，药物的合成、精制、质量控制与检测，药物剂型的选择与加工，药物生产工艺的改进等都需要扎实的有机化学知识；药物的提取、分离、合成、运输、储存、保管、质量控制的研究等都需要有机化学的基本知识。

有机化学是中药研究与创新的手段。中药主要是来自于动植物，组成非常复杂，一种中药往往具有多种功效，这与中药本身含有多种有效成分有关。弄清楚中药有效成分的作用机制，才能开发出临床上安全、有效、使用方便的中药新品种。中药的研究主要包括中药材的鉴定、炮制加工，中药药效研究，中药有效成分的分离、提纯、鉴定，中药质量控制与剂型改进等，这些都离不开有机化学的基本知识和实验技能。

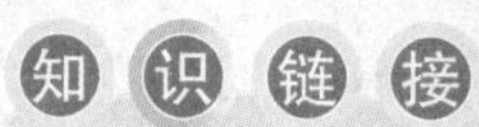

可燃冰

可燃冰是由冰冻状的水和甲烷混合而成的土豆大小的结晶体 $CH_4 \cdot xH_2O$，由海底地层下面的细菌活动产生，平时受到海水和地层的巨大压力，加上温度很低，结成团状。这种晶体看上去像普通干冰，用火柴一点就着，所以称为“可燃冰”。形成条件是低温高压，分布在深水大陆架和陆地永久冻土带。据估计，可燃冰总量相当于161万亿吨煤，可用100万年。

扫一扫，做一做

复习思考

1. 无机化学中的离子反应与有机化合物中的离子型反应有何区别？

2. 有机化合物有哪些特性？有机化合物一般是怎么分类的？反映共价键本质和特性的键参数有哪些？

3. 将下列化合物由键线式改写成结构简式，并指出含有哪种官能团。

(1) 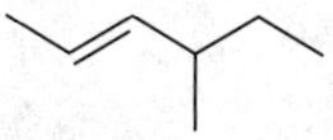　　　　(2) 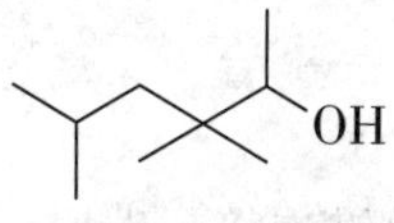 OH

(3) 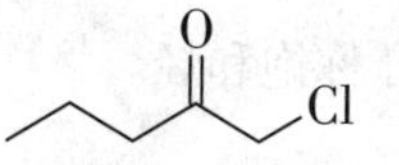 O Cl　　　　(4) 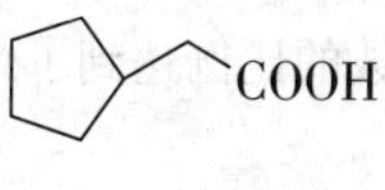 COOH

(5) 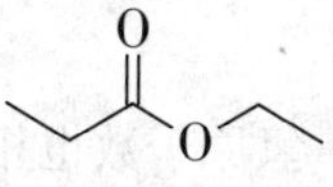 O O　　　　(6)

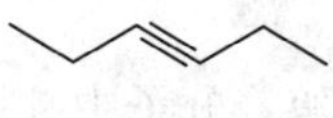

扫一扫，知答案

第二章 饱和烃

扫一扫，看课件

【学习目标】

1. 掌握烷烃和环烷烃的定义、结构和命名。
2. 熟悉烷烃和环烷烃的化学性质。
3. 了解与医药有关的重要烷烃。

烃是指仅由碳氢两种元素组成的化合物 C_mH_n （其中 m、n 为正整数，且 n 为偶数），也称碳氢化合物。烃是一切有机化合物的母体，其他各类有机化合物均可看作烃的衍生物。烃类化合物根据碳原子之间化学键的不同分为饱和烃和不饱和烃两种。饱和烃是指碳原子之间以单键相连的烃，包括开链烷烃和闭链烷烃（环烷烃）；不饱和烃是指分子中含有碳碳双键或三键的烃，包括烯烃、炔烃、二烯烃及不饱和环状烃。

烃是一类非常重要的有机化合物，广泛存在于自然界中，如石油、煤和动植物体内都存有大量的烃类物质。在医药上常用作缓泻剂的液体石蜡以及各种软膏基质等都是烷烃的混合物。

第一节 烷 烃

烷烃是指碳原子之间彼此以单键连接，碳原子的其余价键与氢原子相连形成的化合物。烷烃分子中氢原子数与碳原子数的比例达到了最高值，故亦称饱和烃。

一、烷烃的通式、同系列和同系物

最简单的烷烃是甲烷，其他烷烃随着分子中碳原子数的增加，氢原子数也相应有规律地增加。烷烃的分子组成可用通式 C_nH_{2n+2} （$n\geq1$ 的整数）来表示。具有同一通式，组成

上相差 CH_2 及其整数倍并具有相同结构特征的一系列化合物，称为同系列。同系列中各化合物互称为同系物，CH_2 称为同系差。

二、烷烃的结构和异构现象

（一）烷烃的结构

实验证明，最简单的烷烃甲烷空间形状为正四面体，碳原子位于正四面体的中心，4个氢原子位于正四面体的4个顶点上，4个碳氢键完全相同，键角均为109°28′，如图2-1(a)所示。甲烷的分子模型如图2-1(b)和(c)所示。

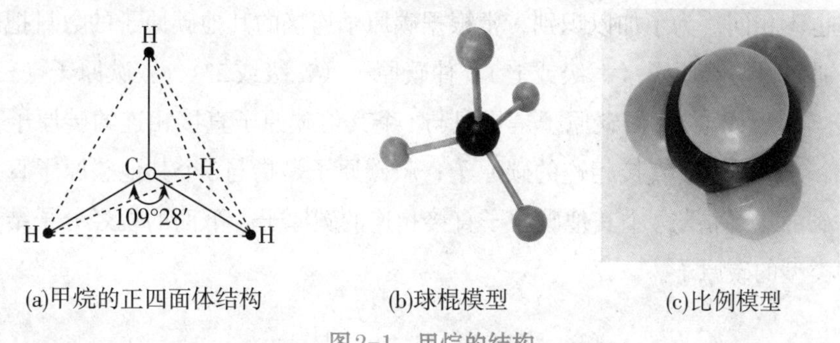

(a)甲烷的正四面体结构　(b)球棍模型　(c)比例模型

图2-1　甲烷的结构

烷烃分子中每个碳原子都是采用 sp^3 杂化轨道与其他碳原子或氢原子相键合。甲烷分子中的4个 sp^3 杂化轨道分别与氢原子的1s轨道沿键轴方向“头碰头”正面重叠，形成4个完全相同的C—Hσ键，键角均为109°28′，因此甲烷分子呈正四面体结构。

其他烷烃分子中的碳原子也均为 sp^3 杂化，碳原子之间利用 sp^3 杂化轨道沿键轴方向重叠形成C—Cσ键，其余 sp^3 杂化轨道与氢原子结合。4个碳以上的烷烃碳链呈锯齿形，由于σ键的成键电子主要在连接两个成键原子核的连线间运动，呈圆柱形轴对称，因此烷烃的碳链并非是静止的锯齿状碳链，其每个碳碳键都在不停地旋转，分子中各个原子的相对空间位置亦在不断地变换，形象地说一个烷烃分子就像一条不断蠕动扭曲的虫子。

（二）异构现象

1. 构造异构　甲烷、乙烷和丙烷分子中碳原子间都只有一种连接顺序，三个碳原子以上的烷烃，碳链中碳原子的连接顺序不仅可以直链的形式连接，也可以形成带有支链的碳链，从而形成碳链异构。例如分子式为 C_4H_{10} 的烷烃就有两种碳链异构体，分子式为 C_5H_{12} 的烷烃则有三种碳链异构体。

C_4H_{10}：$CH_3—CH_2—CH_2—CH_3$　　$CH_3—\underset{\displaystyle CH_3}{\underset{|}{CH}}—CH_3$

正丁烷　　异丁烷

$$C_5H_{12}：\ CH_3-CH_2-CH_2-CH_2-CH_3 \quad CH_3-\underset{\displaystyle CH_3}{\underset{|}{CH}}-CH_2-CH_3 \quad CH_3-\underset{\displaystyle CH_3}{\underset{|}{\overset{\displaystyle CH_3}{\overset{|}{C}}}}-CH_3$$

正戊烷　　异戊烷　　新戊烷

像这种分子式相同，分子的构造不同的同分异构现象称为构造异构。烷烃的碳链异构属于构造异构的一种。随着烷烃分子中碳原子数目的增多，碳原子之间连接方式增多，因而碳链异构数目也随之增加。

烷烃分子中的碳原子在碳链中所处的位置不尽相同，并且碳原子上连接的碳原子和氢原子的数目也不相同。为了加以识别，常根据碳原子连接的其他碳原子的数目把碳原子分为4类，分别称为伯碳原子（一级或1°）、仲碳原子（二级或2°）、叔碳原子（三级或3°）和季碳原子（四级或4°）。伯碳原子是指只与1个其他碳原子直接相连的碳原子；仲碳原子是指与2个其他碳原子直接相连的碳原子；叔碳原子是指与3个其他碳原子直接相连的碳原子；季碳原子是指与4个其他碳原子直接相连的碳原子。下面的烷烃分子结构中，标明了这四种类型的碳原子。

$$\overset{1°}{CH_3}-\overset{2°}{CH_2}-\underset{\underset{1°}{\displaystyle CH_3}}{\underset{|}{\overset{3°}{CH}}}-\underset{\underset{1°}{\displaystyle CH_3}}{\underset{|}{\overset{\overset{1°}{\displaystyle CH_3}}{\overset{|}{\overset{4°}{C}}}}}-\overset{1°}{CH_3}$$

连接在这些不同类型碳原子上的氢原子，则相应地称为伯氢原子（1°H）、仲氢原子（2°H）、叔氢原子（3°H）。季碳原子上已没有多余的价键，不能再连接氢原子。

2. 构象异构 烷烃分子中σ单键沿着键轴的相对旋转虽然没有改变组成分子的各原子的连接顺序和方式，但它们的空间排列方式会发生改变。这种因σ单键沿键轴旋转而产生的分子中的原子或原子团的不同空间排列方式称为构象。σ键沿键轴旋转产生的异构现象称为构象异构。构象异构的特点是组成分子的原子或原子团相互连接的顺序相同（即分子构造相同），只是由于其空间排列方式不同引起的，属于立体异构范畴。

乙烷没有构造异构，但是当乙烷分子中的两个碳原子围绕着C—C键作相对旋转时，随着旋转角度的不同，两个碳原子上的氢原子之间可以相互处于不同的位置，从理论上来说，C—C键在旋转360°的过程中可以产生无数种构象，其中有2种典型构象，图2-2分别用锯架式和纽曼（Newmann）投影式表示了这两种典型构象。

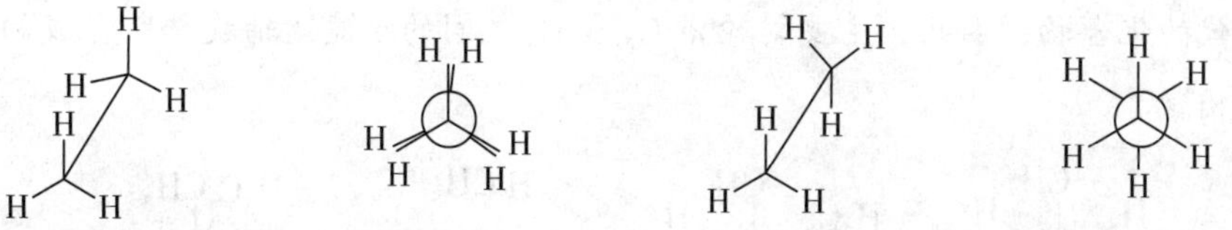

锯架式　　纽曼投影式　　锯架式　　纽曼投影式

（Ⅰ）重叠式构象　　（Ⅱ）交叉式构象

图2-2　乙烷分子的构象

锯架式和纽曼投影式是表示分子立体构型的两种常用的表示方法。锯架式是从侧面观察分子，能直接反映出碳、氢原子在空间的排列。纽曼投影式则是沿着碳碳键方向观察得出的。在纽曼投影式中，前后两个碳原子相互重叠，用“人”表示距离观察点较近的碳原子及其三个键，用“ᛟ”表示距离观察点较远的碳原子及其三个键，每个碳原子所连接的三个键互呈120°角。如沿C—C键轴旋转60°，就会由交叉式转为重叠式，或由重叠式转为交叉式。在交叉式中，前后2个碳原子上的氢原子之间相对距离最远，相互之间的斥力最小，内能最低，分子最稳定。而重叠式2个碳原子上的氢原子之间相对距离最近，相互之间的斥力最大，内能最高，分子最不稳定。

从乙烷各种构象的能量关系图（图2-3）可看出随着乙烷C—C键的旋转位能的变化情况。乙烷分子重叠式与交叉式的能量差为12.6kJ/mol，室温下分子间的碰撞即可产生83.8kJ/mol的能量，足以使C—C键“自由”旋转，各构象迅速互变。因此在室温下，乙烷是一个包含无数构象异构体的动态平衡混合物，无法将某个单一的构象异构体分离出来。在大多数时间是处于交叉式优势构象的状态。

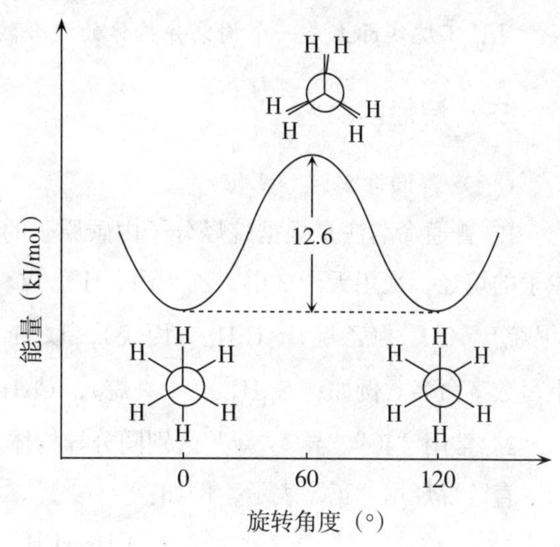

图2-3　乙烷不同构象的能量曲线图

知识链接

正丁烷构象异构体

正丁烷分子中有3个C—C σ键，每个C—C单键旋转都可以产生无数个构象。为了讨论方便，将正丁烷看作乙烷分子中每个碳原子上各有一个氢原子被甲基取代的化合物，因此，主要讨论沿 C_2 和 C_3 之间的σ键键轴旋转所形成的四种典型构象：

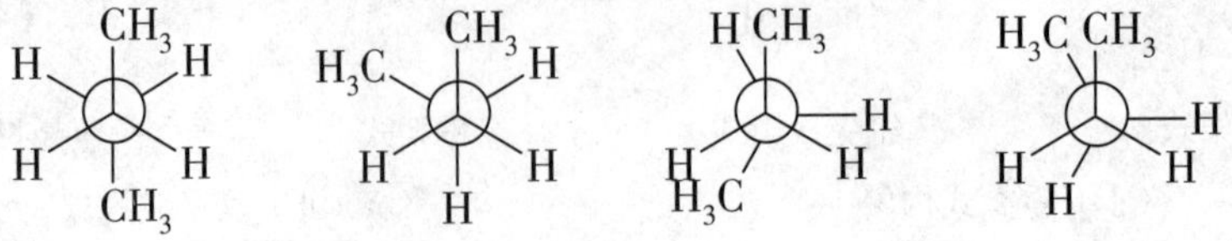

对位交叉式　　邻位交叉式　　部分重叠式　　全重叠式

对位交叉式是能量最低、最稳定的优势构象，这种构象中σ键电子之间的扭转张力最小，而且两个体积最大的甲基相距最远，非键合张力也最小；其次是邻位交叉式构象，能量较低；再次为部分重叠式构象；而全重叠式构象中两个甲基相距最近，非键合张力最大，能量最高，在平衡混合物中所占的比例最低，是最不稳定的构象。但它们之间的能量差别不大，在室温下仍可以通过σ键的旋转而相互转化，达到动态平衡。在动态平衡体系中，正丁烷大多数时间以稳定的对位交叉式构象存在，最不稳定的全重叠式构象在平衡混合物中含量极低。在正丁烷中，如沿 C_1 与 C_2 或 C_3 与 C_4 的σ键旋转时，也可以产生不同的构象。由此可见，丁烷实际上是一个构象异构体的混合物。

三、烷烃的命名

（一）普通命名法

1. 普通命名法是根据烷烃分子内碳原子的总数将烷烃称为“某烷”。含有1~10个碳原子的烷烃，采用天干（甲、乙、丙、丁、戊、己、庚、辛、壬、癸）命名。例如：CH_4（甲烷），C_2H_6（乙烷），C_3H_8（丙烷），$C_{10}H_{22}$（癸烷）。超过10个碳原子的烷烃用中文小写数字命名。例如：$C_{11}H_{24}$（十一烷），$C_{12}H_{26}$（十二烷），$C_{20}H_{42}$（二十烷）等。

2. 常用“正”“异”“新”区别同分异构体。

直链烷烃用“正”表示，例如：

$CH_3—CH_2—CH_2—CH_3$

正丁烷

若在链的一端含有 $(CH_3)_2CH—$ 原子团，此外无其他支链的烷烃，则用“异”表示，例如：

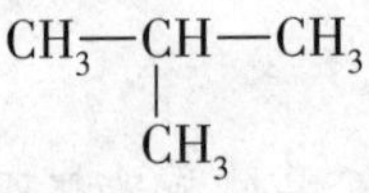

$CH_3—CH(CH_3)—CH_3$　　$CH_3—CH(CH_3)—CH_2—CH_3$

异丁烷 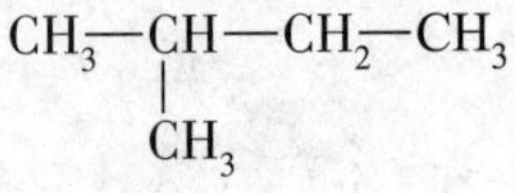　　异戊烷

若在链的一端含 $(CH_3)_3C—$ 原子团，此外无其他支链的烷烃，则用“新”表示，例如：

$$CH_3—\overset{\displaystyle CH_3}{\underset{\displaystyle CH_3}{\overset{|}{\underset{|}{C}}}}—CH_3 \qquad CH_3—\overset{\displaystyle CH_3}{\underset{\displaystyle CH_3}{\overset{|}{\underset{|}{C}}}}—CH_2CH_2CH_3$$

新戊烷　　　　新庚烷

普通命名法仅适用于结构简单的烷烃，对于结构比较复杂的烷烃，必须采用系统命名法。

（二）系统命名法

1892年日内瓦国际化学会议首次拟定了有机化合物系统命名原则，后来经过国际纯粹和应用化学协会（International Union of Pure and Applied Chemistry）作了几次修改，现在称为IUPAC命名法。根据这个命名法的原则，结合我国文字的特点，由中国化学会讨论拟定了我国的有机化合物系统命名法，即《有机化学命名原则》(1980)。

1. 直链烷烃的命名　直链烷烃的系统命名和普通命名法相同，但省去“正”字。

2. 支链烷烃的命名　对于带有支链的烷烃，则看作去掉支链后的直链烷烃的衍生物，支链作为取代基。

烷烃分子中去掉一个氢原子后剩余的基团称为烷基，其通式为 $C_nH_{2n+1}—$，用R—表示，因此烷烃也可用RH表示。烷基的名称常以相应的烷烃来命名。例如：

$CH_3—$	$CH_3CH_2—$	$CH_3CH_2CH_2—$	$(CH_3)_2CH—$
甲基(Me)	乙基(Et)	正丙基(n-Pr)	异丙基(i-Pr)
$CH_3CH_2CH_2CH_2—$	$(CH_3)_2CHCH_2—$	$CH_3CH_2(CH_3)CH—$	$(CH_3)_3C—$
正丁基(n-Bu)	异丁基(i-Bu)	仲丁基(s-Bu)	叔丁基(t-Bu)

烷烃的系统命名法主要原则如下：

（1）选择最长的连续碳链为主链，根据主链所含碳原子的数目称为“某烷”。例如：下面的化合物应选择含六个碳原子的碳链为主链，命名为己烷。

$$\overset{1}{C}H_3\overset{2}{C}H_2\underset{\displaystyle \underset{|}{CH_3}}{\overset{3}{C}H}\overset{4}{C}H_2\overset{5}{C}H_2\overset{6}{C}H_3$$

（2）当主链上连有支链时，应对主链各个碳原子予以编号，以确定各支链的位置。编号的原则是从靠近支链的一端开始，将主链碳原子依次用阿拉伯数字编号，支链的位置由它所连接的主链碳原子的编号来表示。例如：

$$
\begin{array}{l}
\qquad\qquad\qquad\ \ CH_3 \\
\overset{10}{C}H_3\overset{9}{C}H_2\overset{8}{C}H\overset{7}{C}H\,\overset{6}{C}H_2\overset{5}{C}H_2\overset{4}{C}H_2\overset{3}{C}H_2\overset{2}{C}H\overset{1}{C}H_3 \\
\qquad\quad\ \ |\qquad\qquad\qquad\qquad\qquad\ \ | \\
\qquad\quad CH_3\qquad\qquad\qquad\qquad\quad\ CH_3
\end{array}
$$

（3）把支链（或取代基）的名称写在该烷烃名称的前面，再把取代基的编号写在最前面，取代基的编号与取代基名称之间用一短横线“-”连接起来。例如：

$$
\begin{array}{l}
\overset{1}{C}H_3\overset{2}{C}H_2\overset{3}{C}H\overset{4}{C}H_2\overset{5}{C}H_2\overset{6}{C}H_3 \\
\qquad\qquad\ \ | \\
\qquad\qquad CH_3
\end{array}
$$

3-甲基己烷

（4）若主链上连有几个相同的取代基时，将其合并，在取代基名称前加上中文小写数字二、三、四……来表示取代基的数目，各取代基的编号仍需一一标出，各编号间用逗号隔开。例如：

$$
\begin{array}{l}
\overset{1}{C}H_3-\overset{2}{C}H-\overset{3}{C}H-\overset{4}{C}H-\overset{5}{C}H_3 \\
\qquad\quad\ |\qquad\ \ |\qquad\ \ | \\
\qquad\ \ CH_3\ \ CH_3\ \ CH_3
\end{array}
$$

2,3,4-三甲基戊烷

$$
\begin{array}{l}
\qquad\qquad\ CH_3 \\
\qquad\qquad\ \ | \\
\overset{1}{C}H_3-\overset{2}{C}-\overset{3}{C}H_2-\overset{4}{C}H-\overset{5}{C}H_3 \\
\qquad\qquad\ \ |\qquad\qquad\ \ | \\
\qquad\qquad CH_3\qquad\quad CH_3
\end{array}
$$

2,2,4-三甲基戊烷

（5）若主链上连有几个不同的取代基，则取代基按照“次序规则”依次列出，优先基团后列出。

次序规则的主要内容如下：①首先比较原子或原子团中的第一个原子的原子序数，原子序数较大者为优先基团。一些常见基团的优先次序为：—I > —Br > —Cl > —SH > —OH > —NH_2 > —CH_3 > —H。②如第一个原子相同，则向它所连接的其余几个原子延伸，比较这些原子的原子序数，若仍相同，继续向外延伸，直到能比出先后为止。③对于含有双键或叁键的原子团，把双键看成连有两个相同原子，把叁键看成连有三个相同原子再进行比较。

不饱和烃基的优先次序为：—C≡CH > —CH═CH_2 > $(CH_3)_2CH$—

按照次序规则，烷基的优先次序为：叔丁基>异丁基>异丙基>正丁基>正丙基>乙基>甲基。

$$
\begin{array}{l}
CH_3CH_2CH-CH-CHCH_2CH_2CH_2CH_3 \\
\qquad\qquad\ |\qquad\ \ |\qquad\ | \\
\qquad\quad\ CH_3\ \ CH_2\ \ CH_2 \\
\qquad\qquad\qquad\ \ |\qquad\ | \\
\qquad\qquad\qquad CH_2\ \ CH_3 \\
\qquad\qquad\qquad\ \ | \\
\qquad\qquad\qquad CH_3
\end{array}
$$

3-甲基-5-乙基-4-丙基壬烷

（6）若有几条等长的碳链时，选择含取代基最多的碳链为主链。例如：

```
 7   6   5     4     3     2  1
CH3CH2CH — CH — CH — CHCH3
          |     |     |     |
         CH3   CH2   CH3   CH3
                |
               CH2
                |
               CH3
```

2,3,5–三甲基–4–丙基庚烷（不应叫2,3–二甲基–4–仲丁基庚烷）

（7）若主链在等距离的两端同时遇到取代基且取代基多于两个时，则按“最低系列”原则编号，即应使取代基位次之和最小。例如：

```
CH3—CH—CH2—CH—CH—CH3
     |          |    |
    CH3        CH3  CH3
```

2,3,5–三甲基己烷

若按“最低系列”原则编号相同时，应使“次序规则”中较优先基团有较大编号。例如：

```
CH3—CH2—CH2—CH—CH—CH—CH2—CH2—CH3
             |    |    |
            CH2  CH3  CH3
             |
            CH3
```

4,5–二甲基–6–乙基壬烷

（8）若主链上的支链本身又具有支链（取代基）时，则应对支链进行编号。即从和主链直接连接的支链碳原子开始，用带“′”的阿拉伯数字依次编号；如果将支链上取代基的名称放在括号内，则编号数字可不必带“′”，例如：

```
               CH3
                |
          CH3—CH—CHCH3
                     |
 9  8   7   6        5   4   3   2  1
CH3CH2CH2CH2—C—CH2CH2CHCH3
                     |           |
          CH3—CH—CHCH3       CH3
           3′  2′|   1′
               CH3
```

2–甲基–5,5–二–1′,2′–二甲基丙基壬烷或2–甲基–5,5–二(1,2–二甲基丙基)壬烷

用括号的方法比较清楚，为书刊文献广为采用。

四、烷烃的物理性质

室温下，$C_1 \sim C_4$ 的直链烷烃为无色气体，$C_5 \sim C_{17}$ 的直链烷烃为无色液体，C_{17} 以上的直链烷烃为白色蜡状固体。

直链烷烃的熔点、沸点随分子量的增大而升高。在烷烃的同分异构体中，支链烷烃的沸点比直链烷烃低，且支链愈多，沸点愈低。这是因为支链的存在阻碍了液态烷烃分子的相互靠近，使有效接触面积减小，从而减小了分子间范德华力。

烷烃的熔点既与分子量相关，也与分子对称性有关。高度支化的球形对称烷烃的熔点一般比对称性较差的支链或直链烷烃高。这是因为在固体晶格中，对称性高、愈接近球形的分子容易紧密地排列在固体晶格中，导致有较强的晶格力和较高的熔点。表2-1列出了三种戊烷异构体的物理常数。

表2-1 三种戊烷异构体的物理常数

名称	结构式	沸点（℃）	熔点（℃）	相对密度（d^{20}）
正戊烷	$CH_3(CH_2)_3CH_3$	36.1	−129.7	0.6261
异戊烷	$(CH_3)_2CHCH_2CH_3$	27.9	−159.6	0.6201
新戊烷	$(CH_3)_4C$	9.5	−16.6	0.6135

直链烷烃的相对密度也随分子量的增大而升高，但都小于1，比水轻。烷烃不溶于水而易溶于乙醚、苯等有机溶剂。

五、烷烃的化学性质

烷烃分子中C—C和C—H键都是牢固的σ键，不易因极性试剂进攻而断裂，所以对一般化学试剂表现出高度稳定性。在室温下，与强酸、强碱、氧化剂及还原剂都不发生化学反应，这是应用各种烷烃混合物，如石油醚为溶剂，凡士林为润滑剂，石蜡为药物基质的依据。但在一定条件下，C—C键、C—H键也可以断裂而发生一些化学反应。

（一）燃烧反应

烷烃在空气或氧气中易燃烧，发生剧烈的氧化反应，生成二氧化碳和水，并放出大量的热量（即燃烧热），如甲烷的燃烧热为891kJ/mol。

$$CH_4 + 2O_2 \xrightarrow{\text{点燃}} CO_2 + 2H_2O + 891\text{kJ/mol}$$

烷烃的燃烧热随碳原子数的增加而增加，一般每增加一个亚甲基（$—CH_2—$），燃烧热增加约658.6 kJ/mol。汽油、柴油的主要成分为不同碳链的烷烃混合物，燃烧时产生大量的热量和气体，这是汽油、柴油作为内燃机燃料的基本原理。

（二）热裂反应

在无氧条件下，高温加热可使烷烃分子中碳碳键断裂，生成各种小分子的烷烃、烯烃。例如：

$$CH_3CH_2CH_2CH_2CH_3 \xrightarrow{700℃} CH_3CH{=}CH_2 + CH_2{=}CH_2 + H_2$$

热裂反应产物复杂，有时还伴随有异构化、环化及芳构化等反应，是石油工业中的重要生产过程，可将重油转变为汽油及煤油，并可获得大量乙烯、丙烯、丁烯及乙炔等重要化工原料。这些基本原料可用以合成各种各样的有机化合物，是有机合成工业的重要基础。

（三）卤代反应

烷烃与卤素共热或在紫外光照射下，碳原子上的一个或多个氢原子被卤素原子取代生成卤代烷，称为烷烃的卤代反应。

$$R—H + X_2 \xrightarrow{\text{加热或光照}} R—X + HX$$

如甲烷与氯在加热或光的照射下，可发生剧烈的氯代反应。

$$CH_4 + Cl_2 \xrightarrow{\text{加热或光照}} CH_3Cl + HCl$$

该反应在实验室中的应用受到限制，因为反应并不停留在一取代阶段。随着氯甲烷浓度的提高，它将与甲烷竞争，并且随着反应时间的延长，反应体系中的各类氯代产物都能竞相与氯反应，最终得到甲烷的各种氯代混合产物。

$$CH_3Cl \xrightarrow{Cl_2} CH_2Cl_2 \xrightarrow{Cl_2} CHCl_3 \xrightarrow{Cl_2} CCl_4$$

烷烃的卤代反应中，各种卤素的反应活性不同，活性顺序为：$F_2 > Cl_2 > Br_2 > I_2$。氟代反应十分激烈，难以控制，甚至发生爆炸。只有用惰性气体将氟充分稀释并在冷却的条件下，氟代反应才宜进行。碘代反应较难发生，因生成的碘化氢是还原剂，很容易把碘代烷还原成原来的烷烃。要使反应顺利进行，必须加入氧化剂破坏生成的碘化氢。

$$CH_4 + I_2 \rightleftharpoons CH_3I + HI$$

因此，一般认为能正常进行卤代反应的卤素只有氯和溴。

1. 卤代反应历程 反应历程又称反应机理，是指化学反应所经历的具体途径或过程。有机化学反应比较复杂，由反应物到产物常常不是简单的一步反应，也常常不是只有一种途径。

大量实验研究证明甲烷和其他烷烃在加热或光照条件下的卤代反应属于自由基反应，其反应历程可表示如下：

（1）链的引发 $Cl_2 \xrightarrow{\text{加热或光照}} 2Cl\cdot$

（2）链的增长 $Cl\cdot + CH_3—H \longrightarrow CH_3\cdot + H—Cl$

$$CH_3\cdot + Cl—Cl \longrightarrow CH_3—Cl + Cl\cdot$$

（3）链的终止 $CH_3\cdot + CH_3\cdot \longrightarrow CH_3—CH_3$

$$CH_3\cdot + Cl\cdot \longrightarrow CH_3—Cl$$

$$Cl\cdot + Cl\cdot \longrightarrow Cl—Cl$$

历程（1）为自由基初始形成的阶段，又称为链的引发阶段，历程（2）称为链的增长阶段。链的增长阶段不仅仅局限于这2种形式，当一氯甲烷达到一定浓度时，氯自由基除了同甲烷作用外，也可以同一氯甲烷（或其他多氯代甲烷）作用生成$\cdot CH_2Cl$自由基，它再与氯分子作用生成CH_2Cl_2和新的$Cl\cdot$，反应继续下去直至生成氯仿和四氯化碳。因此，烷烃的氯代产物一般是几种氯代物的混合物。

甲烷与氯气的链锁反应过程并非无限地继续下去，因为尽管自由基之间的碰撞结合几率很低，但却是存在的。（3）中两个自由基的结合，将使链锁反应中断，链锁反应将因此而慢慢停止，为链的终止阶段。

2. 不同类型氢的反应活性与自由基的稳定性　甲烷和乙烷与卤素反应时，只能生成一种一卤代产物，但从丙烷开始烷烃分子中开始出现不同类型的氢原子，一取代产物就不止一种。烷烃的结构不同，卤代反应的难易不同，分子中不同类型的氢原子被卤素取代的难易也不相同。

烷烃分子中不同氢原子的活性，与C—H键的解离能有关。键的解离能越小，键均裂时吸收的能量越小，该C—H键上的氢活性越大，因此也就容易被取代。伯、仲、叔氢的解离能为：

	伯氢 $-CH_2-H$	仲氢 $>CH-H$	叔氢 $-\overset{|}{\underset{|}{C}}-$
解离能（kJ/mol）	410.2	397.7	380.9

烷烃中不同类型C—H键的解离能越小，形成相应烷基自由基所需能量也就越低，意味着这个自由基越容易形成，这种自由基所含的能量也越低，即越稳定。

综上所述，烷基自由基的稳定性次序是：$R_3C\cdot > R_2CH\cdot > RCH_2\cdot > CH_3\cdot$

六、与医药有关的烷烃

（一）石油醚

石油醚是$C_5 \sim C_8$低级烷烃的混合物，是无色透明易挥发的液体，主要用作有机溶剂，可用于提取和纯化某些中药的有效成分。由于极易燃烧，使用及贮存时要特别注意防火。

（二）石蜡

石蜡为烷烃的混合物，根据状态不同可分为液体石蜡和固体石蜡两类。液体石蜡是$C_{18} \sim C_{24}$烷烃的混合物，为透明液体，不溶于水和醇，能溶于醚和氯仿中。医药上主要用作滴鼻剂或喷雾剂的溶剂以及软膏剂的基质，也用作肠道润滑的缓泻剂。固体石蜡是$C_{25} \sim C_{34}$固体烷烃的混合物，医药上用作蜡疗和成药密封材料，也是制造蜡烛的原料。

（三）凡士林

凡士林是液体和固体石蜡的混合物，呈软膏状半固体，不溶于水，溶于醚和石油醚。由于不被皮肤吸收，化学性质稳定，不易与软膏中的药物作用，因此医药上用作软膏基质。凡士林一般呈黄色，经漂白或用骨碳脱色，可得白色凡士林。

第二节　环烷烃

环烷烃是指碳原子以单键首尾相连形成的具有环状结构的烷烃，属于脂环烃类化合物。环烷烃的性质大多与烷烃相似，也属于饱和烃。

一、环烷烃的分类

环烷烃可根据所含碳环数目的多少分为单环烷烃和多环烷烃。单环烷烃比相应的开链烷烃少2个氢原子，通式为C_nH_{2n}（$n \geq 3$，n为正整数）。

根据环的大小，将含有三到四个碳原子的环称为小环；含五到七个碳原子的环称为普通环；含八到十二个碳原子的环称为中环；含十二个以上碳原子的环称为大环。

多环烷烃根据相邻两个碳环共用碳原子的个数分为螺环烃和桥环烃。

二、环烷烃的命名

（一）单环烷烃的命名

单环烷烃的命名与烷烃相似，只需在相同数目碳原子的烷烃名称前加“环”字。例如：

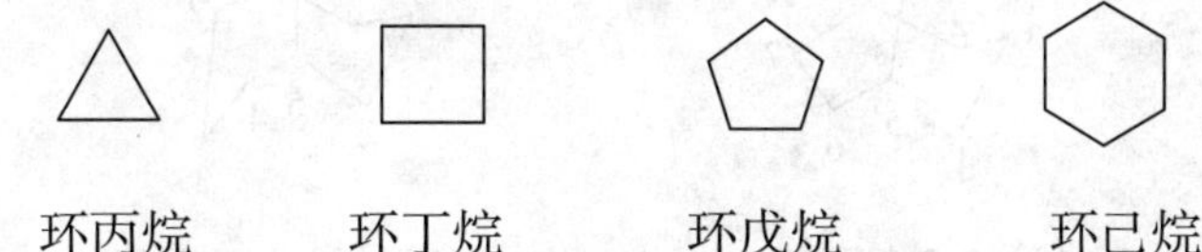

环丙烷　　环丁烷　　环戊烷　　环己烷

当支链不复杂时，以环烷烃为母体，用阿拉伯数字为碳环上的碳原子进行编号，使取代基编号最小。当支链复杂时，将碳环作为取代基进行命名。

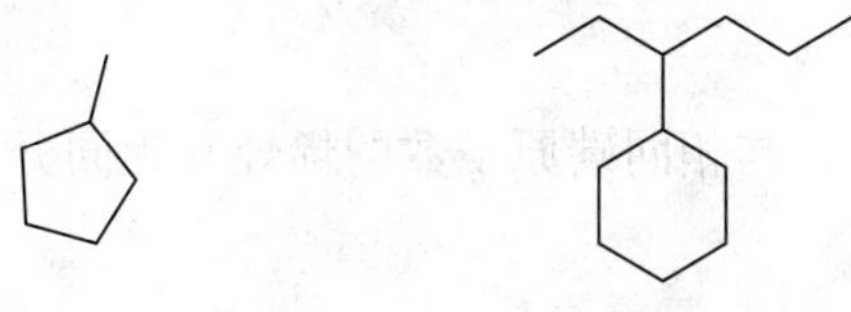

甲基环戊烷　　3-环己基己烷

两个碳环相连时，碳原子数目多的环作为母体，碳原子数目少的环作为取代基进行命名。

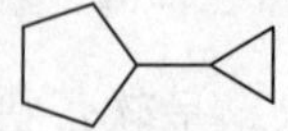

环丙基环戊烷

（二）多环烷烃的命名

1. 螺环烃　两个碳环共用一个碳原子的环烷烃称为螺环烃，该碳原子称为螺原子。两个碳环的链接方式称为螺接。含有一个螺原子的称为单螺化合物，含有两个螺原子的称为二螺化合物，依此类推。

单螺环烃根据环上碳原子的总数称为“螺[　]某烃”，即母体。螺环的编号是从螺原子的邻位碳开始，由小环经螺原子至大环，并使环上取代基的位次最小。将连接在螺原子上的两个环的碳原子数，按由少到多的次序写在方括号中，数字之间用圆点隔开，标在“螺”字与烷烃名称之间。例如：

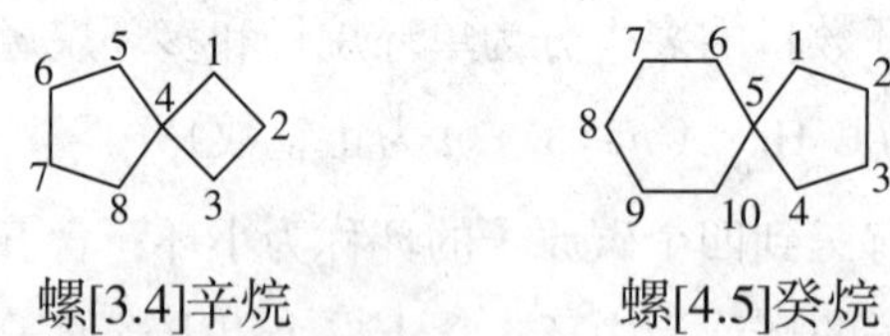

螺[3.4]辛烷　　　　螺[4.5]癸烷

2. 桥环烃　两个碳环共用两个或两个以上碳原子称为桥环烃。共用的碳原子为桥头碳原子。根据成环碳原子总数及环的数目命名为“n环[　]某烃”。编号从桥头碳原子开始，先走最长桥到另一个桥头碳原子，再走次长桥到起初的桥头碳原子，最后再走最短桥。编号时注意有取代基时尽量使取代基位次最小。方括号中注明除桥头碳原子外的碳原子数，由大到小依次列出。中间用圆点隔开。

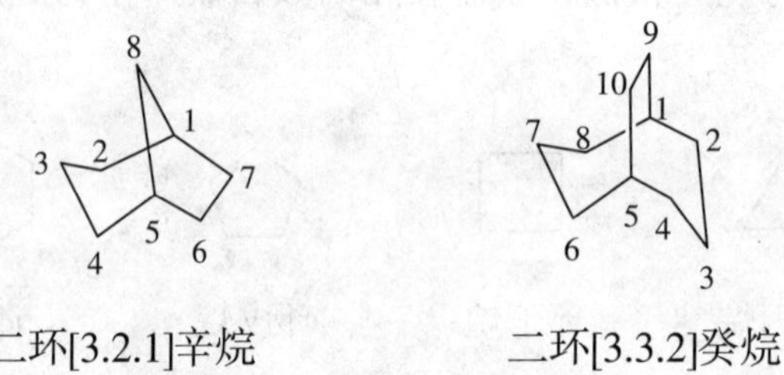

二环[3.2.1]辛烷　　　　二环[3.3.2]癸烷

三、环烷烃的异构现象

（一）构造异构

环烷烃的通式为 C_nH_{2n}，与相同碳原子数的烯烃互为同分异构体。如环丙烷与丙烯，环戊烷与戊烯。

$$H_2C{=}\overset{H}{C}-\underset{H_2}{C}-\overset{H_2}{C}-CH_3$$

同碳数的环存在环的大小异构，如环戊烷与甲基环丁烷、乙基环丙烷、1,2-二甲基环丙烷等互为异构体。

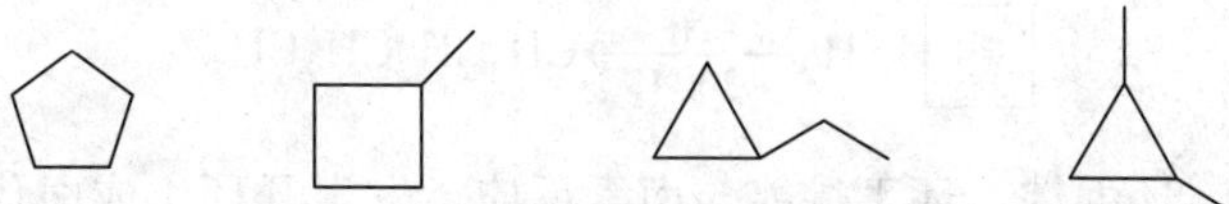

相同环上的取代基存在位置异构，如1,2-二甲基环丙烷与1,1-二甲基环丙烷。1,2-二甲基环戊烷与1,3-二甲基环戊烷。

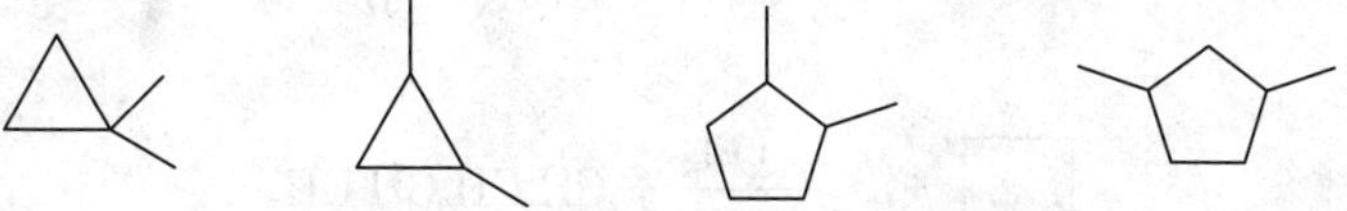

（二）顺反异构

环烷烃中由于环的存在，使C—C键不能像链烃一样自由旋转，所以当环上不同碳原子有取代基时，就会产生不同的空间排列方式，产生顺反异构，取代基在环平面的同侧称为顺式，取代基在环平面的异侧称为反式。例如：

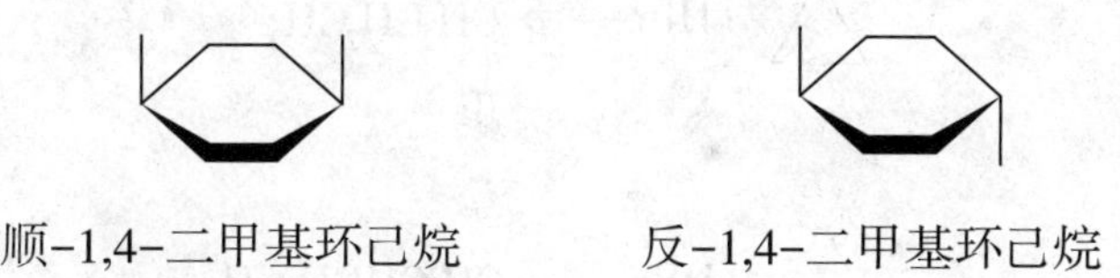

顺-1,4-二甲基环己烷　　　　反-1,4-二甲基环己烷

四、环烷烃的物理性质

通常情况下，环丙烷和环丁烷为气体，环戊烷和环己烷为液体，中环及大环的环烷烃为固体。环烷烃都不溶于水。由于环中单键旋转受限，分子具有一定的刚性，环烷烃的熔点、沸点、密度比同数碳原子的开链烷烃高，且随成环碳原子数增加，环烷烃的熔点、沸点也逐渐升高。

五、环烷烃的化学性质

环烷烃与开链烷烃的化学性质相似，尤其是含有五个以上碳原子的环烷烃与开链烷烃相似，易发生取代反应。但是由于具有环状结构，其化学性质与开链烃有所不同，一般小环化合物易开环发生加成反应生成饱和的开链烃。

（一）加成反应

1. 催化加氢　小环环烷烃如环丙烷、环丁烷在镍催化剂下，加热能发生开环，与氢加成生成开链烷烃。

$$\triangle + H_2 \xrightarrow[80℃]{Ni} CH_3CH_2CH_3$$

$$\square + H_2 \xrightarrow[200℃]{Ni} CH_3CH_2CH_2CH_3$$

2. 与卤素加成　环丙烷、环丁烷能与卤素反应，发生开环生成卤代烷烃。

$$\triangle + Br_2 \xrightarrow[\text{室温}]{CCl_4} \underset{Br}{CH_2}CH_2\underset{Br}{CH_2}$$

$$\square + Br_2 \xrightarrow[\text{加热}]{CCl_4} \underset{Br}{CH_2}CH_2CH_2\underset{Br}{CH_2}$$

3. 与氢卤酸加成　环丙烷、环丁烷与氢卤酸加成，生成开链的卤代烃。若环上含有取代基，则加成反应遵循马氏规则。

$$\triangle + HBr \longrightarrow \underset{Br}{CH_2}CH_2CH_3$$

$$\text{(甲基环丙烷)} + HBr \longrightarrow CH_3\underset{Br}{CH}CH_2CH_3$$

$$\text{(1,1,2-三甲基环丙烷)} + HBr \longrightarrow (CH_3)_2\underset{Br}{C}CH(CH_3)_2$$

$$\text{(甲基环丁烷)} + HBr \longrightarrow CH_3CH_2CH_2\underset{Br}{CH}CH_3$$

（二）取代反应

与烷烃相似，在光或热的作用下，环烷烃与卤素发生自由基取代反应，生成卤代环烷烃。

$$\triangle + Cl_2 \xrightarrow{hv} \triangle\!-\!Cl$$

环丁烷 $+Cl_2 \xrightarrow{h\nu}$ 氯代环丁烷（—Cl）

环戊烷 $+Cl_2 \xrightarrow{h\nu}$ 氯代环戊烷（—Cl）

（三）氧化反应

环烷烃在常温下不易发生氧化反应，但在强氧化剂及催化剂存在下环烷烃可被氧化，如：

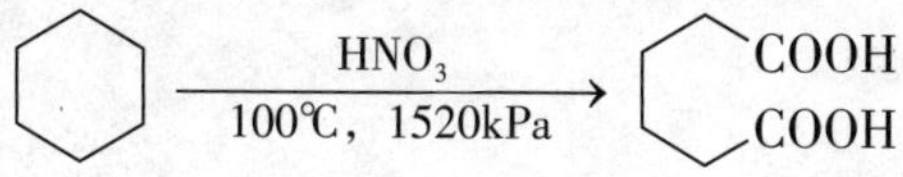

扫一扫，做一做

复习思考

1. 写出下列化合物的名称或结构式

（1） $CH_3CH(C_2H_5)CH(CH_3)CH_2CH_3$

（2） $(CH_3)_2CHCH_2CH(CH_3)_2$

（3） $CH_3CH_2CH_2CHCH_2CH_2CHCH_3$，其中 CH 上连有 $CH_3CH_2C(CH_3)_2$—（$CH_3CH_2CCH_3$ 上连 CH_3），另一 CH 上连 CH_3

（4） $CH_3CH_2CHCH(CH_3)_2$，CH 上连 $CH(CH_3)_2$

（5）

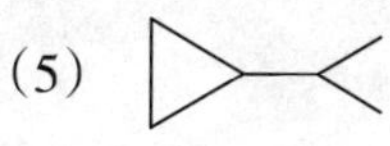

（6）

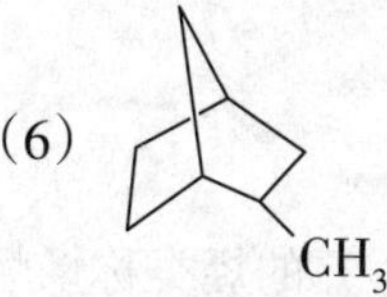

（7）2-甲基戊烷

（8）甲基环己烷

2. 完成下列反应

（1） 环丙烷 $+Br_2 \xrightarrow{CCl_4}$

（2） 甲基环丁烷（CH_3） $+H_2 \xrightarrow[\triangle]{Ni}$

（3）

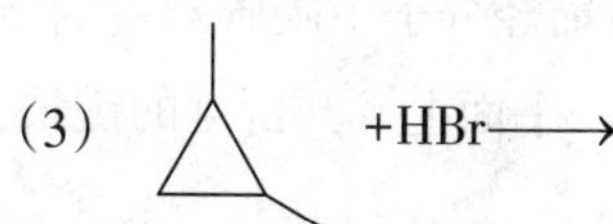

3. 用化学方法鉴别下列各组化合物

（1）丙烷和环丙烷

（2）1,2-二甲基环丙烷和甲基环戊烷

扫一扫，知答案

第三章 不饱和烃

【学习目标】

1. 掌握烯烃和炔烃的定义、结构和命名。
2. 熟悉烯烃和炔烃的化学性质、共轭二烯烃的特性。
3. 了解烯烃、炔烃和二烯烃的物理性质以及与医药有关的不饱和烃。

不饱和烃是指分子中含有碳碳双键（C=C）或碳碳三键（C≡C）的烃。主要有：烯烃；二烯烃和炔烃。

第一节 烯 烃

含有碳碳双键（C=C）的烃类称烯烃，按照所含双键的数目可以分为单烯烃和多烯烃等。单烯烃指分子中只有一个碳碳双键的烃，简称烯烃。分子通式为 C_nH_{2n}（$n≥2$，n 为正整数）。

一、烯烃的结构

烯烃中最简单的分子是乙烯，下面以乙烯的结构来说明烯烃分子中碳碳双键的结构。乙烯是一个平面分子，它的两个碳原子和四个氢原子均在同一平面上，共价键的键长和键角如图3-1所示。

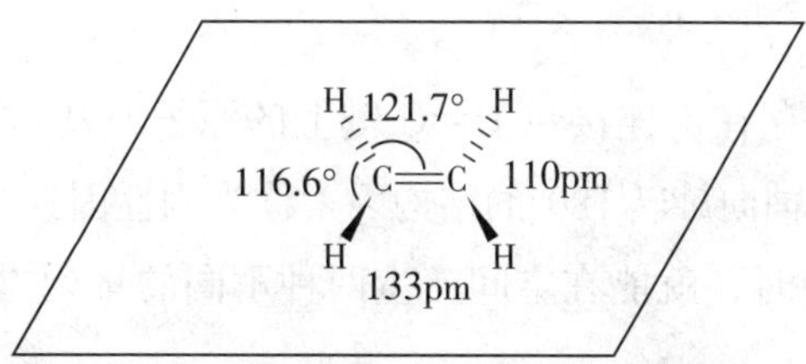

图3-1　乙烯分子中的键长和键角

乙烯分子中，两个碳原子都采取了 sp^2 杂化，每个碳原子各以一个 sp^2 杂化轨道重叠形成碳碳σ键，又分别各以两个 sp^2 杂化轨道与两个氢原子的1s轨道形成碳氢σ键，这五个σ键都处在同一平面上。此外，每个碳原子还剩下一个未参与杂化的p轨道垂直于 sp^2 杂化轨道所在的平面，彼此平行地从侧面重叠，形成两个碳原子之间的另一种共价键，即π键（图3-2）。

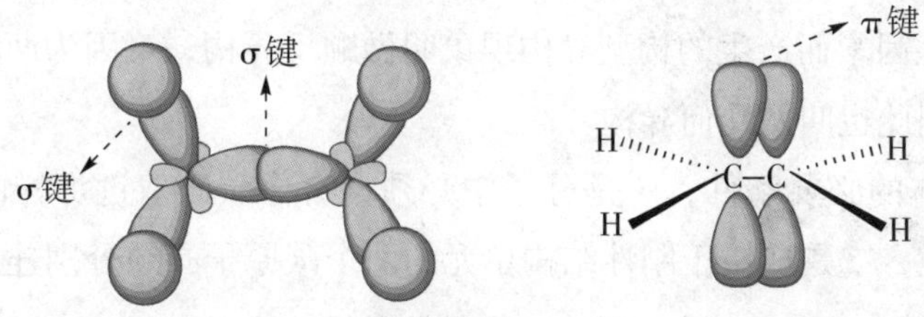

图3-2　乙烯分子中的σ键和π键

由一个σ键与一个π键组成的碳碳双键是烯烃的结构特征，为了书写方便，一般以两条短线 C═C 表示，但必须明确，碳碳双键不等同于两个单键。

二、烯烃的异构现象

（一）构造异构

碳碳双键引入分子后，使烯烃的异构现象比烷烃更为复杂。除了由于碳原子的连接顺序不同可以形成碳链异构外，还因其官能团双键在碳链中的位置不同可形成官能团位置异构。此外，烯烃与环烷烃之间又可形成官能团异构。例如 C_4H_{10} 只有两种构造异构体，而 C_4H_8 有五种：

$H_2C{=}CHCH_2CH_3$　1-丁烯

$CH_3CH{=}CHCH_3$　2-丁烯

$H_3C{-}C(CH_3){=}CH_2$　异丁烯

环丁烷（$H_2C{-}CH_2$ / $H_2C{-}CH_2$ 四元环）

甲基环丙烷（H_2C、CH_2、CH 三元环，CH 上连 CH_3）

（二）顺反异构

烯烃分子由于π键的存在，连接在 C═C 键上的原子或基团在室温下不能自由旋转，有机化学中常将这种不能轴向旋转180°的结构因素称为刚性因素。当双键碳原子上分别连有两个不同的原子或基团时，就能在空间产生两种不同的排列方式，例如2-丁烯有如下两种异构体：

$$\underset{\text{顺-2-丁烯}}{\underset{(\text{I})}{\begin{array}{c}H_3C\diagdown\quad\diagup CH_3\\C=C\\H\diagup\quad\diagdown H\end{array}}}\qquad\underset{\text{反-2-丁烯}}{\underset{(\text{II})}{\begin{array}{c}H_3C\diagdown\quad\diagup H\\C=C\\H\diagup\quad\diagdown CH_3\end{array}}}$$

（Ⅰ）和（Ⅱ）的分子式相同，构造也相同，但双键碳原子上的原子或基团在空间排列不同。分子中的原子或基团在空间的排列称为构型，（Ⅰ）和（Ⅱ）属于构型异构体。这种因分子中的刚性因素而产生的构型异构现象叫做顺反异构，又因为两种异构体的平面几何形状不一样，因此也叫做几何异构。

产生顺反异构体的必要条件，一是分子中必须含有像碳碳双键那样的不能轴向旋转180°的刚性结构单元，二是连接于刚性结构单元的两个碳原子必须分别连接两个不同的原子或基团。即：

$$\begin{array}{c}c\diagdown\quad\diagup a\\C=C\\d\diagup\quad\diagdown b\end{array}$$

a≠b、c≠d时可产生几何异构；a=b或c=d时，没有几何异构。

三、烯烃的命名

（一）系统命名法

烯烃的系统命名法与烷烃相似，基本原则如下：

1. 选主链　选择包括双键在内的最长的连续碳链作为主链，按照主链碳原子数目称为“某烯”。

2. 编序号　从靠近双键的一端开始，将主链碳原子依次编号。

3. 标位置　在烯烃名称“某烯”之前标明双键的位置，并以双键两端碳原子中编号较小的数字表示。

4. 定名称　将主链上烷基的位置、数目及名称按由简单到复杂的顺序写在“某烯”之前，有多个相同烷基时则合并表示。例如：

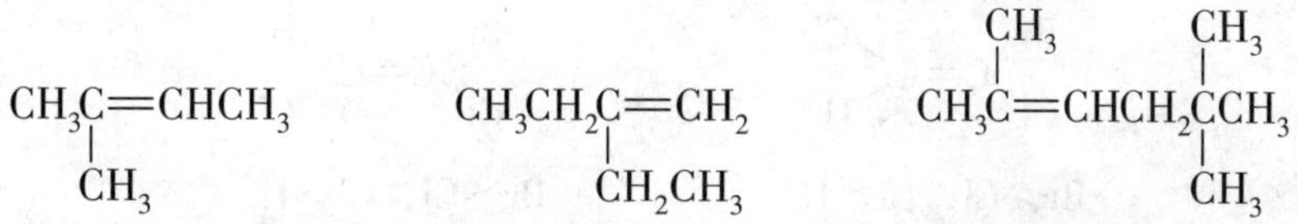

$$CH_3C(CH_3){=}CHCH_3$$
2-甲基-2-丁烯

$$CH_3CH_2C(CH_2CH_3){=}CH_2$$
2-乙基-1-丁烯

$$CH_3C(CH_3){=}CHCH_2C(CH_3)_2CH_3$$
2,5,5-三甲基-2-己烯

在考虑到使双键位置编号尽可能最小的前提下，还需要照顾到使支链位置编号尽可能最小。例如：

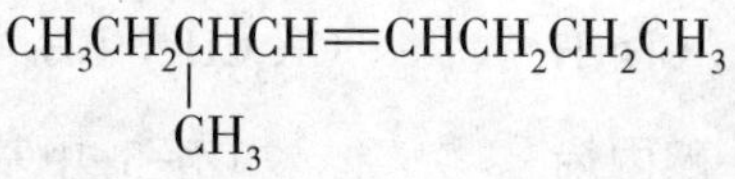

$$CH_3CH_2CH(CH_3)CH{=}CHCH_2CH_2CH_3$$

3-甲基-4-辛烯（不是6-甲基-4-辛烯）

烯烃分子中去掉一个氢原子余下的基团，称为烯基。常见的烯基有：

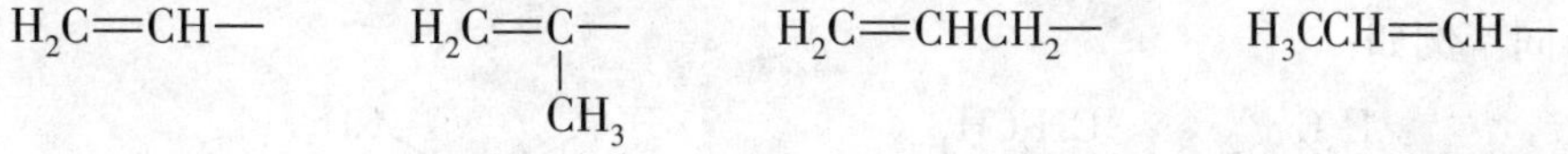

$H_2C{=}CH—$	$H_2C{=}C(CH_3)—$	$H_2C{=}CHCH_2—$	$H_3CCH{=}CH—$
乙烯基	异丙烯基	烯丙基	丙烯基

（二）顺反异构体的命名

具有顺反异构体的烯烃可以采取顺/反异构命名法和*Z*/*E*命名法来命名。

1. 顺/反异构命名法　相同原子或原子团在双键同侧的，在系统名称前加一“顺”字；异侧的加一“反”字。例如：

$$\begin{matrix} H_3C & & CH_2CH_3 \\ & C{=}C & \\ H & & H \end{matrix}$$
顺-2-戊烯

$$\begin{matrix} H_3C & & CH_2CH_2CH_3 \\ & C{=}C & \\ H & & CH_3 \end{matrix}$$
反-3-甲基-2-己烯

2. *Z*/*E*命名法　当顺反异构体的双键碳原子上连有四个不同原子或基团时，无法用顺/反命名法命名，为此，IUPAC命名法规定了另一种以（*Z*）和（*E*）符号为词头的表示方法——*Z*/*E*命名法。*Z*和*E*分别取自德语“Zusammen”（意为“在一起”，指同侧）和“Entgegen”（意为“相反”，指异侧）的首位字母，决定*Z*或*E*构型则根据“次序规则”对不饱和碳原子上的原子或取代基进行比较，如果两个双键碳原子连接的“较优”原子或基团在双键同一侧为*Z*型，反之则为*E*型。例如：

$$\begin{matrix} H_3C & & CH_3 \\ & C{=}C & \\ H & & H \end{matrix}$$
$CH_3>H$，$CH_3>H$

(*Z*)-2-丁烯

$$\begin{matrix} H_3C & & H \\ & C{=}C & \\ H & & CH_3 \end{matrix}$$
$CH_3>H$，$CH_3>H$

(*E*)-2-丁烯

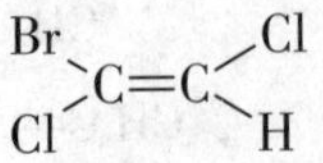

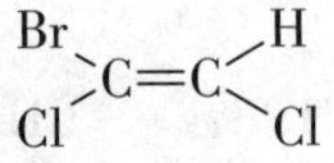

$$\begin{matrix} Br \\ Cl \end{matrix} C=C \begin{matrix} Cl \\ H \end{matrix}$$

Br > Cl，Cl > H

(*Z*)-1,2-二氯-1-溴乙烯

$$\begin{matrix} Br \\ Cl \end{matrix} C=C \begin{matrix} H \\ Cl \end{matrix}$$

Br > Cl，Cl > H

(*E*)-1,2-二氯-1-溴乙烯

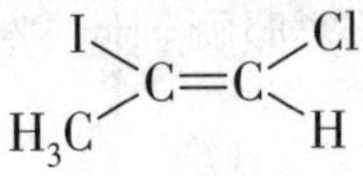

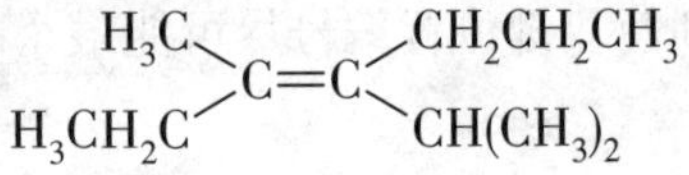

$$\begin{matrix} I \\ H_3C \end{matrix} C=C \begin{matrix} Cl \\ H \end{matrix}$$

I > CH_3，Cl > H

(*Z*)-1-氯-2-碘丙烯

$$\begin{matrix} H_3C \\ H_3CH_2C \end{matrix} C=C \begin{matrix} CH_2CH_2CH_3 \\ CH(CH_3)_2 \end{matrix}$$

CH_3CH_2 > CH_3，$(CH_3)_2CH$ > $CH_3CH_2CH_2$

(*Z*)-3-甲基-4-异丙基-3-庚烯

需要特别指出的是，*Z/E*命名法和顺/反异构命名法是两种不同的构型表示方法，两者之间无必然的联系。顺式异构体可以为*Z*型，也可以为*E*型，反式异构体亦然，两者不一定完全等同。例如：

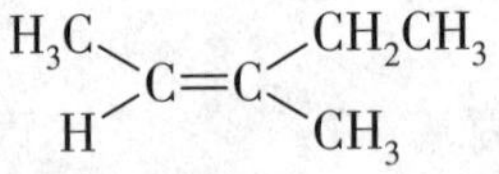

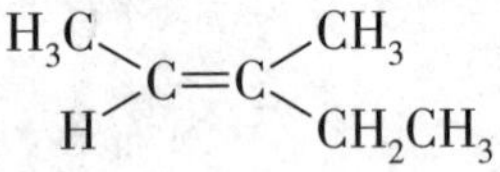

$$\begin{matrix} H_3C \\ H \end{matrix} C=C \begin{matrix} CH_2CH_3 \\ CH_3 \end{matrix}$$

反-3-甲基-2-戊烯

(*Z*)-3-甲基-2-戊烯

$$\begin{matrix} H_3C \\ H \end{matrix} C=C \begin{matrix} CH_3 \\ CH_2CH_3 \end{matrix}$$

顺-3-甲基-2-戊烯

(*E*)-3-甲基-2-戊烯

四、烯烃的物理性质

在常温下，含四个碳原子以下的烯烃是气体，含五个到十八个碳原子的烯烃是液体，十九个碳以上的烯烃是固体。与烷烃相似，在同系列中，烯烃的沸点随着相对分子质量的增加而升高。同碳数的直链烯烃的沸点比带支链的烯烃高。碳架相同的烯烃，双键由链的端部（端烯烃）移向链的中间（内烯烃）时，沸点、熔点都将升高。

由于烯烃中有π键，其物理性质与烷烃又有差异。例如烯烃的折射率比相应的烷烃大；烯烃虽然难溶于水易溶于有机溶剂，但它们在水中的溶解度比相应的烷烃略大；相对密度也比相应的烷烃大，但仍小于1。这主要是因为烯烃的极性略大于烷烃。

五、烯烃的化学性质

烯烃分子中的碳碳双键是由一个σ键和一个π键所组成，由于烯烃双键中的π键不稳定，容易断裂，所以烯烃的化学性质比烷烃活泼得多。烯烃的大部分化学反应都发生在碳碳双键上，碳碳双键是烯烃的官能团。烯烃的主要化学反应如下：

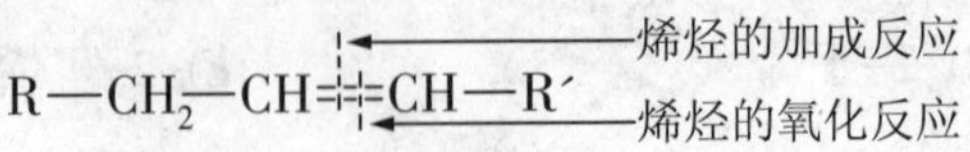

$$R-CH_2-CH=CH-R'$$

（双键处←烯烃的加成反应；双键处←烯烃的氧化反应）

（一）加成反应

烯烃双键中的π键断裂，试剂中的两个原子或原子团分别加到原来与双键相连的两个碳原子上，形成两个更强的σ键的反应称为加成反应。加成反应是烯烃的典型反应，可以表示为：

$$\mathrm{>C{=}C<} + \mathrm{A{-}B} \longrightarrow \mathrm{-\underset{A}{\underset{|}{\overset{|}{C}}}-\underset{B}{\underset{|}{\overset{|}{C}}}-}$$

1. **催化加氢** 烯烃在催化剂作用下与氢发生加成反应生成烷烃，该反应称为催化加氢，反应是放热的。由于H—H键的键能很大（436kJ/mol），烯烃与氢混合并不起反应，即使加热，反应也很难进行，但催化剂可使加氢反应能顺利进行。常用的催化剂多为过渡金属，如Pt、Pd和Ni，催化加氢反应的转化率接近100%，产品易分离，可得到很纯的烷烃。因此可用这个反应中氢气的消耗体积，推算分子中双键数目。

$$\mathrm{R{-}CH{=}CH_2 + H_2 \xrightarrow{Ni} R{-}CH_2{-}CH_3}$$

2. **与卤素的加成** 烯烃容易与卤素发生加成反应，生成邻位二卤烷烃，是制备邻二卤烷烃的重要方法。例如将丙烯通入含有少量水分的 Br_2/CCl_4 中，迅速发生加成反应，生成无色的1,2–二溴丙烷。

$$\mathrm{CH_3CH{=}CH_2 \xrightarrow{Br_2/CCl_4} CH_3\underset{Br}{\underset{|}{CH}}{-}\underset{Br}{\underset{|}{CH_2}}}$$

此反应现象明显，常用此反应鉴定化合物是否含有双键。

不同的卤素与同一烯烃进行加成的活性是不同的，活性顺序为：$F_2>Cl_2>Br_2>I_2$ 。氟与烯烃的反应很剧烈，不易控制；碘与烯烃的反应是可逆反应，偏向烯烃一边。因此，烯烃与卤素的加成反应有应用价值的主要是与溴或氯的加成反应。

烯烃的加成反应是亲电加成反应，反应历程是一个复杂的过程。以烯烃和溴的加成为例，反应时，烯烃分子中的π键受极性物质影响而发生变形，π键电子云有转向双键一端的趋势，双键产生了偶极；溴分子由于受π键电子的影响而极化变成偶极分子。

$$\overset{\delta^+}{\mathrm{CH_2}}{=}\overset{\delta^-}{\mathrm{CH_2}} \qquad \overset{\delta^+}{\mathrm{Br}}{-}\overset{\delta^-}{\mathrm{Br}}$$

两种偶极分子间的加成分为两步：首先是烯烃与溴加成，生成环状有机溴正离子中间体，然后溴负离子从环状有机溴正离子的背面进攻碳原子，生成二溴代物。像这种两个原子或基团从双键的两侧加到烯烃分子中的加成方式称为反式加成。

$$\overset{\delta^+}{\mathrm{CH_2}}{=}\overset{\delta^-}{\mathrm{CH_2}} + \overset{\delta^+}{\mathrm{Br}}{-}\overset{\delta^-}{\mathrm{Br}} \longrightarrow \underset{\mathrm{CH_2{-}CH_2}}{\overset{\mathrm{Br^+}}{\diagup\,\diagdown}} + \mathrm{Br^-} \longrightarrow \mathrm{\overset{Br}{\overset{|}{CH_2}}{-}\underset{Br}{\underset{|}{CH_2}}}$$

由于烯烃的加成反应首先是由试剂中带正电荷部分进攻负电性碳引起的，所以称为亲电加成反应，此种试剂称为亲电试剂。

3. 加卤化氢　烯烃能与卤化氢发生加成反应，生成一卤代烷。例如：

$$CH_2{=}CH_2 + HI \longrightarrow CH_3CH_2I$$

卤化氢的反应活性为：HI > HBr > HCl。

当结构不对称的烯烃与卤化氢（不对称试剂）加成时，生成两种加成产物。例如：

$$CH_3CH{=}CH_2 + HX \longrightarrow \begin{cases} CH_3CH_2CH_2X & \text{1-卤丙烷} \\ CH_3\underset{\displaystyle X}{\underset{|}{C}}HCH_3 & \text{2-卤丙烷} \end{cases}$$

根据大量实验结果，1869年俄国化学家马尔科夫尼科夫（Markovnikov）得出一条经验规律：当不对称烯烃和不对称试剂发生加成反应时，不对称试剂带正电荷的部分主要加到含氢较多的双键碳原子上，带负电荷的部分加到含氢较少的双键碳原子上。这一经验规律常称为马尔科夫尼科夫规则，简称马氏规则。马氏规则产生的主要原因是烷基产生的斥电子诱导效应，使得含氢多的双键碳原子上带少许负电荷，所以试剂中带正电荷的部分就加在含氢多的双键碳原子上。例如：

$$CH_3CH_2CH{=}CH_2 + HBr \xrightarrow{CH_3COOH} \underset{(80\%)}{CH_3CH_2CHBrCH_3} + \underset{(20\%)}{CH_3CH_2CH_2CH_2Br}$$

在应用马氏规则时要特别注意当反应条件改变时，就可能出现异常现象，例如在光照或过氧化物作用下，溴化氢与不对称烯烃加成方向不再遵循马氏规则，生成物是一个反马氏规则的加成物。这充分说明相同的有机物在不同的条件下生成产物有可能不同，反应条件对有机化学反应的结果影响很大。

$$CH_2{=}CHCH_3 + HBr \xrightarrow{\text{过氧化物}} BrH_2C{-}CH_2CH_3$$

4. 加硫酸　烯烃能与浓硫酸反应，生成硫酸氢烷酯。硫酸氢烷酯易溶于硫酸，用水稀释后水解生成醇，实验室常利用这一性质，用浓硫酸除去液体烷烃中的少量烯烃杂质。例如：

$$CH_2{=}CH_2 + (98\%)H_2SO_4 \longrightarrow CH_3{-}CH_2{-}OSO_3H$$

$$CH_3{-}CH_2{-}OSO_3H + H_2O \longrightarrow CH_3{-}CH_2{-}OH + H_2SO_4$$

不对称烯烃与硫酸加成，遵守马氏规则。例如：

$$CH_3CH{=}CH_2 + HOSO_2OH \longrightarrow \underset{\text{硫酸氢异丙酯}}{CH_3\underset{\displaystyle OSO_2OH}{\underset{|}{C}}HCH_3} \xrightarrow[\triangle]{H_2O} \underset{\text{异丙醇}}{CH_3\underset{\displaystyle OH}{\underset{|}{C}}HCH_3} + H_2SO_4$$

5. 与次卤酸的加成　烯烃与卤素的水溶液（主要是氯或溴的水溶液）反应生成β-卤

代醇。例如：

$$CH_2=CH_2+HOBr \longrightarrow HOCH_2CH_2Br$$

$$CH_3CH=CH_2+HOCl \longrightarrow CH_3CHOHCH_2Cl$$

上述HX、H_2SO_4、HOX等属于不对称试剂，不对称试剂和对称烯烃（如乙烯、2-丁烯）加成只得到同一构造的产物。但它们与不对称烯烃加成时，则有可能生成两种互为构造异构的产物，例如丙烯与HX加成时产物就会有两种可能，即1-卤丙烷和2-卤丙烷，其主要产物为2-卤丙烷。

（二）氧化反应

在有机化学中通常把有机化合物分子得氧或去氢的反应叫做氧化反应。烯烃易发生氧化的位置多在碳碳双键处。

烯烃对于铬酸、硝酸或高锰酸盐非常敏感，易被氧化，例如在室温下将乙烯通入中性（或碱性）稀高锰酸钾水溶液，则高锰酸钾的紫色立即褪去，生成褐色的二氧化锰沉淀，称为拜尔（Byeyer）试验，常用来鉴别双键的存在。

$$C=C \xrightarrow{冷稀KMnO_4} \left[\begin{matrix} C-C \\ O \quad O \\ Mn \\ O \quad O^- \end{matrix} \right] \xrightarrow{H_2O} \begin{matrix} C-C \\ HO \quad OH \end{matrix}$$

反应中生成了环状的高锰酸酯中间体，而后水解成α-二醇，故产物为顺式α-二醇。此反应有时可用于由烯烃制备顺式邻二醇。

在较强烈的条件下（如加热或用酸性高锰酸钾或重铬酸钾溶液），烯烃双键完全断裂，生成碳链较短的含氧化合物。

$$RCH=CH_2 \xrightarrow{[O]} RCOOH+CO_2+H_2O$$

$$R_2C=CHR' \xrightarrow{[O]} R_2C=O+R'COOH$$

$$R_2C=CR_2 \xrightarrow{[O]} R_2C=O+R_2C=O$$

不同结构的烯烃经氧化所得的产物不同，若双键碳上无氢（$R_2C=$ ）则生成酮；有一个氢（RCH= ）则生成羧酸；有两个氢（$CH_2=$ ）生成二氧化碳。因此通过分析产物的结构，即可推知原烯烃的结构。

（三）聚合反应

在催化剂作用下，烯烃碳碳双键断裂，同时发生自身分子间的加成反应，生成相对分子质量很大的聚合物，称为聚合反应，也叫加聚反应。聚合反应中参加反应的小分子化合物称为单体，聚合后的产物称为聚合物。如乙烯在一定条件下，可分别生成聚乙烯。

$$nCH_2{=}CH_2 \xrightarrow[100\sim150MPa]{200\sim300℃} \left[CH_2{-}CH_2\right]_n$$

式中 $\left[CH_2{-}CH_2\right]_n$ 为链节，n为聚合度。

六、诱导效应

分子中原子间的相互影响是有机化学中极为重要和普遍存在的现象，关于分子中原子间相互影响问题的实质，一般可分为电子效应和立体效应。电子效应主要分析说明分子中的电子分布对性质所产生的影响，立体效应则分析说明分子的空间结构对性质所产生的影响。电子效应又可分为诱导效应和共轭效应两种类型。

在多原子分子中，由于成键原子的电负性不同，产生了具有局部电场的极性共价键，这种局部电场的静电诱导作用将沿着分子价键链定向传递到分子中的其他部位，使分子中电子分布发生一定程度的改变。这种因原子或基团电负性产生的极性键诱导作用沿分子价键链传递的电子偏移现象叫做诱导效应。如图3-3所示，氯代烃中C—Cl键产生的局部电场不仅使α碳带有部分正电荷，也使β和γ碳带有部分正电荷。诱导效应使C—C非极性键变成了极性键。

$$\xrightarrow{\delta\delta\delta^+} \underset{H}{\overset{H}{|}}C_3 \xrightarrow{\delta\delta^+} \underset{H}{\overset{H}{|}}C_2 \xrightarrow{\delta^+} \underset{H}{\overset{H}{|}}C_1 \longrightarrow Cl$$

图3-3　诱导效应在碳链中的传递

诱导效应中电子移动的方向是以C—H键中的氢作为比较标准，其他原子或原子团取代C—H键中的氢原子后，共价键中的电子分布将发生一定程度的改变。如果取代基X的电负性大于氢原子，C—X键的电子移向X。与氢原子相比，X具有吸电子性，我们把它叫做吸电子基，由它所引起的诱导效应叫做吸电子诱导效应，一般用-I表示。相反，如果取代基Y的电负性小于氢原子，C—Y键的电子移向碳原子。与氢原子相比，Y具有斥电子性，我们把它叫做斥电子基，由它所引起的诱导效应叫做斥电子诱导效应，一般用+I表示。

$$-\overset{|}{\underset{|}{C}}\rightarrow X \qquad -\overset{|}{\underset{|}{C}}-H \qquad -\overset{|}{\underset{|}{C}}\leftarrow H$$

-I效应　　比较标准　　+I效应

根据实验结果，一些常见取代基的电负性次序如下：

$-NR_3^+ > -NO_2 > -CN > -COOH > -COOR > =C=O > -F >$

$-Cl > -Br > -I > -OCH_3 > -OH > -NHCOCH_3 > C_6H_5 >$

$-CH=CH_2 > -H > -CH_3 > C_2H_5 > CH(CH_3)_2 > C(CH_3)_3$

在H前面的是吸电子（-I）基，在H后面的是斥电子（+I）基。

在烯烃分子中，连接于双键上的烷基电负性小于H，更小于sp^2杂化的双键碳原子，烷基将对双键产生斥电子诱导效应。由于π键容易极化，在烷基+I效应的影响下，双键上电子云分布的对称性被破坏，导致双键上的电荷分布不平衡，从而对烯烃的化学性质产生了很大的影响。

$$CH_3 \rightarrow \overset{\delta^+}{C}H = \overset{\delta^-}{C}H_2$$

需要强调的是：诱导效应在沿着碳链传递的过程中将迅速减弱，一般到第三个碳原子时诱导效应已经微弱到可以忽略不计，所以说诱导效应是短程效应。

七、与医药有关的烯烃

（一）乙烯

乙烯（$CH_2=CH_2$）为无色稍有甜味的气体。燃烧时火焰明亮但有烟。当空气中含有3%~33.5%乙烯时，则形成爆炸性的混合物，遇火星发生爆炸。

在医药上，乙烯与氧的混合物可作麻醉剂。农业上，乙烯可作为果实的催熟剂。乙烯是石油化工的基本原料，它除了可以用来制备乙醇，还可氧化制备环氧乙烷，环氧乙烷是有机合成上的重要物质。由乙烯还可以制备苯乙烯，苯乙烯是制造塑料和合成橡胶的原料。乙烯聚合后生成的聚乙烯，具有良好的化学稳定性，其耐寒性、防水性、电绝缘性和辐射稳定性均好，而且相对密度小、无毒、易于加工。聚乙烯不仅可用作日常生活中的食品袋、塑料瓶、塑料水壶等，也广泛用于电气、食品、制药、机械制造等工业部门。在国防工业上，聚乙烯可用作雷达设备的绝缘材料、各种高频电缆和海底电缆的绝缘层，还可用来做防辐射的保护衣。

（二）丙烯

丙烯（$CH_2=CHCH_3$）为无色气体，燃烧时产生明亮的火焰。丙烯是重要的化工原料，广泛用于有机合成及塑料、纤维工业。如工业上用丙烯来制备异丙醇和丙酮，还可用空气直接氧化丙烯生成丙烯醛。丙烯经聚合后得到聚丙烯。聚丙烯相对密度小，机械强度比聚乙烯高，具有优良的化学稳定性，耐热性好。聚丙烯用途广泛，主要用作薄膜、纤维、耐热和耐化学腐蚀的管道和装置、医疗器械、电缆和电线包皮等。

知识链接

聚烯烃在医学界的应用

1. 低密度聚乙烯（LDPE）特点：具有良好的热稳定性和透明性；用途：医用包装袋和静脉输液容器。

2. 高密度聚乙烯（HDPE）特点：质地坚韧、机械强度高、最高使用温度100℃、可煮沸消毒；用途：制造人工肺、人工气管、人工喉、人工肾、人工尿道、人工胃、矫形外科修补材料及一次性医疗用品。

3. 超高摩尔质量聚乙烯（UHMWPE）特点：高耐磨性、摩擦系数小、蠕动变形小、化学稳定性高、疏水性好、优良的自润滑性和抗冲性、无毒副作用和强的生理适应性；用途：是制作人工肺、肘、指关节的最佳材料。

据预测，医用塑料的应用呈持续上升趋势，形成了医用产品的巨大潜在市场。

聚乙烯因其质轻、耐磨、抗腐蚀、耐老化等特点，除在医学界有广泛的用途外，在其他领域也有极其重要的应用：制造安全防护用品，如防弹衣、防弹帽、防弹车等；制造缆绳产品，如海洋工程用绳、近海采油平台及灯塔固定用绳、高空吊索、渔网编织、网球拍及羽毛球拍的编织用绳等。

第二节 二烯烃

二烯烃是含有两个碳碳双键的不饱和烃，又称双烯烃。它与同数碳原子的炔烃互为同分异构体，通式也是C_nH_{2n-2}，但二烯烃至少需含有三个碳原子，即$n\geq3$，n为正整数。

一、二烯烃的分类和命名

（一）二烯烃的分类

根据两个双键的相对位置不同，二烯烃可以分为聚集二烯烃、隔离二烯烃和共轭二烯烃三类。

1. 聚集二烯烃（也称累积二烯烃） 两个双键共用一个碳原子，即双键聚集在一起的，叫做聚集二烯烃，其骨架为：C═C═C。

2. 隔离二烯烃 两个双键间隔两个或多个单键的，叫做隔离二烯烃。其骨架为：C═C—$(C)_n$—C═C（$n\geq1$，n为正整数）。

3. 共轭二烯烃 两双键中间隔一单键，即单、双键交替排列的，叫做共轭二烯烃，又称为1,3-二烯。其骨架为：C=C—C=C。

具有聚集二烯烃骨架的化合物数目不多，性质不稳定，制备困难，没有实际应用价值。隔离二烯烃中的两个双键相隔较远，影响甚小，各自呈现单烯烃的通性。共轭二烯烃中的两个双键相互影响明显，使其具有单烯烃的通性外还具有某些独特的性质，是二烯烃中最重要的一类，本节对此类二烯烃做重点讨论。

（二）二烯烃的命名

二烯烃的系统命名原则与烯烃相似，只是选择主链时要包括两个双键，称为某二烯。前面标出两个双键的位置，并补充取代基的位置及名称。例如：

$CH_2{=}CH{-}CH_2{-}CH{=}CH_2$　1,4-戊二烯

$CH_2{=}C{=}CH{-}CH_2{-}CH_3$　1,2-戊二烯

$CH_2{=}CH{-}CH(CH_3){-}C(CH_3){=}CH_2$　2,3-二甲基-1,4-戊二烯

当二烯烃的双键两端连接的原子或基团各不相同时，也存在顺反异构现象。而且由于两个双键的存在，异构现象比单烯烃更复杂，命名时要逐个标明其构型。例如2,4-庚二烯有四种不同的顺反异构体。

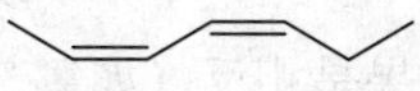

(2*Z*,4*Z*)-2,4-庚二烯 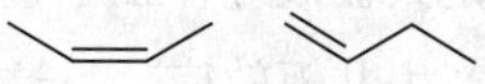　(2*Z*,4*E*)-2,4-庚二烯

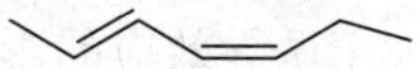

(2*E*,4*Z*)-2,4-庚二烯 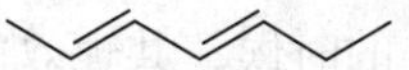　(2*E*,4*E*)-2,4-庚二烯

二、共轭二烯烃的结构

1,3-丁二烯是最简单的共轭二烯烃，其结构如图3-4所示。近代实验方法测定结果表明，它是一个平面分子，分子中三个碳碳σ键和六个碳氢键均在同一平面内，所有键角都接近120°。四个碳原子均是sp^2杂化，各有一个p轨道垂直于σ键骨架所在平面，通过侧面重叠分别在C_1和C_2及C_3和C_4之间形成两个π键。由于四个p轨道平行交盖，使得C_2与C_3之间不再是一个纯粹的σ单键，而是呈现部分双键的性质，这可从键长的数值看出。已测得1,3-丁二烯的$C_2—C_3$之间的键长为147pm，比一般烷烃中碳碳单键键长154pm短。中间两个碳原子（C_2和C_3）的p轨道重叠的结果，把整个键体系连成了一片，常被说成是形成了一个大π键或称离域大π键。这样原来分别定域于C_1和C_2之间以及C_3和C_4之间的两对π电子，不再局限于两个相邻原子之间，而是发生了离域，在整个共轭的大π键体系中运动。每一对π电子不只被两个碳原子核所吸引而是被四个碳原子核所吸引，电子有了更大的活动范围。

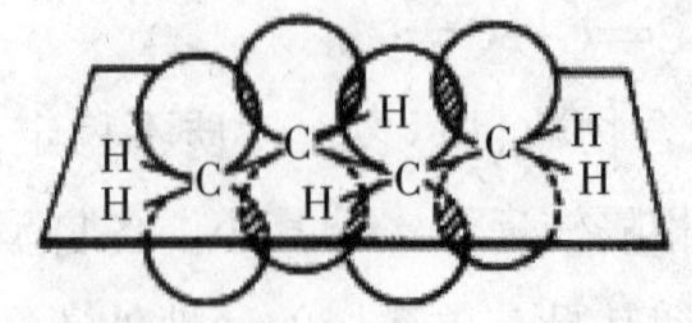

图3-4　1,3-丁二烯的结构

三、共轭体系和共轭效应

在不饱和化合物中，如果有三个或三个以上具有互相平行的p轨道形成离域大π键，这种体系称为共轭体系。

在共轭体系中，π电子扩展到整个分子体系的现象称为电子离域。由于电子离域，使分子能量降低、趋于稳定、键长趋于平均化、在受到外电场影响时电子云的分布沿着碳链出现交替极化等现象被称为共轭效应，简称C效应。共轭体系的结构特征是共轭体系内各个σ键都在同一平面内，参加共轭的p轨道互相平行且垂直于这个平面，相邻p轨道侧面重叠，发生电子离域。若p轨道不平行，不能有效地侧面重叠，共轭效应随之减弱或完全消失。需要强调的是共轭效应存在于整个共轭体系之中。当一个原子或基团在分子中既能产生诱导效应又能产生共轭效应，且这两种效应的结果是相反（如氯苯分子中的氯原子能够产生-I效应，有使苯环上的电子云密度降低的趋势，同时它又能产生共轭效应使苯环上的电子云密度增加）的时候，共轭效应的影响要远大于诱导效应的影响。

共轭体系大致上可以分为π-π共轭体系（如1,3-丁二烯、苯）、p-π共轭体系（如苯酚、氯乙烯）、σ-π共轭体系（如丙烯、甲苯）三类。

四、共轭二烯烃的化学性质

共轭二烯烃除具有单烯烃碳碳双键的性质外，由于两个双键处于共轭状态，还表现出一些特殊的化学性质。

（一）1,2-加成和1,4-加成

与烯烃一样，共轭二烯烃能与卤素、卤化氢等发生亲电加成反应，也能进行催化加氢反应。但1,3-丁二烯与一分子试剂加成时，可生成两种产物。例如：

$$CH_2{=}CH{-}CH{=}CH_2 + Br_2 \longrightarrow \underset{\underset{Br}{|}}{CH_2}{-}\underset{\underset{Br}{|}}{CH}{-}CH{=}CH_2 + \underset{\underset{Br}{|}}{CH_2}{-}CH{=}CH{-}\underset{\underset{Br}{|}}{CH_2}$$

3,4-二溴-1-丁烯　　　　1,4-二溴-2-丁烯

两种产物来源于两种不同的加成方式。3,4-二溴-1-丁烯的生成像普通单烯烃加成反应一样，打开一个π键，溴加到双键的两个碳上，称为1,2-加成。1,4-二溴-2-丁烯的生成则是打开两个π键，溴加到两端的C_1和C_4上，在中间两个碳原子间形成一个双键，称

为1,4-加成，又称共轭加成。共轭二烯烃可以进行1,2-加成，也可以进行1,4-加成，这是由于其反应中间体的特殊性所致。从1,3-丁二烯与HBr的加成反应历程可知，H^+首先进攻双键碳原子生成碳正离子，这步反应虽然存在两种可能：

$$CH_2{=}CH{-}CH{=}CH_2 + H^+ \longrightarrow \underset{\text{烯丙基碳正离子}}{CH_2{=}CH{-}\overset{+}{C}H{-}CH_3} + \underset{\text{伯碳正离子}}{CH_2{=}CH{-}CH_2{-}\overset{+}{C}H_2}$$

但由于烯丙基碳正离子比伯碳正离子稳定，亲电试剂总是加在共轭双键的链端碳上。正电荷较为分散的烯丙基碳正离子，由于p-π共轭的交替极化之故，正电荷主要分布在共轭体系两端的两个碳原子（即C_2和C_4）上：$CH_3\overset{\delta^+}{C}H{\cdots}C{\cdots}\overset{\delta^+}{C}H_2$，所以反应中间体为第二步负离子的亲核进攻提供了两个反应点，即Br^-既可与C_2结合，也可与C_4结合，因此形成了1,2-加成和1,4-加成的混合产物：

$$CH_3\overset{\delta^+}{C}H{\cdots}C{\cdots}\overset{\delta^+}{C}H_2 + Br^- \longrightarrow CH_3\underset{\displaystyle Br}{\underset{|}{C}H}{-}CH{=}CH_2 + CH_3CH{=}CH{-}CH_2Br$$

两者何种占优势，取决于反应物的结构、产物的稳定性以及反应条件。在低温下，以1,2-加成产物为主。在较高温度下，1,4-加成产物将成为主要产物。

例如：

$$CH_2{=}CH{-}CH{=}CH_2 + HBr \begin{cases} \xrightarrow{40℃} \underset{(20\%)}{CH_2{=}CH{-}\underset{\displaystyle Br}{\underset{|}{C}H}{-}CH_3} + \underset{(80\%)}{\underset{\displaystyle Br}{\underset{|}{H_2C}}{-}CH{=}CH{-}CH_3} \\ \xrightarrow{-80℃} \underset{(80\%)}{CH_2{=}CH{-}\underset{\displaystyle Br}{\underset{|}{C}H}{-}CH_3} + \underset{(20\%)}{\underset{\displaystyle Br}{\underset{|}{H_2C}}{-}CH{=}CH{-}CH_3} \end{cases}$$

（二）双烯合成

共轭二烯烃及其衍生物与含有碳碳双键、叁键等不饱和化合物进行1,4-加成生成环状化合物的反应，称为双烯合成，亦称狄尔斯-阿尔德反应（Diels-Alder反应）。这是共轭二烯烃的特有反应，是合成六元环状化合物的重要方法。通常把双烯合成反应中的共轭二烯烃称做双烯体，与其进行反应的不饱和化合物称做亲双烯体。

双烯合成反应经过一个环状过渡态形成产物，反应是一步完成的，没有活性中间体生成，旧键的断裂和新键的形成同时进行。

$$\text{(1,3-丁二烯)} + \text{‖} \xrightleftharpoons{\triangle} \text{(环己烯)}$$

简单的1,3-丁二烯与乙烯进行的双烯合成不是很容易的，在200℃、9kPa反应17小时，产率仅为18%。但具有供电子基团电基的双烯体和具有吸电子基团的亲双烯体的反应则较易进行。例如：

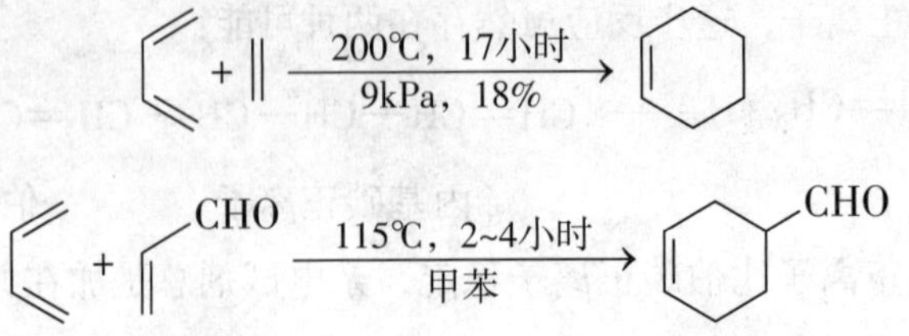

$$\text{丁二烯} + \text{乙烯} \xrightarrow[\text{9kPa, 18\%}]{\text{200℃, 17小时}} \text{环己烯}$$

$$\text{丁二烯} + CH_2{=}CH{-}CHO \xrightarrow[\text{甲苯}]{\text{115℃, 2\textasciitilde 4小时}} \text{3-环己烯甲醛 (CHO)}$$

双烯体或亲双烯体的不饱和碳原子换成杂原子（如氧、硫、氮），仍能进行双烯加成，这也是合成杂环化合物的一个重要方法。

五、与医药有关的二烯烃

胡萝卜素是天然植物的成分之一，是一种色素。胡萝卜素有α、β、γ三种异构体，其中以β-胡萝卜素的活性最高。β-胡萝卜素进入人体后可以转变为维生素A（又名视黄醇），因此也称为维生素A原。β-胡萝卜素的结构中存在着多个共轭双键，为天然存在的共轭多烯烃化合物。

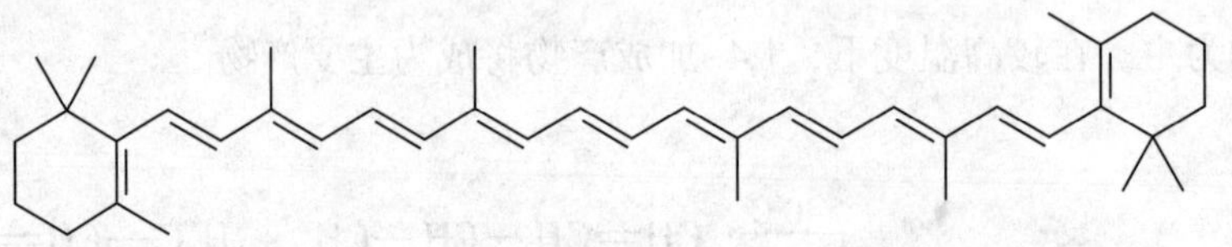

β-胡萝卜素

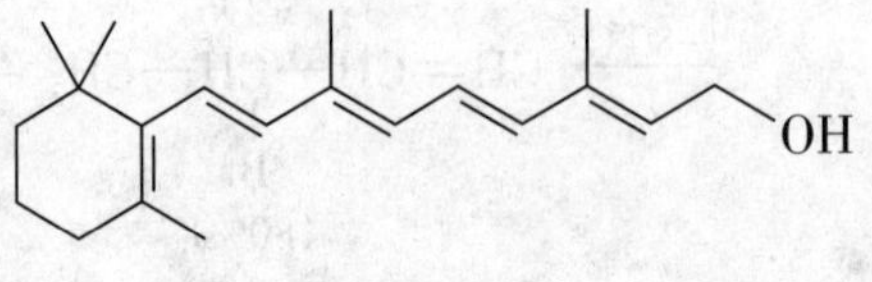

OH

维生素A

许多天然食物中，如绿色蔬菜、甘薯、胡萝卜、菠菜芒果等，皆含有丰富的β-胡萝卜素，其中含量最高的是胡萝卜。随着对天然β-胡萝卜素需求的增加，人们开始从海藻中提取β-胡萝卜素。在追求绿色食品的潮流中，天然胡萝卜素更受欢迎。天然胡萝卜素内含80%的β-胡萝卜素、10%的α-胡萝卜素及10%的其他胡萝卜素。

β-胡萝卜素是人体必需的维生素之一，正常人每天需摄入6mg。在我国，由于饮食习惯的差异，各人日摄入量极不均衡，多数人的β-胡萝卜素摄入量严重不足。有人预计：含有丰富β-胡萝卜素的天然胡萝卜素将成为今后市场上的畅销保健品原料之一。

第三节 炔 烃

含有碳碳叁键（ —C≡C— ）的烃称为炔烃，炔烃的分子通式为 C_nH_{2n-2}（n≥2，n为正整数）。

一、炔烃的结构

乙炔是最简单的炔烃，分子中两个碳原子采取sp杂化，生成两个相等的sp杂化轨道，这两个杂化轨道呈180°夹角在同一条直线上。当形成乙炔分子时，两个碳原子各以一个sp杂化轨道头碰头重叠形成（sp-sp）σ键，同时两个碳原子的另一个sp杂化轨道又各与一个氢原子的1s轨道沿键轴的方向头碰头形成（sp-s）σ键，所以分子中的三个σ键的对称轴同在一条直线上，如图3-5所示。

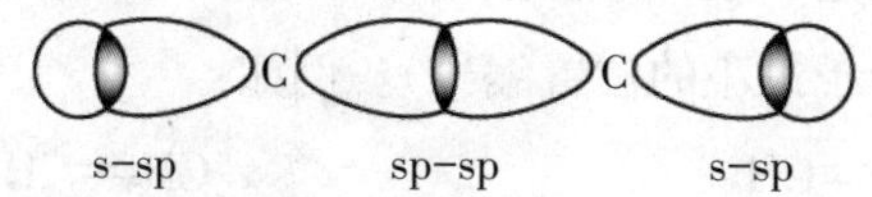

图3-5 乙炔分子的σ键

另外，两个成键碳原子各余下两个相互垂直的p轨道（$2p_y$、$2p_z$），其对称轴两两平行，从侧面相互重叠形成两个互相垂直的π键。两个π键的电子云围绕在两个碳原子的上、下、前、后，对称地分布在碳碳σ键的周围，如图3-6所示。

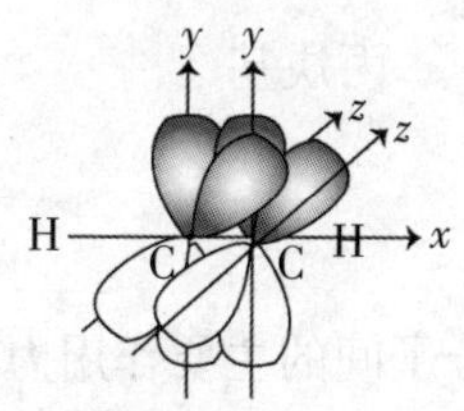

图3-6 乙炔分子的p电子云分布模型图

炔烃分子中的碳碳叁键（ —C≡C— ）一般以三条短横线表示，但实际上不是简单的三个σ单键之和，而是由一个σ键和两个π键所组成。

二、炔烃的异构现象

由于叁键呈直线型结构，因而不存在几何异构现象，其异构体主要是由叁键的位置异构和碳链异构而产生的。例如：

丁炔有两种位置异构体：

$HC≡C—CH_2—CH_3$　　　　$H_3C—C≡C—CH_3$

戊炔有三种异构体：

$H_3C—C≡C—CH_2—CH_3$　　$HC≡C—CH_2—CH_2—CH_3$　　$HC≡C—\underset{\underset{CH_3}{|}}{CH}—CH_3$

三、炔烃的命名

炔烃的系统命名法与烯烃相似，只需将“烯”改为“炔”。例如：

$CH_3CH_2C≡CH$　　$CH_3C≡CCH_3$　　$(CH_3)_2CHC≡CCH_3$

1-丁炔　　2-丁炔　　4-甲基-2-戊炔

当分子中同时存在双键和叁键时，则首先选出含双键和叁键的最长碳链为主链，称为“烯炔”，然后对主链上碳原子进行编号。编号原则是使双键、叁键的位置编号代数和最小。如有选择余地，则给双键以较低的位置编号（这是一个例外，一般IUPAC命名原则总是以母体官能团为准，并给予最小的位置编号）。例如：

$CH_3CH═CH—C≡CH$　　$CH_2═CH—CH_2—C≡CH$

3-戊烯-1-炔（不是2-戊烯-4-炔）　　1-戊烯-4-炔（不是4-戊烯-1-炔）

对于某些复杂的炔烃，有时也将分子中叁键结构部分作为取代基来命名。炔烃分子中失掉一个氢原子余下的基团称为炔基。常见的炔基有：

$HC≡C—$　　$CH_3C≡C—$　　$HC≡CCH_2—$

乙炔基　　丙炔基　　炔丙基

四、炔烃的物理性质

炔烃的物理性质与烯烃相似，分子间的主要作用力还是微弱的范德华力。由于叁键中π电子的增多，加以叁键成直线型结构，分子间较易靠近，以致分子间作用力略增大，它们的沸点、熔点、密度比相应的烷、烯高一些。

五、炔烃的化学性质

炔烃分子中由于有π键的存在，所以可以发生与烯烃相似的亲电加成、氧化等反应。不同的是炔烃还可以发生亲核加成反应，炔氢（直接连接在叁键碳上的氢）具有微弱的酸性。

（一）加成反应

炔烃与烯烃一样能与氢气、卤素、卤化氢等试剂发生加成反应，反应分步进行并遵循马氏规则，所不同的是炔烃加成较烯烃困难；叁键可以加两分子试剂，控制得当可以停留在加一分子试剂的阶段，且产物一般为反式构型。例如：

$$R-C\equiv C-R' + 2H_2 \xrightarrow{Pt或Ni} R-CH_2CH_2-R'$$

$$HC\equiv CH + HCl \xrightarrow{HgCl_2/C} H_2C=CHCl$$

$$C_2H_5-C\equiv C-C_2H_5 + HCl \xrightarrow[乙酸25℃,\ 97\%]{(CH_3)_4N^+I^-} (C_2H_5)(H)C=C(Cl)(C_2H_5)$$

在室温时乙烯和溴水立即发生加成反应使溴的红棕色迅速褪去，而乙炔则反应较慢，如果分子中既有叁键又有双键，在较低的温度下卤素首先加在双键上，而叁键仍可保留，这说明叁键的加成反应活性比双键小。例如：

$$H_2C=CH-CH_2-C\equiv CH \xrightarrow[CCl_4]{Br_2} H_2C(Br)-CH(Br)-CH_2-C\equiv CH$$

炔在酸溶液中直接水合较困难，一般在汞盐做催化剂的酸溶液中，乙炔可以比较顺利地与水进行加成。例如乙炔在10%硫酸和5%硫酸汞的水溶液中发生加成反应，生成乙醛，在工业上具有重要意义。

$$HC\equiv CH + H_2O \xrightarrow[98\sim105℃]{HgSO_4/H_2SO_4} \left[H_2C=C(H)(OH) \right] \longrightarrow H_3C-C(H)=O$$

该反应相当于叁键先与水加成，生成一个不稳定的加成物——烯醇，由于烯醇中羟基直接和双键碳原子相连不稳定，会很快发生结构重排，形成稳定的羰基化合物。像这种处在动态平衡体系中的官能团异构体，称为互变异构体，这种现象叫做互变异构现象。互变异构是构造异构中的一种特殊形式。上述烯醇式和酮式互变异构，可简单表示为：

$$\underset{烯醇式}{>C=C(-)-OH} \rightleftharpoons \underset{酮式}{>C(H)-C(-)=O}$$

不对称炔烃的催化加水反应，也遵循马氏规则，所以除乙炔加水得乙醛外，其他炔烃和水的加成产物都是酮，末端炔烃催化加水得到甲基酮。

（二）氧化反应

炔烃能顺利地被高锰酸钾、重铬酸钾、臭氧等氧化剂氧化，在碳碳叁键处断裂，生成相应的羧酸。例如：

$$CH_3CH_2CH_2CH_2C\equiv CH \xrightarrow[H_2O]{O_3} CH_3CH_2CH_2CH_2COOH + CO_2 + H_2O$$

$$CH_3(CH_2)_7C\equiv C(CH_2)_7COOH \xrightarrow[H_3O^+]{KMnO_4} CH_3(CH_2)_7COOH + HOOC(CH_2)_7COOH$$

分析产物羧酸的结构，可以推断炔烃的结构。利用高锰酸钾溶液颜色变化，可以定性检查叁键的存在，但要与烯烃的存在区别开。

（三）聚合反应

炔烃与烯烃类似，也能通过自身加成发生聚合反应，但只能生成仅由几个分子聚合的产物。例如乙炔在一定条件下，可以自身加成而生成链状或环状的聚合物。

$$HC\equiv CH + HC\equiv CH \xrightarrow[84\sim96℃]{CuCl_2-NH_4Cl} H_2C=CH-C\equiv CH$$

乙烯基乙炔（1-丁烯-3-炔）

$$3HC\equiv CH \xrightarrow{聚合} C_6H_6$$

苯

（四）炔化物的生成

由于叁键碳原子采取sp杂化，s成分明显提高，轨道电负性较大，使Csp←H键的成键电子更靠近碳原子，成为弱极性共价键，炔氢原子带有部分正电荷，当遇到某些强碱性试剂时，炔氢能表现一定酸性而发生反应。

将乙炔或末端炔烃加入至硝酸银或氯化亚铜的氨溶液中，立即有白色的炔化银沉淀或砖红色的炔化亚铜沉淀生成。

$$RC\equiv CH + [Ag(NH_3)_2]^+ \longrightarrow RC\equiv CAg\downarrow + NH_4^+ + NH_3$$

（白色）

$$RC\equiv CH + [Cu(NH_3)_2]^+ \longrightarrow RC\equiv CCu\downarrow + NH_4^+ + NH_3$$

（砖红色）

反应很灵敏且现象明显，可用于乙炔和末端炔烃的鉴定。炔化银、炔化亚铜在干燥状态或受震动时容易爆炸，实验后应立即用盐酸或硝酸分解处理。

$$RC\equiv CAg + HCl \longrightarrow RC\equiv CH + AgCl\downarrow$$

$$RC\equiv CCu + HCl \longrightarrow RC\equiv CH + Cu_2Cl_2\downarrow$$

过渡金属炔化物用硝酸或盐酸处理后，可生成原来的炔烃，所以也是用作分离和纯化末端炔烃的一种方法。

六、与医药有关的炔烃

乙炔是最简单的炔烃，也是最重要的炔烃。乙炔在氧气中燃烧的火焰可达到3000℃以上，称为氧炔焰，广泛用于焊接和切割金属，称为气焊和气割。此外，乙炔是重要的化工原料，可以合成多种有机化工产品，如：

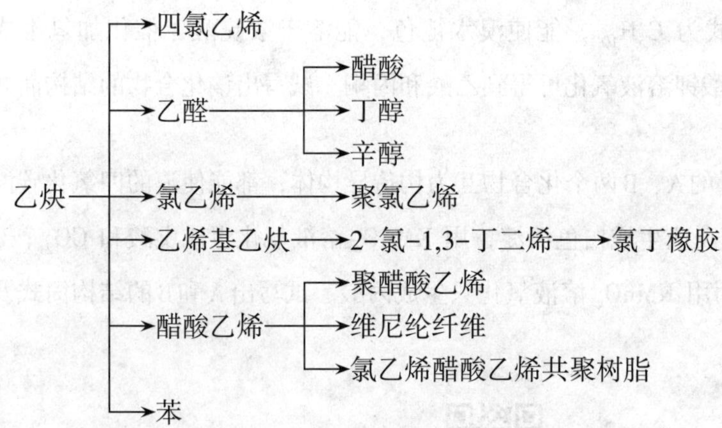

扫一扫，做一做

复习思考

1. 写出下列化合物的名称或结构式

（1） $CH_3CH{=}C(CH_3)C_2H_5$

（2） H 与 H_3C 连于同一碳，$C{=}C$ 另一碳连 $CH_2CH_2CH_3$ 与 $CH(CH_3)_2$

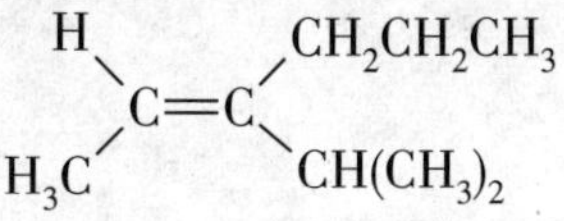

（3） $CH_3C{\equiv}C{-}CH_2{-}C(CH_3)_3$

（4）2-甲基-1-戊烯

（5）3,3-二甲基-1-戊炔

（6）(*Z*)-2-戊烯

2. 完成下列反应式

（1） 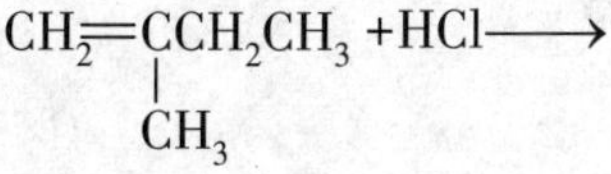 $CH_2{=}\underset{\displaystyle CH_3}{\underset{|}{C}}CH_2CH_3 + HCl \longrightarrow$

（2） $CH_2{=}\underset{\displaystyle CH_3}{\underset{|}{C}}CH_2CH_3 + H_2O + Cl_2 \longrightarrow$

（3） 环戊二烯 + $CH(COOCH_3){=}CH(COOCH_3)$ 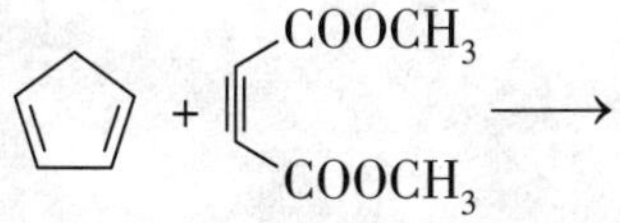 $\longrightarrow$

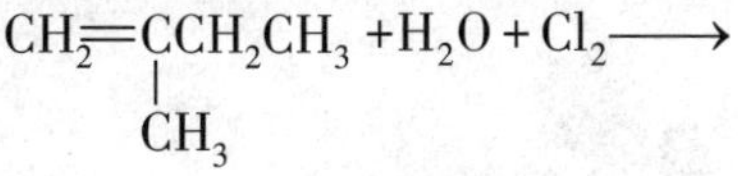

3. 用化学方法鉴别下列各组化合物

（1）丙烷、丙烯和环丙烷

（2）1-丁炔和2-丁炔

4. 某化合物的分子式为 C_5H_{10}，能使溴水褪色，能溶于浓硫酸，催化加氢生成戊烷，如用过量的酸性高锰酸钾溶液氧化可得到乙酸和丙酮。试写出该化合物的结构简式和各步反应式。

5. 分子组成为 C_6H_{10} 的A、B两个化合物互为构造异构体，都能使溴的四氯化碳溶液褪色。A与 $[Ag(NH_3)_2]NO_3$ 反应生成白色沉淀，用 $KMnO_4$ 溶液氧化生成戊酸和 CO_2；B不与 $[Ag(NH_3)_2]NO_3$ 反应，而用 $KMnO_4$ 溶液氧化只生成丙酸。试写出A和B的结构简式及各步反应式。

扫一扫，知答案

扫一扫，看课件

第四章

芳香烃

【学习目标】

1. 掌握苯及同系物的结构、命名及化学性质。
2. 熟悉苯环亲电取代反应的定位效应及其应用。
3. 了解萘、蒽、菲的结构和化学性质。

起初化学家从植物中提取分离出一些具有芳香气味的物质，经检验发现它们大多具有苯环结构，因此就将含有苯环结构的化合物命名为芳香族化合物。但后来研究发现，并非所有含苯环结构的化合物都具有芳香气味。但“芳香”一词被一直沿用下来。目前有机化学上的芳香烃除了包括含苯环结构的化合物以外，还包括一些不含苯环但电子构型与苯环相似的不饱和环状烃，它们具有在化学性质上易取代、难加成、难氧化的芳香性。芳香烃是一种由碳氢两种元素组成的，具有“芳香性”的环状不饱和烃。本教材只介绍含苯环结构的芳香烃。

苯是最简单的芳香烃，根据芳香烃分子中所含苯环的数目和连接方式的不同，可将芳香烃分为两类：单环芳烃和稠环芳烃。

第一节　单环芳烃

单环芳烃指分子中只含有一个苯环的芳香烃，包括苯和苯的同系物。装修用的涂料、油漆、胶黏剂里经常有它们的影子。它们大多为液体，不溶于水，密度小于1，有特殊的气味，蒸气对人体的呼吸中枢和造血系统会产生损害，长期接触可能致癌，尤其是苯，进入人体后很难被代谢，已经被国际卫生组织定为强烈致癌物质。

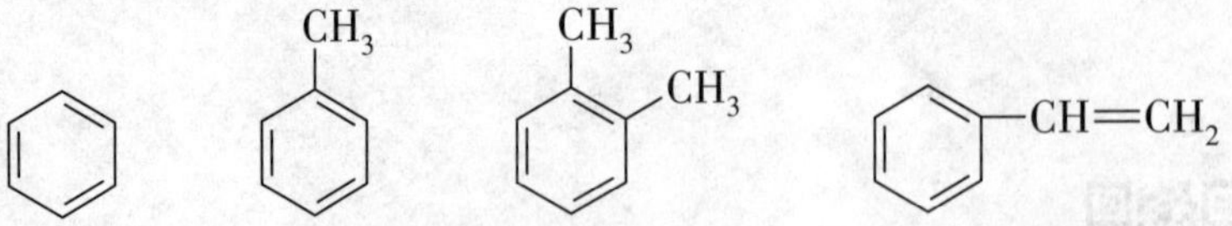

苯　甲苯　邻二甲苯　苯乙烯

一、苯的分子结构

（一）凯库勒式

苯是芳香烃中最具代表性的化合物，分子式 C_6H_6，碳氢比1∶1，具有高度不饱和性。在此基础上，1865年德国化学家凯库勒（Friedrich August Kekulé）提出苯的结构是由六个碳原子构成，单双键交替的环状平面结构，每个碳原子上连接着一个氢原子。这种结构式称为凯库勒式。

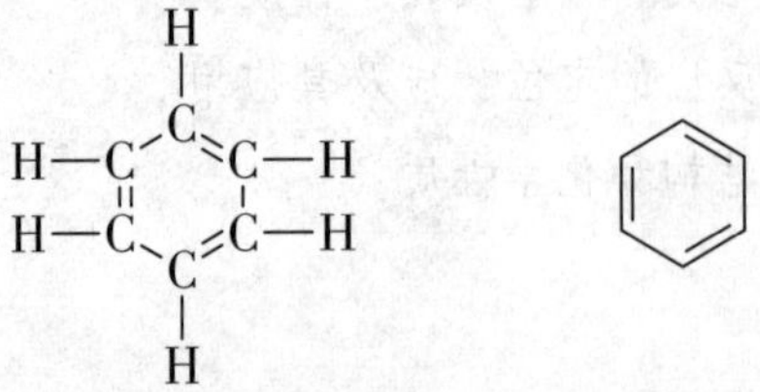

凯库勒式能解释苯的一些性质，但有些性质仍不能用此结构式来解释，比如苯的邻位二元取代产物只有一种（按照结构式判断应该有两种Ⅰ和Ⅱ）；苯环的化学性质十分稳定，碳碳双键不易发生加成反应和氧化反应。

Ⅰ　Ⅱ

由于量子理论和共振论的发展，证明苯的结构实际是a和b的共振杂化体，碳碳之间既不是双键，也不是单键，而是一种介于单键与双键之间的一种键，六个碳碳键的键长是相同的，所以苯的结构经常用c来表示，而这也满意的弥补了凯库勒式无法解释的问题。

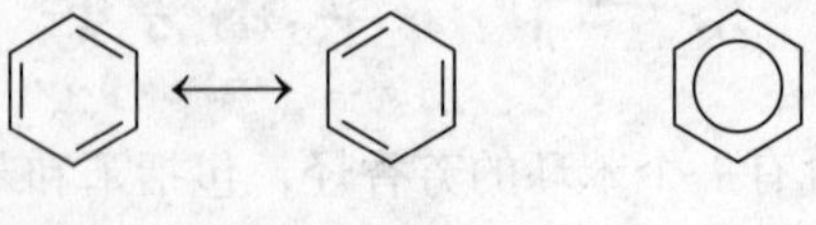

a　b　c

如今现代物理方法测定，证明苯环的确是一个平面分子，所有原子均在一个平面上，六个碳碳键键长均为0.140nm，碳氢键键长均为0.108nm，键角均为120°。

杂化轨道理论认为苯分子中的碳原子均为 sp^2 杂化，每个碳原子的三个 sp^2 杂化轨道分别与相邻的两个碳原子的 sp^2 杂化轨道和氢原子的s轨道重叠形成三个σ键。六个碳原子形成一个正六边形，所有键角均为120°。每个碳原子上还有一个未参加杂化的p轨道，这6个p轨道互相平行，且垂直于苯环所在的平面。p轨道之间彼此重叠形成一个闭合共轭大π键（图4-1），使电子云分布完全平均化，分子能量大大降低，苯环具有高度的稳定性（图4-2）。

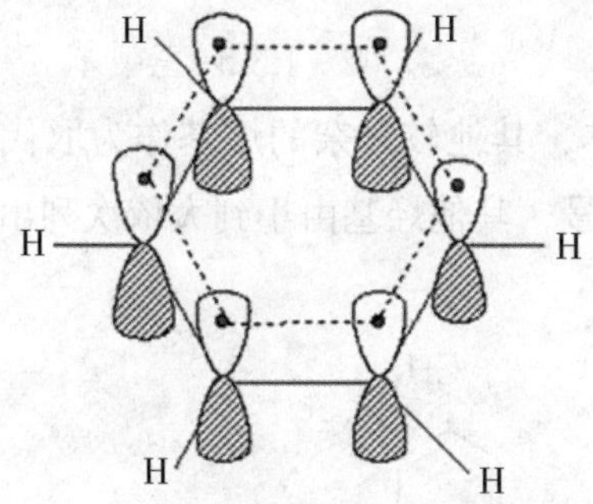

图4-1　p轨道大π键的形成

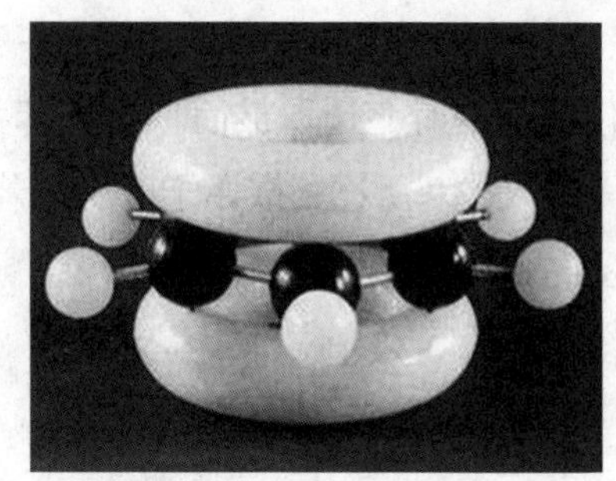

图4-2　苯的大π键电子云模型

二、单环芳烃的异构和命名

单环芳烃指分子中只含有一个苯环的芳香烃，包括苯和苯的同系物等。苯的同系物指苯环上的氢原子被烷基取代而形成的化合物，通式是 C_nH_{2n-6}（n≥6，n为正整数）。通常有一元取代、二元取代和三元取代物。

单环芳烃的命名一般以苯环作为母体，烃基作为取代基，称为“某烃基苯”。

1. 当苯环上取代基为简单的烷基时，苯的一元取代物命名为“某烷基苯”，而且只有一种结构。

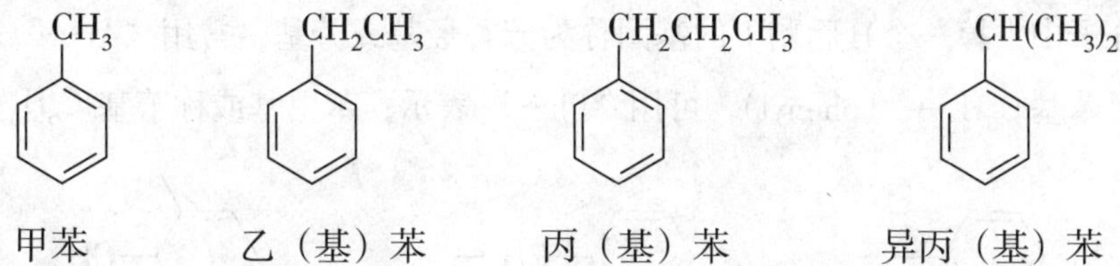

苯的二元取代物和三元取代物中，由于取代基和取代基位置的不同，单环芳烃可产生多种异构体，可以用阿拉伯数字对苯环上的碳原子依次进行编号加以区别。

若取代基相同，二元取代物可按照取代基的相对位置不同，分别用“邻”或o-、“间”或m-、“对”或p-来表示。三元取代物则可以用“连”“偏”“均”等词头表示。

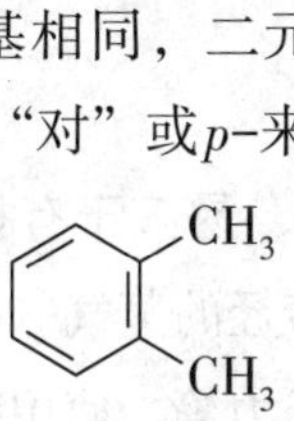

邻二甲苯	间二甲苯	对二甲苯
1,2-二甲苯	1,3-二甲苯	1,4-二甲苯
o-二甲苯	m-二甲苯	p-二甲苯

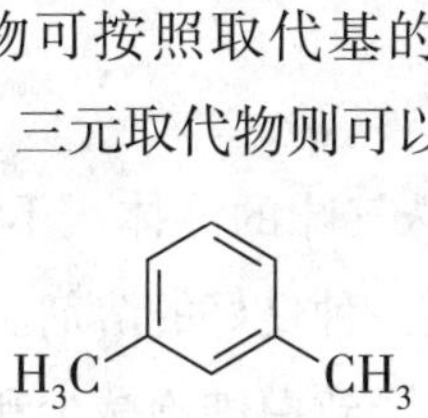

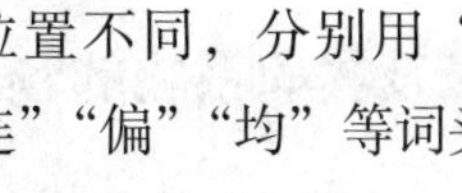

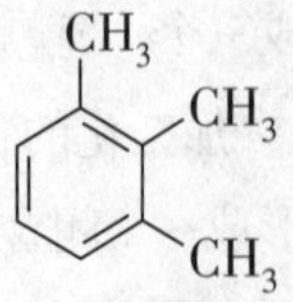

连三甲苯 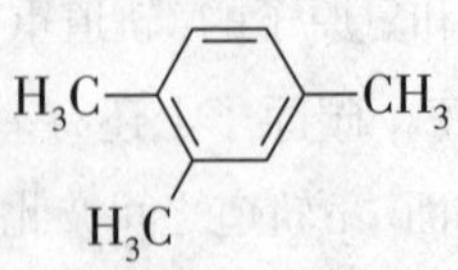 偏三甲苯 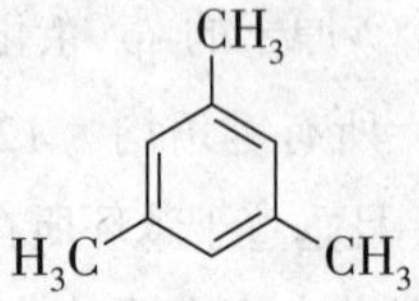 均三甲苯

1,2,3-三甲苯 1,2,4-三甲苯 1,3,5-三甲苯

若取代基不同时，选取最简单烷基苯为母体，其他较复杂的烷基作为取代基进行命名。从最简单取代基所连的碳原子开始对苯环编号，其他烃基由小到大依次列出，并保证取代基的位次和尽可能小。如：

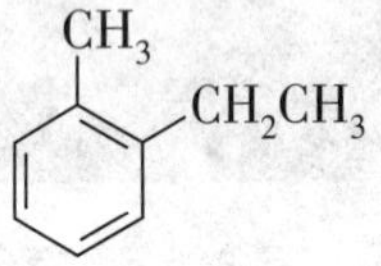

2-乙基甲苯 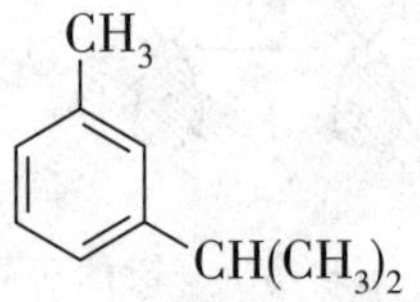 3-异丙基甲苯

2. 当苯环上取代基为烯烃或炔烃等不饱和烃基，或者是较为复杂的链状烃时，则将苯环作为取代基进行命名，命名为“苯基某”。

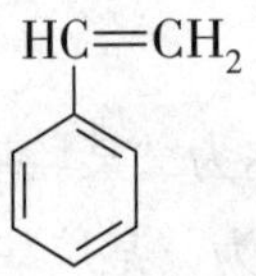

$(H_3C)_2HC—CH—CH_2CH_3$

苯乙烯 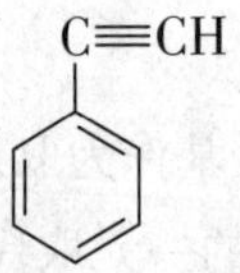 苯乙炔 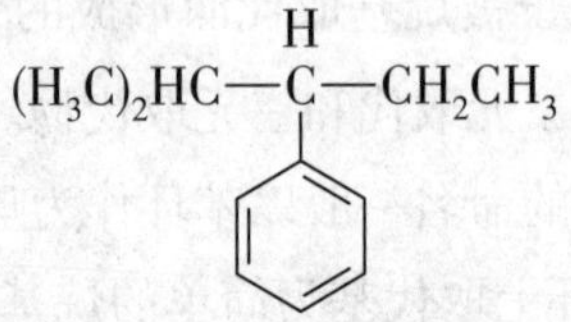 2-甲基-3-苯基戊烷

芳烃分子中去掉一个H后剩下的基团称为芳香烃基或芳基，常用“Ar—”表示。常见的芳基有：苯基 $C_6H_5—$ （phenyl），可用“Ph—”表示；苯甲基或称苄基 $C_6H_5—CH_2—$ 。

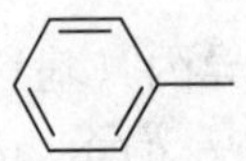

苯基 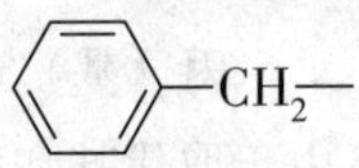 苯甲基或苄基 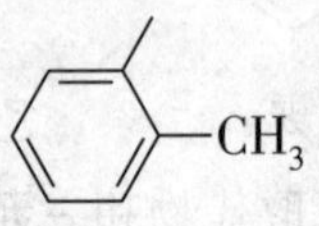 邻甲苯基

三、苯及其同系物的物理性质

苯及其同系物一般为无色、有特殊气味的液体，不溶于水，易溶于有机溶剂，如乙醚、四氯化碳、石油醚等，其本身也是一种良好的溶剂。单环芳烃的蒸气一般都有毒，能损坏造血器官和神经系统，长期接触会导致白细胞减少和头晕乏力等，使用时须注意做好防护措施。

苯及其同系物都比水轻，沸点随分子量升高而升高。熔点除与分子量大小有关外，还与结构有关，通常对称性较好的分子熔点较高，溶解度也较小。常见的苯及其同系物的物理性质，见表4-1。

表4-1　常见苯及其同系物的物理性质

化合物	熔点（℃）	沸点（℃）	相对密度（d^{20}）
苯	5.5	80.1	0.879
甲苯	−95	110.6	0.867
邻二甲苯	−25.5	144.4	0.88
间二甲苯	−47.9	139.2	0.864
对二甲苯	13.2	138.4	0.861
乙苯	−95	136.2	0.867
正丙苯	−99.6	159.2	0.862
异丙苯	−96	152.4	0.862
苯乙烯	−33	145.8	0.906

四、苯及其同系物的化学性质

物质的结构决定性质，苯及其同系物都含有苯环，由于苯环结构的特殊性，使得苯及其同系物都表现出独特的化学性质。苯环的化学性质较为稳定，不易发生加成反应和氧化反应，易发生取代反应。这些性质被称为芳香族化合物的“芳香性”。

（一）亲电取代反应

亲电取代反应是苯环的特征反应，由于苯环的平面上下方堆积着π电子云，电子云密度较高，易接受缺电子基团的进攻，使苯环上的氢原子被其他基团取代，发生亲电取代反应，生成取代苯及同系物。

1. 卤代反应　苯与卤素（常用氯、溴）在铁或三卤化铁等催化剂存在下发生反应，苯环上的氢原子被卤素（氯原子、溴原子）取代，生成卤苯（氯苯和溴苯）。

$$C_6H_6 + Cl_2 \xrightarrow[\text{或}FeCl_3]{Fe} C_6H_5Cl + HCl$$

$$C_6H_6 + Br_2 \xrightarrow[\text{或}FeBr_3]{Fe} C_6H_5Br + HBr$$

不同的卤素反应速率快慢：氟>氯>溴>碘。由于氟太活泼，不易控制，而碘反应太慢，且反应不完全，故通常苯的卤代反应指的是氯代和溴代反应。无催化剂时，该反应不发生，在催化剂存在下，溴或氯单质首先形成 Br^+ 或 Cl^+，然后 Br^+ 或 Cl^+ 进攻苯环，使苯环失去一个质子生成溴苯或氯苯。

苯的同系物烷基苯在相同条件下比苯环容易发生取代反应，生成邻位和对位的取代产物。但在光照或高温条件下，烷基苯与氯气或溴单质反应时，由于受到苯环电子云结构的影响，其α-碳原子上的氢（α-氢）比较活泼，易被卤素取代，所以取代发生在侧链上而不是苯环上。

$$C_6H_5CH_3 + Cl_2 \xrightarrow{h\nu\text{或加热}} C_6H_5CH_2Cl + HCl$$

$$C_6H_5CH_2CH_3 + Br_2 \xrightarrow{h\nu\text{或加热}} C_6H_5CHBrCH_3 + HBr$$

2. 硝化反应 浓硝酸与浓硫酸的混合物（俗称混酸）与苯反应，苯环上的氢被硝基取代生成硝基苯，称为硝化反应。反应中浓硫酸与浓硝酸共同作用生成 NO_2^+， NO_2^+ 作为亲电试剂进攻苯环，取代苯环上的氢原子生成硝基苯。烷基苯比苯更容易发生硝化反应，生成邻位和对位取代产物。

$$C_6H_6 + HNO_3\text{（浓）} \xrightarrow[55\sim60℃]{H_2SO_4\text{（浓）}} C_6H_5NO_2 + H_2O$$

$$C_6H_5CH_3 + HNO_3\text{（浓）} \xrightarrow{H_2SO_4\text{（浓）}} o\text{-}CH_3C_6H_4NO_2 + p\text{-}CH_3C_6H_4NO_2 + H_2O$$

3. 磺化反应 苯与浓硫酸或发烟硫酸反应生成苯磺酸，该反应为磺化反应，浓硫酸或发烟硫酸称为磺化试剂。磺化反应是可逆的。烷基苯的磺化反应也比苯容易，但由于空间位阻的影响，甲苯的磺化反应主要生成对位产物。

$$C_6H_6 + H_2SO_4\text{（浓）} \rightleftharpoons C_6H_5SO_3H + H_2O$$

$$\text{C}_6\text{H}_5\text{CH}_3 + H_2SO_4(\text{浓}) \rightleftharpoons p\text{-}CH_3C_6H_4SO_3H + H_2O$$

4. 傅-克反应 在无水 $AlCl_3$ 等催化剂作用下，苯与烷基化试剂或酰基化试剂反应，使苯环上的氢原子被烷基或酰基取代生成烷基苯或芳香酮的反应，称为傅-克（Friedel-Crafts）反应。烷基化试剂通常为卤代烃、烯烃和醇，酰基化试剂通常用酰卤和酸酐。烷基苯的傅-克反应也比苯容易，经常发生在烷基的邻位和对位。

$$C_6H_6 + RCl \xrightarrow{\text{无水}AlCl_3} C_6H_5R + HCl$$

$$C_6H_6 + R-\overset{O}{\overset{\|}{C}}-Cl \xrightarrow{\text{无水}AlCl_3} C_6H_5-\overset{O}{\overset{\|}{C}}-R + HCl$$

（二）加成反应

苯环一般不易发生加成反应，但在合适的条件下也能发生反应。比如在Ni、Pt、Pd等催化剂存在下，在较高的温度和压力下，苯环能与 H_2 发生催化氢化生成环己烷。在紫外光照下，苯环能与氯或溴发生加成生成六氯或六溴环己烷。

$$C_6H_6 + 3H_2 \xrightarrow[180\sim250℃]{\text{Ni加压}} C_6H_{12}$$

$$C_6H_6 + 3Cl_2 \xrightarrow{\text{紫外线}} C_6H_6Cl_6$$

（三）氧化反应

苯环很难被氧化开环。但在高温、催化剂存在的特殊条件下苯环能被空气氧化，生成顺丁烯二酸酐。

$$C_6H_6 + O_2 \xrightarrow[400\sim450℃]{V_2O_5} \text{顺丁烯二酸酐}$$

苯环的侧链比苯环容易被氧化，无论侧链长短，只要α-碳原子上有氢原子，侧链都能被氧化成羧基。这是由于α-碳原子上的氢（α-H）受苯环的影响比较活泼，因此易被氧化。没有α-H的烷基苯则不易被氧化。

$$C_6H_5CH_2CH_3 \xrightarrow[H^+]{KMnO_4} C_6H_5COOH$$

$$C_6H_5CH_3 \xrightarrow[H^+]{KMnO_4} C_6H_5COOH$$

$$\text{1-}CH_3\text{-2-}C_2H_5\text{-4-}C(CH_3)_3C_6H_3 \xrightarrow[H^+]{KMnO_4} \text{1,2-}(COOH)_2\text{-4-}C(CH_3)_3C_6H_3$$

五、苯环亲电取代的定位效应及其应用

（一）定位规则

苯环上已有的取代基不仅影响另一个取代基进入苯环的难易，而且还影响其进入苯环的位置，这种效应称为苯环上亲电取代反应的定位效应，苯环上已有的取代基称为定位基。根据定位效应，定位基可分为邻、对位定位基和间位定位基两类。

1. 邻、对位定位基　这类定位基能使苯环活化，即定位基的存在使苯环比没有定位基时更容易发生亲电取代反应（卤素除外）。邻、对位定位基使第二个取代基主要进入定位基的邻位和对位。常见的邻、对位定位基如下：

（1）$—NR_2$，—NHR，$—NH_2$，—OH等具有强烈致活作用的基团。

（2）—OR，—NHCOR等具有中等致活作用的基团。

（3）$—CH_3$，—R，—Ar等具有较弱致活作用的基团。

（4）—X（Cl、Br、I）等致钝基团。

这类基团共同的结构特征：与苯环相连的原子均以单键与其他原子相连，与苯环直接相连的原子大多带有未共用电子对。

2. 间位定位基　这类定位基能使苯环钝化，即定位基的存在使苯环比没有定位基时更难发生亲电取代反应。间位定位基使第二个取代基主要进入定位基的间位。常见的间位定位基有：$—NR_3^+$，$—NO_2$，—CN，$—SO_3H$，—COOH（R），—CHO等。

这类基团结构特点：与苯环直接相连的原子带正电荷，或以重键与电负性较强的原子相连接。

（二）定位规则的理论解释

苯环上的取代反应是亲电取代反应。凡能使苯环上电子云密度增加的基团，能导致苯环活化，提高反应活性；反之，使环上电子云密度降低的基团，能导致苯环钝化，降低反应活性。苯环上没有取代基时，环上六个碳原子的电子云密度是均等的；但当苯环上有取代基时，由于取代基的电子效应沿着苯环共轭体系传递，导致环上六个碳原子的电子云密度不再均等，出现疏密交替分布现象。第二个取代基更容易进入苯环上电子云密度相对较大的部位，从而使这些碳原子上的取代物占据多数。

1. 邻、对位定位基　甲基或其他烷基具有供电子的诱导效应（+I），是给电子基；此外，甲基的C－H键的σ电子可与苯环的π电子发生σ-π超共轭效应（+C）。两种效应的结果使苯环上的电子云密度增大，特别是甲基的邻、对位增加的更多。因此，甲苯比苯易发生亲电取代反应，而且主要发生在邻、对位上。

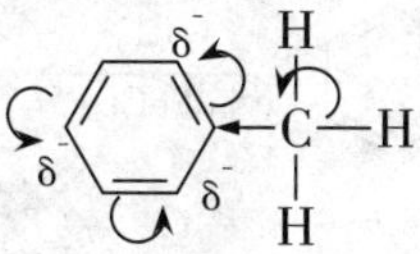

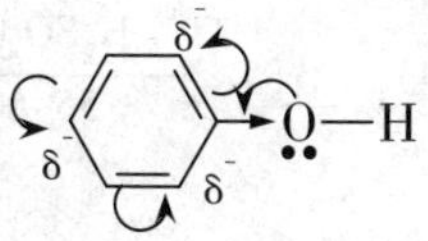

酚羟基（—OH）中氧的电负性大于碳，存在吸电子的诱导效应（-I），但氧上的未共用电子对可与苯环上的π电子产生给电子的p-π共轭效应（+C）。在化学反应时，动态的共轭效应占主导地位，总的结果是使苯环上电子云密度增加，且酚羟基的邻、对位增加的较多。所以，苯酚的亲电取代反应比苯容易进行，且第二个取代基主要进入酚羟基的邻、对位。

氯原子的电负性较大，是吸电子基，存在吸电子的诱导效应（-I）。但同时，氯原子的未共用电子对，同样可以与苯环上的π电子产生给电子的p-π共轭效应（+C）。但是氯原子的共轭效应不足以抵消吸电子诱导效应，结果使苯环上电子云密度降低，使苯环钝化，且氯原子的间位电子云密度降低较多，邻、对位降低的较少。所以，卤素也是邻、对位定位基，但卤代苯比苯难发生亲电取代反应。

2. 间位定位基　$—NO_2$，—CN，$—SO_3H$，—COOH（R）等基团为吸电子基团（-I），而且能与苯环发生π-π共轭（-C），使电子向取代基上电负性较高的原子转移，结果使苯环的电子云密度降低，苯环钝化，其中定位基的邻、对位降低较多，间位降低较少，所以表现为间位定位作用。

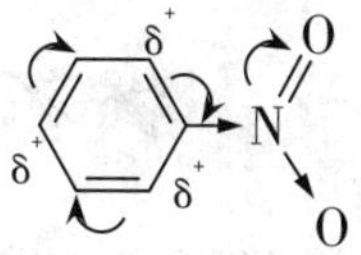

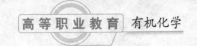

（三）定位规则的应用

定位规则在有机合成中起到非常重要的作用，既可以预测取代苯的亲电取代反应的主要产物，还可用来帮助选择合适的合成路线。

当苯环上已有两个基团时，引入第三个基团的位置由前两个基团的定位性质共同决定。如果原有的两个基团是同一类定位基，则第三个基团引入的位置主要由较强活性的定位基团决定。如果原有的两个基团不是同一类定位基团，则第三个基团引入的位置主要受邻、对位定位基控制。在考虑定位基性质的同时，有时还要考虑空间位阻对引入位置的影响。

在多取代苯的衍生物的合成设计中，可以利用定位规则，制定合理的合成路线。例如：由苯合成间硝基氯苯，由于氯原子是邻、对位定位基，硝基是间位定位基，所以可选择先引入硝基，再引入氯原子。

$$\text{C}_6\text{H}_6 + HNO_3（浓）\xrightarrow[55\sim60℃]{H_2SO_4（浓）} \text{C}_6\text{H}_5NO_2 \xrightarrow[FeCl_3]{Cl_2} \text{间-}ClC_6H_4NO_2$$

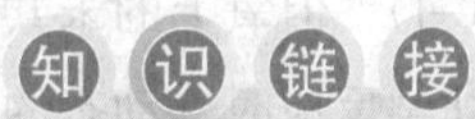

苯环结构的发现

苯是在1825年由英国科学家法拉第第一次从生产煤气的副产物中分离出来，1834年，德国科学家米希尔里希命名为苯。苯的分子量和分子式确定之后，科学家们都纷纷绞尽脑汁推测苯的结构，1865年凯库勒正式提出了苯的凯库勒式结构。

关于凯库勒悟出苯分子的环状结构的经过，一直是化学史上的一个趣闻。1890年，在庆祝凯库勒发现苯环结构25周年的大会上，据凯库勒自己说这来自于一个梦。一天夜晚，他在书房中打起了瞌睡，眼前又出现了旋转的碳原子。碳原子的长链像蛇一样盘绕卷曲，忽见一蛇抓住了自己的尾巴，并旋转不停。他像触电般地猛醒过来，并花了一夜的时间，做出了苯环结构的假想。对此，凯库勒说："我们应该会做梦！……"

第二节　稠环芳烃

稠环芳烃指的是两个或多个苯环共用两个邻位碳原子的化合物。其中具有代表性的主要有萘、蒽、菲等，它们是合成染料、药物的重要原料，主要从煤焦油中提取。

一、萘、蒽和菲

（一）萘

萘的分子式 $C_{10}H_8$，由两个苯环并在一起共用一对相邻的碳原子稠合而成。其结构与苯环相似，碳原子以 sp^2 轨道杂化，分别与相邻的碳、氢原子以σ键相连。碳原子与氢原子均在同一个平面内，碳原子剩余的p轨道互相平行且垂直于环平面，它们互相重叠形成大π键。与苯环不同的是，萘分子中各个碳原子周围的电子云分布不均等，碳碳键长也不尽相同，因此其环的稳定性不如苯。

萘分子中碳原子编号如其结构式中所示，其中1、4、5、8位是等同的，又称为α位，2、3、6、7位是等同的，又称为β位。其中α位碳原子的电子云密度比β位碳原子电子云密度高，因此萘的亲电取代反应主要发生在α位。

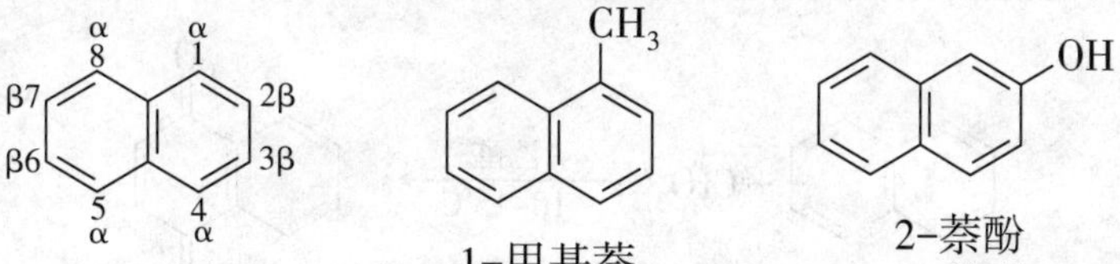

α8 α1 β7 2β β6 3β 5α 4α

萘　　1-甲基萘 α-甲基萘　　2-萘酚 β-萘酚

萘是有光泽的白色片状晶体，熔点80.5℃，沸点218℃，不溶于水，易溶于乙醇、乙醚和苯等有机溶剂。萘挥发性大，易升华，有特殊气味，具有驱虫防蛀作用。萘可能有致癌作用，在工业上主要用于合成染料、农药等。萘的来源主要是煤焦油和石油。

萘具有芳香性，但稳定性比苯低，化学性质比苯活泼，亲电取代、加成和氧化都比苯容易。

1. 亲电取代反应

（1）卤代反应　萘与溴在四氯化碳溶剂中回流即可得到α-溴萘。

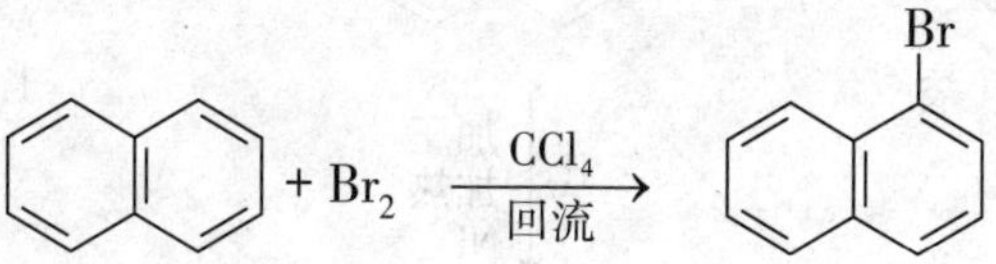

$$\text{萘} + Br_2 \xrightarrow[\text{回流}]{CCl_4} \text{α-溴萘}$$

（2）硝化反应　萘与浓硝酸、浓硫酸的混合酸在常温下即可发生硝化反应，生成α-硝基萘。

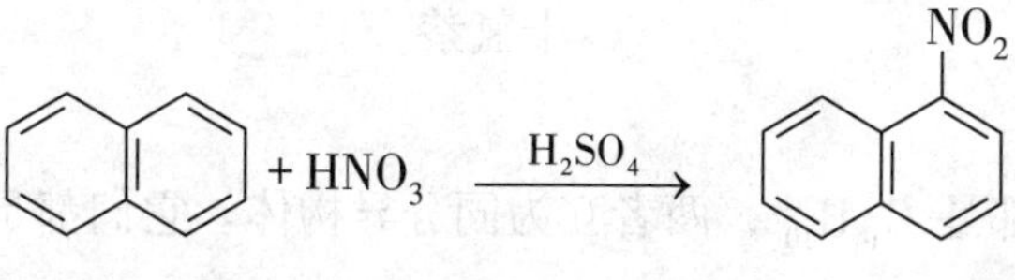

$$\text{萘} + HNO_3 \xrightarrow{H_2SO_4} \text{α-硝基萘}$$

（3）磺化反应　萘与浓硫酸反应，在较低温度下，由于α-位比较活泼，反应较快生成α-萘磺酸。但由于磺酸基基团体积较大，空间位阻大，所以在高温下可以转化为更为稳定的β-萘磺酸。

$$\text{萘} + H_2SO_4 \xrightarrow{65℃} \alpha\text{-萘磺酸}(SO_3H) \xrightarrow{160℃} \beta\text{-萘磺酸}(SO_3H)$$

$$\text{萘} + H_2SO_4 \xrightarrow{160℃} \beta\text{-萘磺酸}(SO_3H)$$

2. 氧化反应　萘比苯易被氧化，不同的氧化条件产物不同。常温下用氧化铬在醋酸溶液中萘被氧化生成萘醌。在高温下用五氧化二钒作催化剂，萘可以被空气氧化得到邻苯二甲酸酐。邻苯二甲酸酐是合成树脂、增塑剂、染料等重要的原料。

$$\text{萘} + CrO_3 \xrightarrow[10\sim15℃]{\text{乙酸}} \text{1,4-萘醌}$$

$$\text{萘} + O_2 \xrightarrow[400\sim450℃]{V_2O_5} \text{邻苯二甲酸酐}$$

3. 还原反应　萘在乙醇和金属钠作用下可被还原成1,4-二氢萘或1,2,3,4-四氢萘。在高压及Ni催化下，加氢可被还原成十氢萘。

$$\text{1,2,3,4-四氢萘} \xleftarrow[C_2H_5OH]{Na} \text{萘} \xrightarrow[C_2H_5OH]{Na} \text{1,4-二氢萘}$$

$$\text{萘} \xrightarrow[\text{加压、加热、Ni}]{H_2} \text{十氢萘}$$

1,2,3,4-四氢萘　　1,4-二氢萘　　十氢萘

（二）蒽和菲

蒽和菲的分子式都是 $C_{14}H_{10}$ ，两者互为同分异构体。它们都是由三个苯环稠合而成的，并且三个苯环都处在同一平面上。不同的是，蒽的三个苯环的中心在一条直线上，而菲的三个苯环的中心不在一条直线上。

蒽和菲均存在于煤焦油中，蒽为无色片状晶体；有蓝紫色荧光；熔点216℃，沸点340℃，不溶于水，微溶于乙醇和乙醚，易溶于热的苯中。菲也是无色片状晶体，略带荧光，熔点100℃，沸点340℃。不溶于水，易溶于苯及其同系物中。

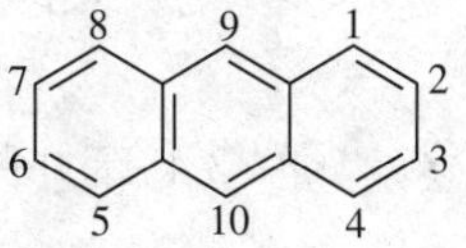

蒽 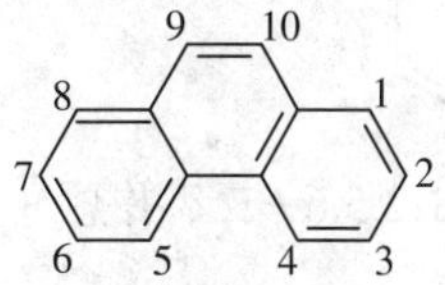　　　　菲

蒽分子中，1、4、5、8位是等同的，称为α位；2、3、6、7位是等同的，称为β位；9、10位是等同的，称为γ位。菲分子中1、8位等同；2、7位等同；3、6位等同；4、5位等同；9、10位等同。蒽、菲都具有芳香性，化学反应主要发生在9、10位上，经常被氧化成蒽醌和菲醌。

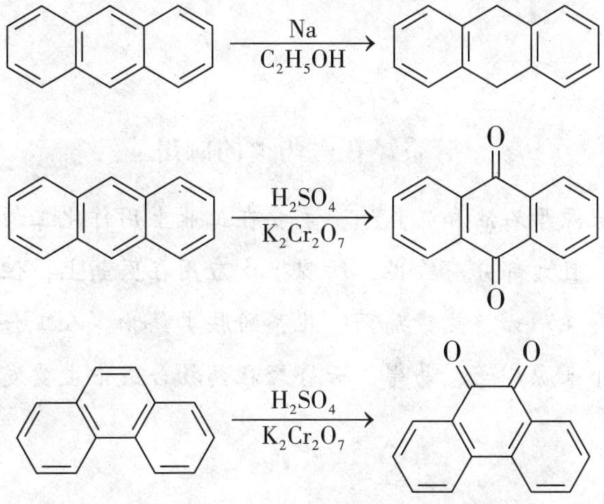

$\xrightarrow[C_2H_5OH]{Na}$

$\xrightarrow[K_2Cr_2O_7]{H_2SO_4}$

$\xrightarrow[K_2Cr_2O_7]{H_2SO_4}$

蒽醌是浅黄色晶体，不溶于水，是中药中的重要活性成分，如大黄、番泻叶等，同时蒽醌及衍生物也是工业中合成染料的重要原料。菲醌是红色晶体，有些药物分子如中药丹参中含有，另外菲醌在农业上还用作杀菌剂。

二、致癌芳烃

致癌芳烃主要指稠环芳烃中有一些具有明显的致癌作用的烃。蒽和菲不致癌，但它们的衍生物有很多有致癌作用。如苯并芘类稠环芳烃，特别是3,4-苯并芘有强烈的致癌作用。这些具有致癌作用的稠环芳烃主要来源于各种烟尘，包括煤燃烧、香烟燃烧、秸秆燃烧烟和汽油燃烧等产生的，还有在食物的焦化、烟熏、烧烤过程中也会产生。目前已知，致癌芳烃的致癌作用是由于它们的代谢产物能与DNA结合，导致DNA突变，增加致癌的可能性。

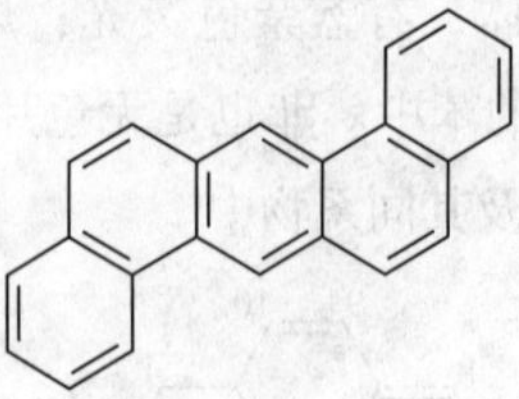

1,2,5,6-二苯并蒽

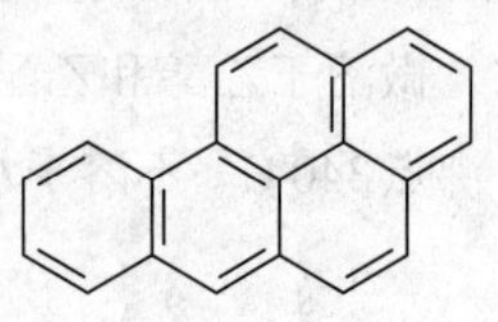

3,4-苯并芘

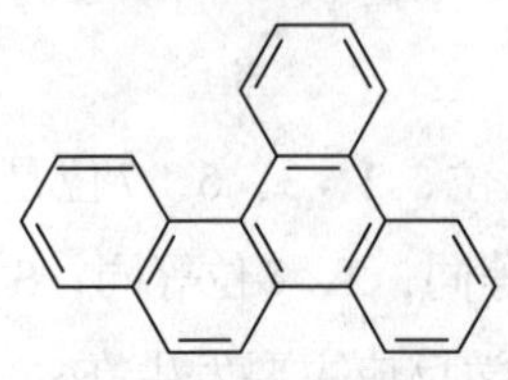

1,2,3,4-二苯并菲

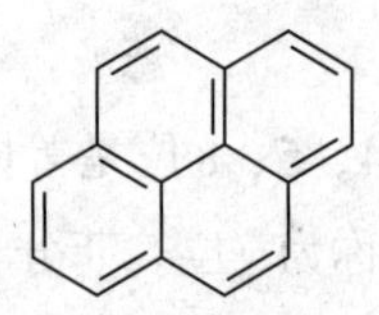

芘

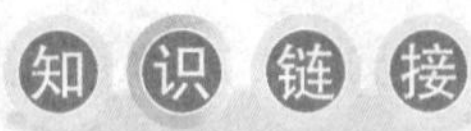

芳香烃在医药上的应用

芳香烃主要来源于石油和煤焦油，主要在工业上用作化工原料和溶剂，由于生物活性不显著，且大部分有毒性，所以很少应用在医药上，但芳香烃的衍生物在医药领域广泛存在。如解热镇痛药、儿茶酚胺类药物、人工合成抗菌药等结构中都有苯环，由于来源广泛、易得，芳香烃在药物合成中主要发挥了作为原料和中间体的作用。

扫一扫，做一做

复习思考

1. 写出下列化合物的名称或结构式

（1）CH_3、NO_2、NO_2　　（2）CH_3、CH_3

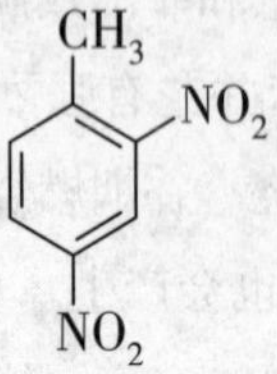

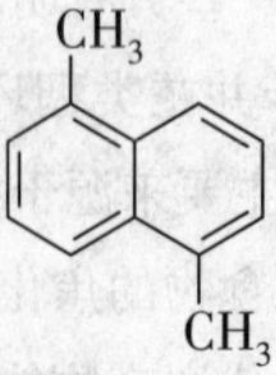

（3）邻二甲苯　　（4）间溴甲苯

2. 完成下列化学反应方程式

（1） 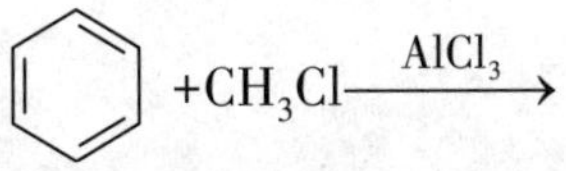 $+CH_3Cl \xrightarrow{AlCl_3}$

（2） $C(CH_3)_3$ H_3C CH_3 $\xrightarrow{KMnO_4/H^+}$

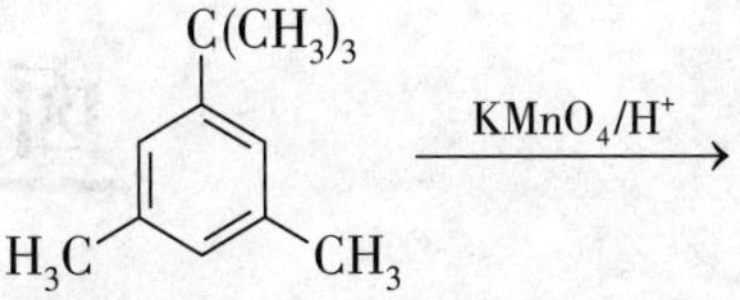

（3） CH_2CH_3 $+Cl_2$ $\xrightarrow{Fe}$ ；$\xrightarrow{光照}$

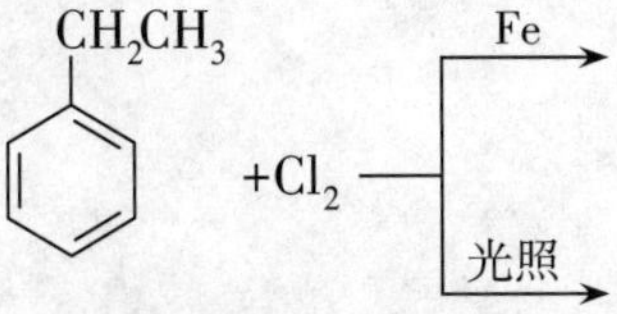

3. 用化学方法鉴别下列各组化合物

（1）苯和甲苯

（2）苯、环己烷和环己烯

4. 指出下列化合物硝化时导入硝基的位置

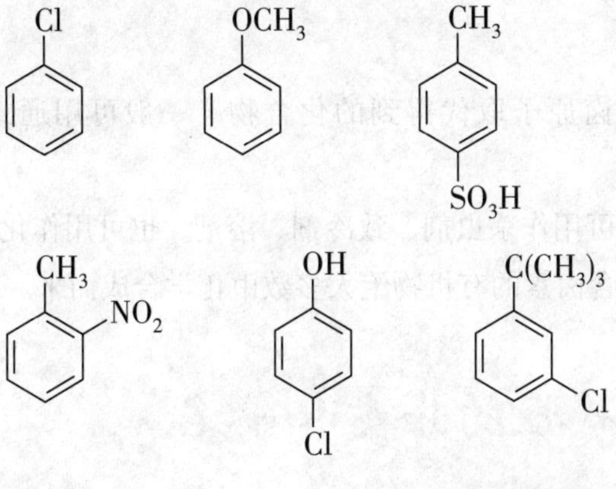

Cl　　OCH_3　　CH_3 / SO_3H

CH_3 / NO_2　　OH / Cl　　$C(CH_3)_3$ / Cl

扫一扫，看课件

第五章 卤代烃

【学习目标】

1. 掌握卤代烃的定义、分类、命名及化学性质。
2. 熟悉扎依采夫（Saytzeff）规则；卤代烃中卤原子的反应活性。
3. 了解卤代烃在医药学领域的应用。

卤代烃是指烃分子中的氢原子被卤原子取代得到的化合物。一般可用通式R—X（X=F、Cl、Br、I）表示。

卤代烃是一类重要的有机化合物，可用作杀虫剂、致冷剂、溶剂，也可用作化学和药物合成的重要中间体、塑料的原料等。含卤素的有机物绝大多数由化学合成而来。

第一节 卤代烃的分类和命名

一、卤代烃的分类

根据烃基的不同，卤代烃可分为饱和卤代烃、不饱和卤代烃和芳香族卤代烃等。如：

$R-CH_2-X$	$R-CH=CH-X$	C_6H_5-X
卤代烷 （饱和卤代烃）	卤代烯烃 （不饱和卤代烃）	苯型卤代烃 （芳香卤代烃）

根据分子中所含卤原子数目的不同，可分为一卤代烃、二卤代烃和多卤代烃。如：

CH_3Cl 一卤代烃　　CH_2Cl_2 二卤代烃　　$CHCl_3$ 三卤代烃

根据卤原子连接的饱和碳原子的种类不同，可分为伯卤代烃（1°卤代烃）、仲卤代烃（2°卤代烃）和叔卤代烃（3°卤代烃）。如：

$R-CH_2-X$ 伯卤代烃（1°卤代烃）

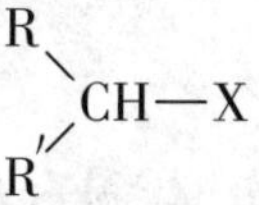

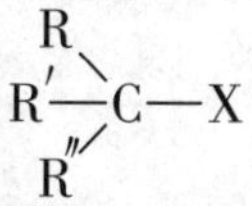

$(R)(R')CH-X$ 仲卤代烃（2°卤代烃）

$(R)(R')(R'')C-X$ 叔卤代烃（3°卤代烃）

此外，根据卤代烃分子中卤原子的不同，可分为氯代烃、溴代烃和碘代烃。

二、卤代烃的命名

（一）普通命名法

对于简单的卤代烃，可用普通命名法命名，即按与卤原子相连的烃基来命名，称为卤某烃，或某基卤。如：

CH_3Br 溴甲烷（甲基溴）

$CH_2{=}CH-CH_2-Br$ 烯丙基溴

$C_6H_5-CH_2-Br$ 苄基溴（溴苄）

$CH_2{=}CH-Cl$ 氯乙烯

（二）系统命名法

对于较复杂的卤代烃采用系统命名法，以相应的烃为母体，将卤原子当作取代基，命名的基本原则与烃类似。选择连有卤原子的碳在内的最长的碳链作主链，编号则采用位次和最小原则。取代基的位次和名称按“次序规则”优先基团在后的原则排列在烃名称前面。如：

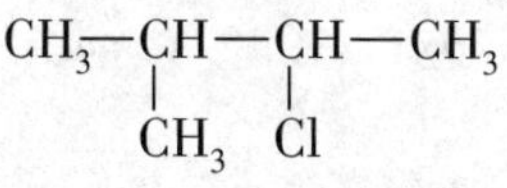

$CH_3-CH(CH_3)-CH(Cl)-CH_3$ 2-甲基-3-氯丁烷

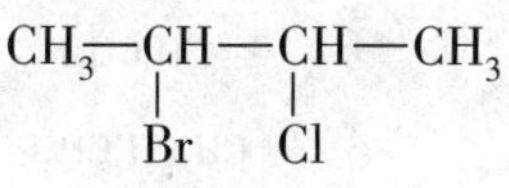

$CH_3-CH(Br)-CH(Cl)-CH_3$ 2-氯-3-溴丁烷

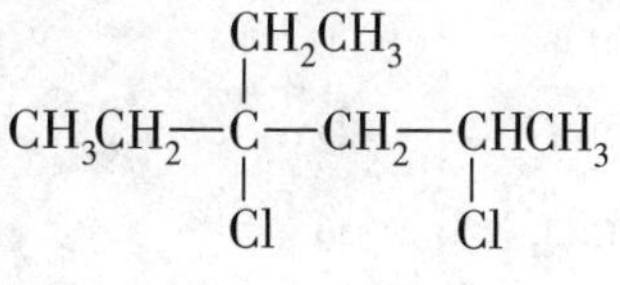

$CH_3CH_2-C(CH_2CH_3)(Cl)-CH_2-CH(Cl)CH_3$ 4-乙基-2,4-二氯己烷

不饱和卤代烃应选含有不饱和键和连有卤原子的碳在内的最长的碳链作主链，编号时，使不饱和键的位次最小。如：

$CH_2{=}CH-CH_2-Cl$ 3-氯-1-丙烯（烯丙基氯）

$CH_2{=}CH-CH_2-CH_2Br$ 4-溴-1-丁烯

芳香族氯代烃一般以芳烃为母体，卤原子作为取代基。如：

溴苯　　2-溴甲苯

有些卤代烃还有常用的俗名：如 $CHCl_3$ 称氯仿、 CHI_3 称碘仿等。

第二节　卤代烃的物理性质

室温下，除少数低级卤代烃（如：氯甲烷、氯乙烷、溴甲烷等）为气体，一卤代烃多为液体，而15个碳以上的高级卤代烃为固体。烃基相同而卤原子不同的卤代烃，其沸点随卤素的原子序数增加而升高；同系列卤代烃随碳链增长而沸点升高。同分异构体中一般也是直链卤代烃沸点较高，支链越多沸点越低。

除了一氯代烷的密度小于1，溴代烷、碘代烷和多卤代烃的密度都大于1，卤代芳烃的密度大于1。

卤代烃难溶于水，可溶于醇、醚、烃等有机溶剂。氯仿、四氯化碳等卤代烃本身就是常用的有机溶剂。

多数卤代烃有毒，且易累积，并可能致癌，使用时应注意防护。

常见卤代烷的物理常数见表5-1。

表5-1　常见卤代烷的物理常数

化合物	沸点（℃）	密度（g/cm^3）	化合物	沸点（℃）	密度（g/cm^3）
CH_3F	-78	—	CH_3CH_2F	-38	—
CH_3Cl	-24	0.93	CH_3CH_2Cl	12	0.90
CH_3Br	4	1.73	CH_3CH_2Br	38	1.42
CH_3I	42	2.28	CH_3CH_2I	72	1.94
CH_2Cl_2	40	1.34	$CH_3CH_2CH_2F$	3	—
$CHCl_3$	61	1.50	$CH_3CH_2CH_2Cl$	47	0.89
CCl_4	77	1.60	$CH_3CH_2CH_2Br$	71	1.35

第三节　卤代烃的化学性质

卤代烃的化学性质比较活泼。由于卤素原子的电负性较大，与碳原子形成共价键时，共用电子对偏向于卤原子，使C—X键具有极性，容易发生异裂，所以易发生一系列化学反应。

$$\overset{\delta^+}{C}-\overset{\delta^-}{X}$$

一、卤代烃的亲核取代反应

卤代烃分子中的碳卤键卤原子容易被带负电荷的离子（OH^-、CN^-、RO^-、ONO_2^-）或具有未共用电子对的分子（$\ddot{N}H_3$、$R\ddot{N}H_2$）等进攻导致共价键的断裂，从而发生取代反应。这种带有负电荷或未共用电子对的试剂，称为亲核试剂，常用 Nu^- 表示。由亲核试剂进攻带部分正电荷的碳原子而引起的取代反应称为亲核取代反应，用 S_N 表示。亲核取代反应可用通式表示如下：

$$\underset{\text{卤代烃}}{R-\overset{\delta^+}{C}H_2-\overset{\delta^-}{X}} + \underset{\text{亲核试剂}}{Nu^-} \longrightarrow \underset{\text{产物}}{R-CH_2-Nu} + \underset{\text{离去基}}{X^-}$$

卤代烃与许多亲核试剂作用，可得到不同的取代产物。

（一）亲核取代反应

1. 被羟基取代　卤代烷与氢氧化钠或氢氧化钾的水溶液共热，则卤原子被羟基（—OH）取代生成醇。这个反应又称卤代烃的碱性水解。如：

$$CH_3CH_2-Cl \xrightarrow[\triangle]{KOH/H_2O} CH_3CH_2-OH+KCl$$

2. 与醇钠作用　卤代烷与醇钠在加热条件下生成醚。如：

$$CH_3CH_2Cl+\underset{\text{甲醇钠}}{CH_3ONa} \xrightarrow[\triangle]{} \underset{\text{甲乙醚}}{CH_3CH_2OCH_3}+NaCl$$

3. 被氰基取代　卤代烷与氰化钾（钠）在乙醇溶液中回流，则生成腈。如：

$$(CH_3)_2CH-I+NaCN \xrightarrow[\triangle]{\text{乙醇}} (CH_3)_2CH-CN+NaI$$

产物比原来的卤代烷分子增加了一个碳原子，这在有机合成中，是增长碳链的方法之一。腈在酸性条件下水解，可得羧酸。例如：

$$CH_3I+NaCN \longrightarrow CH_3CN \xrightarrow[\triangle]{H_2O/H^+} CH_3COOH$$

但氰化物有剧毒，使用时必须特别注意。

4. 被氨基取代　卤代烷和氨在乙醇溶液中加热加压，卤原子被氨基取代生成胺。如：

$$CH_3CH_2CH_2Cl+NH_3 \xrightarrow[\text{加热加压}]{\text{乙醇}} \underset{\text{丙胺}}{CH_3CH_2CH_2NH_2}+HCl$$

5. 与硝酸银的反应　卤代烷和硝酸银的醇溶液反应，生成硝酸酯和卤化银沉淀。各种卤代烷与硝酸银的反应活性不同：叔卤代烷（3°）＞仲卤代烷（2°）＞伯卤代烷（1°），因此可用此反应鉴别各类卤代烷。如：

$$(CH_3)_3C—Br+AgNO_3 \xrightarrow{\text{醇}} (CH_3)_3C—O—NO_2+AgBr\downarrow$$

硝酸酯　　溴化银

（二）亲核取代反应历程

1937年英国伦敦大学休斯（Hughes）和英果尔德（Ingold）教授通过对卤代烃水解反应进行系统的研究发现，卤代烷的水解反应是按两种不同的反应历程进行的。即单分子亲核取代反应（S_N1）和双分子亲核取代反应（S_N2）历程。

1. 单分子亲核取代反应（S_N1）机制　实验证明，叔卤代烷在碱性溶液中水解反应的历程为S_N1，反应分两步进行。例如叔丁基溴的水解反应历程为：

第一步：叔丁基溴的碳溴键发生异裂，生成叔丁基碳正离子和溴负离子，这一步的反应速率较慢。

$$(CH_3)_3C—Br \xrightarrow{\text{慢}} (CH_3)_3C^+ + Br^-$$

叔丁基碳正离子（活性中间体）

第二步：生成的叔丁基碳正离子很快地与亲核试剂（OH—）结合生成叔丁醇。

$$(CH_3)_3C^+ + OH^- \xrightarrow{\text{快}} (CH_3)_3C—OH$$

叔丁醇

该反应在动力学上属于一级反应，决定整个反应速度的是第一步。叔丁基溴在碱性溶液中的水解反应速率仅与叔丁基溴的浓度有关，而与亲核试剂（OH^-）的浓度无关。其反应速率的表达式为：$\upsilon = k[(CH_3)_3CBr]$，其中$k$为速率常数。故称单分子亲核取代反应。

S_N1反应历程的特点为：①单分子反应，反应速率仅与卤代烷的浓度有关，而与亲核试剂的浓度无关；②反应是分步进行的；③决定反应速率的第一步中有碳正离子活性中间体生成。

2. 双分子亲核取代反应（S_N2）　实验证明，溴甲烷的碱性水解反应的历程为S_N2，反应一步完成。

$$CH_3Br+OH^- \longrightarrow CH_3OH+Br^-$$

溴甲烷在碱性溶液中的反应速率不仅与卤代烷$[CH_3Br]$的浓度成正比，也与碱$[OH^-]$的浓度成正比，在反应动力学上为二级反应。该反应的速率表达式为：$\upsilon = k[CH_3Br][OH^-]$，所以称为双分子亲核取代反应。

在该反应过程中，亲核试剂OH^-从溴的背面进攻α-C原子形成一个过渡状态。C—O

键逐渐形成，C—Br键逐渐变弱：

$$HO^- + H_3C—Br \longrightarrow \left[\overset{\delta^-}{HO}\cdots CH_3 \cdots \overset{\delta^-}{Br} \right] \longrightarrow HO—CH_3 + Br^-$$

过渡态

S_N2 反应历程的特点是：①双分子反应，反应速率与卤代烷及亲核试剂的浓度均有关；②旧键的断裂与新键的形成同时进行，反应一步完成。

（三）影响亲核取代反应的因素

卤代烃的亲核取代反应是按 S_N1 历程还是按 S_N2 历程进行，与卤代烃分子中烃基的结构、亲核试剂的性质和浓度、卤原子的种类以及溶剂的极性等因素有关。

1. 烃基结构的影响 S_N1 历程的反应是分两步完成的，整个反应速率取决于第一步碳正离子的生成。碳正离子越稳定，越有利于 S_N1 历程的进行。烃基有斥电子诱导效应，有利于正电荷的分散，故碳正离子的稳定性顺序为：

$$(3°) \; —\overset{+}{C}< \; > \; (2°) \; >\overset{+}{C}H \; > \; (1°) \; —\overset{+}{C}H_2 \; > \; \overset{+}{C}H_3$$

因此，卤代烃 S_N1 反应活性的顺序是：

$$R_3C—X \; > \; R_2CH—X \; > \; RCH_2X \; > \; CH_3—X$$

即：叔卤代烷 > 仲卤代烷 > 伯卤代烷 > 卤甲烷

S_N2 反应是由亲核试剂从离去基团（卤原子）的背面进攻带部分正电荷的α-C原子形成过渡态而完成的反应。如果α-C原子连有的烃基越多、越大，亲核试剂受到的空间位阻就越大，反应越难按 S_N2 历程进行。因此，卤代烃 S_N2 反应活性与卤代烃 S_N1 反应活性的顺序正好相反：

即：卤甲烷 > 伯卤代烷 > 仲卤代烷 > 叔卤代烷

2. 离去基团（卤素）的影响 在卤代烃亲核取代反应中，卤负离子为离去基团。离去基团越容易离去，亲核反应越容易进行。无论是进行 S_N1 反应还是 S_N2 反应历程，离去基团的影响一样。烷基相同时，卤代烃反应活性的顺序是：

$$R—I \; > \; R—Br \; > \; R—Cl$$

即：碘代烃 > 溴代烃 > 氯代烃

这是由于在卤素中碘的原子半径较大，C—I 键间电子云重叠程度差，C—I 键较弱，且碘的可极化性较大，易受外界影响。

3. 亲核试剂的影响 一般地说，亲核试剂对 S_N1 反应速率影响不大；但在 S_N2 反应中，亲核试剂的亲核能力越强，浓度越大，应越有利于 S_N2 反应历程。

4. 溶剂极性的影响　溶剂的极性越强，越有利于进行S_N1历程反应；溶剂的极性越弱，越有利于进行S_N2历程反应。因为极性溶剂有利于S_N1历程中碳正离子活性中间体的稳定，而不利于S_N2历程中过渡态的形成。

溶剂对卤代烃亲核取代反应历程的影响可以归纳如下：

在强极性溶剂中，伯、仲、叔卤代烃易按S_N1历程进行，反应活性顺序为：

叔卤代烷 > 仲卤代烷 > 伯卤代烷

在极性很弱的非质子溶剂中，卤代烃易按S_N2历程进行，反应活性顺序为：

伯卤代烷 > 仲卤代烷 > 叔卤代烷

在极性较小的溶剂中，伯卤代烃按S_N2历程，叔卤代烃按S_N1历程，而仲卤代烃按S_N1和S_N2两种历程同时进行。

二、卤代烃的消除反应

卤代烃和氢氧化钠醇溶液共热，分子内脱去一分子的卤化氢，生成烯烃。这种分子内消去一个简单分子（如HX、H_2O）形成不饱和烃的反应称为消除反应，常用E表示。由于此种反应消除的是卤素原子和β-C上的氢，也称为β-消除反应。有机合成中可利用此反应引入碳碳不饱和键。如：

$$\underset{\text{Br}}{\overset{}{CH_3-\overset{\alpha}{CH}}}-\overset{\beta}{\underset{\text{H}}{CH_2}} \xrightarrow[\triangle]{\text{KOH/醇}} CH_3-CH=CH_2+HBr$$

（一）消除反应的取向

仲卤代烃和叔卤代烃发生消除反应时，可能生成两种以上的烯烃。如：

$$CH_3-CH_2-\underset{\text{Br}}{CH}-CH_3 \xrightarrow[\triangle]{\text{KOH/乙醇}} \begin{cases} CH_3-CH=CH-CH_3 \quad 81\% \\ \text{2-丁烯} \\ CH_3-CH_2-CH=CH_2 \quad 19\% \\ \text{1-丁烯} \end{cases}$$

从上述反应可看出，卤代烃消去一分子的卤化氢后，生成的主要产物是双键上连有烃基较多的烯烃，或者说被消去的氢原子主要由含氢较少的碳原子提供。这一规则称为扎依采夫（Saytzeff）规则。

（二）消除反应的历程

消除反应历程也有两种，即单分子消除反应（E1）和双分子消除反应历程（E2）。

1. 单分子消除反应（E1）　E1和S_N1历程相似，反应也是分两步完成的。第一步卤代烃分子中的C—X键发生异裂，生成碳正离子中间体；第二步碳正离子在碱的作用下，β-C原子上的氢原子以质子形式解离下来，形成α,β-双键，得到烯烃。如：

$$(CH_3)_3C-X \xrightarrow[-X^-]{慢} CH_3-\overset{\overset{CH_3}{|}}{\underset{\underset{CH_2-H}{|}}{C^+}} \xrightarrow{OH^- 快} CH_3-\overset{\overset{CH_3}{|}}{C}=CH_2+H_2O$$

在以上历程中，由于决定整个反应的第一步很慢，消除反应的速率只与卤代烃有关，与$[OH^-]$浓度无关，因此称为单分子消除反应历程。

2. 双分子消除反应（E2） E2和S_N2历程也很相似，反应也是一步完成的。碱试剂B^-进攻卤代烃分子中的β-氢原子，形成一个能量较高的过渡态，之后C—X和C—H键的断裂与碳碳双键的形成同时进行，生成烯烃。其反应速率与卤代烃和碱的浓度均有关，因此称为双分子消除反应。如：

$$CH_3-\overset{\overset{H}{|}}{\underset{\underset{H}{|}}{C}}-CH_2-X \xrightarrow{OH^-} \left[CH_3-\overset{\overset{H}{|}}{\underset{\underset{\overset{\delta^-}{HO}---H}{|}}{C}}\text{---}CH_2\text{---}\overset{\delta^-}{X} \right] \longrightarrow CH_3CH=CH_2+H_2O+X^-$$

过渡态

消除反应和亲核取代反应历程很相似，它们的区别在于：在亲核取代反应中，试剂进攻的是α-C原子；而在消除反应中，试剂进攻的是β-C原子上的H原子（即β-H）。因此，当卤代烃水解时，不可避免地会有消除卤化氢的副反应发生；当消除卤化氢时，也会有水解产物生成，两种反应往往同时发生，并相互竞争。

（三）影响反应历程的因素

由于反应历程受到卤代烃的结构、试剂的种类、溶剂的极性、反应温度等因素的影响，因此，有效地控制反应条件，可以较大比例地获得所需要的反应产物。

1. 卤代烃结构的影响 在反应按双分子反应历程（S_N2和E2）进行时，α-C原子和β-H原子分别是试剂攻击的目标。如α-C原子上的支链增多时，对试剂攻击α-C原子产生空间的阻碍作用，而对攻击β-H原子的影响较小。因此，对S_N2不利，却相对有利E2。

消除反应增强（E2）→

CH_3X　伯卤代烃　仲卤代烃　叔卤代烃

← 取代反应增强（S_N2）

另外，α-C原子上的支链增多，形成离子的倾向增大，按双分子反应历程（S_N2和E2）进行的速度则要降低，而按单分子反应历程（S_N1和E1）进行的速度将有所增加。

2. 试剂的影响 不同的试剂对反应进行影响不同。试剂的亲核性强，有利于取代反应；亲核性弱，有利于消除反应。试剂的碱性强，有利于消除反应；碱性弱，有利于取代反应。一般来说，强亲核性的试剂易于发生S_N2反应，强碱性的试剂，有利于E2反应。

在按单分子（S_N1和E1）反应历程进行时，反应速度决定于第一步产生正离子的离解过程。由于这个过程在 S_N1 和 E1 中完全相同，所以它们的反应速度就要由第二步正碳离子与试剂反应生成产物的速度来决定。因此，碱性弱、亲核性强的试剂有利于 S_N1；碱性强、亲核性弱的试剂有利于E1。

3. 溶剂和温度的影响　溶剂的极性对反应也有很大的影响。S_N1 和 E1 都生成碳正离子中间体，极性溶剂可以增加碳正离子中间体的稳定性。在反应按 S_N2 和 E2 进行时，过渡状态的电荷分布情况是：

$$\overset{\delta^-}{Y}\text{----}R\text{----}\overset{\delta^-}{X} \qquad\qquad \overset{\delta^-}{Y}\text{---}H\text{---}\overset{|}{\underset{|}{C}}{=\!=}\overset{|}{\underset{|}{C}}\text{---}\overset{\delta^-}{X}$$

S_N2　　　　　　　　E2

两者比较，前者电荷分散的程度不及后者，因此在极性溶剂中，虽然对 S_N2 和 E2 都不利，但对E2的不利程度更为显著。

反应温度的升高有利消除反应，低温则有利于亲核取代反应。因为消除反应的活化过程中除需断裂C—X键，还需断裂C—H键，所需能量较高，所以提高温度更有利消除反应。

三、卤代烃与金属的反应

卤代烃能与Li、Na、K、Mg等金属反应生成有机金属化合物。其中，卤代烃在无水乙醚中与金属镁反应生成的烃基卤化镁，称为格利雅（Grignard）试剂，简称格氏试剂。

$$RX + Mg \xrightarrow{\text{无水乙醚}} RMgX \quad \text{（烃基卤化镁）}$$

格氏试剂性质非常活泼，能与许多含活泼氢的化合物（如水、醇、酸、氨）等作用，生成相应的烃。如：

$$RMgX \begin{cases} \xrightarrow{HOH} RH+Mg(OH)X \\ \xrightarrow{ROH} RH+Mg(OR)X \\ \xrightarrow{HX} RH+MgX_2 \\ \xrightarrow{HC\equiv CR} RH+RC\equiv CMgX \\ \xrightarrow{HNH_2} RH+Mg(NH_2)X \end{cases}$$

因此，在制备和应用格氏试剂时，必须使用绝对无水且不含其他有活泼氢原子杂质的乙醚作为溶剂，同时由于格氏试剂易被氧化、可与空气中的二氧化碳反应，所以要求在隔绝空气的条件下保存，或用前临时制备。

格氏试剂可与许多物质反应，生成其他有机化合物或其他有机金属化合物。格氏试剂是有机化合物中一类重要的化合物，也是有机合成中应用广泛的试剂。

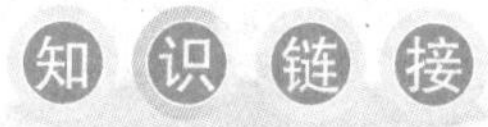

化学家格利雅

格利雅（F. A. V. Grignard, 1871—1935年）出生于法国Cherbourg。Grignard先在法国里昂大学学习数学，后转向化学研究，1901年获里昂大学有机化学博士学位，1926年当选为法国科学院院士。在随同导师Barbier的研究中，Grignard发现用卤代烃和金属镁在醚类溶剂中反应可制得有机镁化合物（格氏试剂）。其性质活泼，用途极广，它使合成大量的不同类型的化合物有了可能，从而制备了许多种以前人们无法制得的化合物。直至现在，格氏试剂仍是最易制备的有机金属试剂。由于Grignard对有机合成等方面的贡献，1912年，Grignard与法国化学家Paul Sabatier分享了诺贝尔化学奖。

第四节　卤代烃中卤原子的反应活性

一、卤代烯丙型

当卤素与双键 (H)R—CH═CH—CH_2—X 或苯环 C_6H_5—CH_2—X 相隔一个碳原子时，称为卤代烯丙型。这类卤代烃非常活泼，能在室温下与硝酸银的醇溶液立即反应，生成卤化银沉淀。例如：

3-氯丙烯（烯丙基氯）　　α-氯甲苯（苄氯）

在烯丙基卤和苄卤分子中，卤素和双键相隔一个碳原子，卤原子和双键之间不存在共轭效应。由于卤原子的电负性较大，为吸电子基，卤原子获得电子解离后，形成了稳定的烯丙基碳正离子。此碳正离子中带正电荷的碳原子的空p轨道能与相邻的π键形成p-π共轭体系，使正电荷得到分散，碳正离子趋于稳定而容易生成，因而有利于取代反应的进行。例如，3-氯丙烯解离后为烯丙基碳正离子（图5-1）。

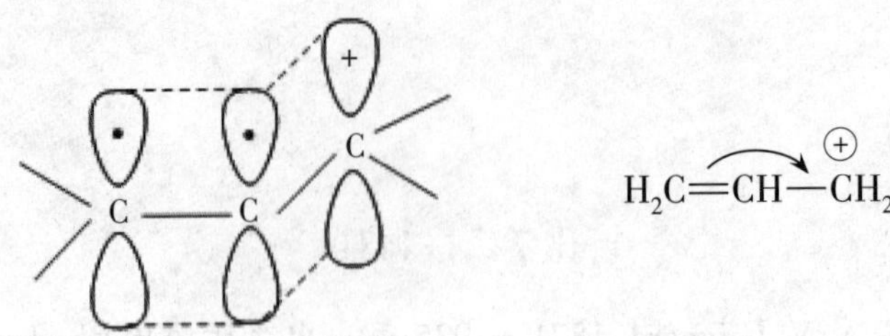

图5-1 烯丙基正碳离子中电子的离域

苄卤中的卤原子也非常活泼，能在室温下与硝酸银的醇溶液反应生成卤化银沉淀。这是由于反应中苄基碳正离子的碳原子p轨道与苯中的大π键形成p-π共轭体系，使正电荷得到分散，苄基碳正离子特别稳定（图5-2）。

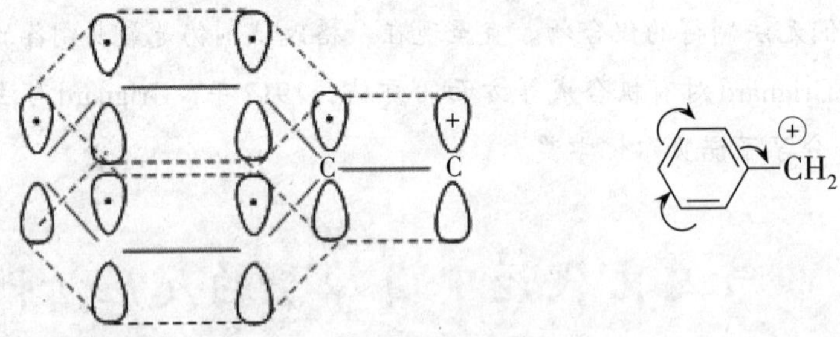

图5-2 苄基碳正离子中电子的离域

二、卤代乙烯型

卤素直接连在双键 R—CH═CH—X 或苯环上 C_6H_5—X，称为卤代乙烯型。这类卤代烃极不活泼，不易发生取代反应，与硝酸银的醇溶液共热，也无卤化银沉淀产生。例如：

$CH_2{=}CHCl$　　　　　　C_6H_5-Cl

氯乙烯　　　　　　氯苯

这是卤原子和碳-碳双键相互影响的结果。以氯乙烯为例，氯原子中的一对未共用电子所占据的3p轨道，与相邻的碳-碳双键的2p轨道互相平行重叠，形成p-π共轭体系，电子云向双键方向转移，C—Cl电子云密度增大，键长缩短，键的稳定性增强，氯原子不易被取代（图5-3）。

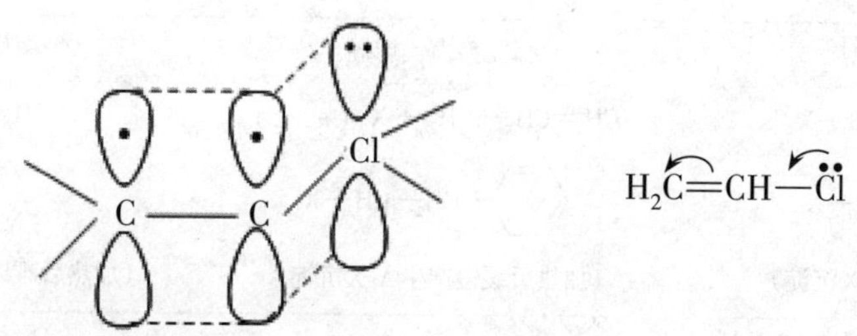

图5-3　氯乙烯分子中p-π共轭体系示意图

氯苯中的氯原子直接连在苯环上，与氯乙烯的结构类似，也存在p-π共轭体系。所以，氯苯中的C—Cl键电子云密度增大，键长缩短，键的稳定性增强，氯原子不活泼，不易被取代（图5-4）。

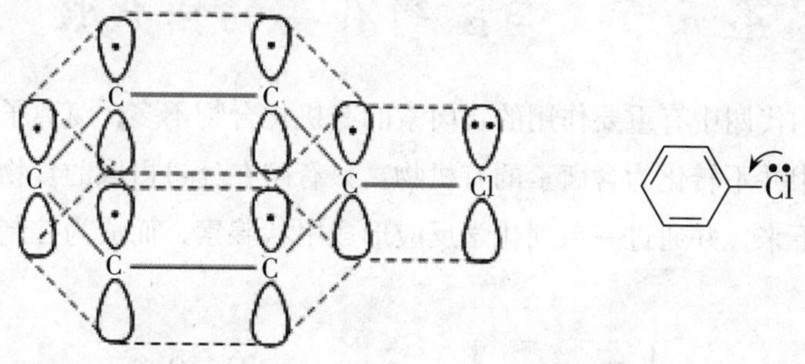

图5-4　氯苯分子中的p-π共轭体系示意图

三、卤代烷型

卤素与双键$RCH=CH(CH_2)_n-X$或苯环$C_6H_5-(CH_2)_n-X$（$n\geqslant2$）相隔二个及以上饱和碳原子，称为孤立型卤代烯烃。例如：

$CH_2=CHCH_2CH_2Cl$　　　　$C_6H_5-CH_2CH_2Cl$

4-氯丁烯　　　　2-苯基氯乙烷

这类卤代烃分子中，双键与卤原子相隔较远，相互影响很小。因此，孤立型卤代烯烃中的卤原子，其活泼性与卤代烷相似，在加热条件下，才能与硝酸银的醇溶液缓慢反应生成卤化银沉淀。

不同结构的卤代烃中卤原子的活性不同，所以根据产生卤化银沉淀的速度可以区分不同类型的卤代烃。不同类型卤代烃与 $AgNO_3$ 醇溶液的反应条件不同。

卤代烯丙型	孤立型卤代烯烃	卤代乙烯型
$CH_2{=}CH{-}CH_2{-}X$	$CH_2{=}CH{-}(CH_2)_n{-}X$ （$n \geq 2$）	$CH_2{=}CH{-}X$
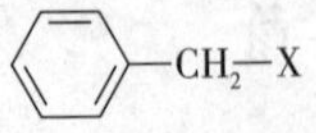 $C_6H_5{-}CH_2{-}X$	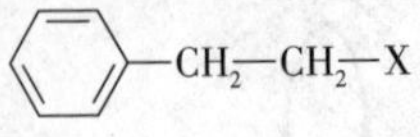 $C_6H_5{-}CH_2{-}CH_2{-}X$	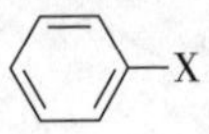 $C_6H_5{-}X$
（室温下产生AgX沉淀）	（加热后缓慢产生AgX沉淀）	（加热后难以产生AgX沉淀）

C—X键是极性共价键，只有在极性溶剂的作用下才可能离解，因此反应必须在极性溶剂（如醇溶液）中进行。可见，三种类型卤代烃的活性是：

卤代烯丙型 > 孤立型卤代烯烃 > 卤代乙烯型

第五节　与医药有关的卤代烃

在高等动物的代谢中有重要作用的含卤素的有机化合物不多，氯离子对于生命是必需的，但它在机体中并不转化为含卤素的有机物。只有碘在经过摄取的食物进入体内后，便在甲状腺中积存下来，并通过一系列化学反应形成甲状腺素，而成为控制许多代谢速度的一种激素。

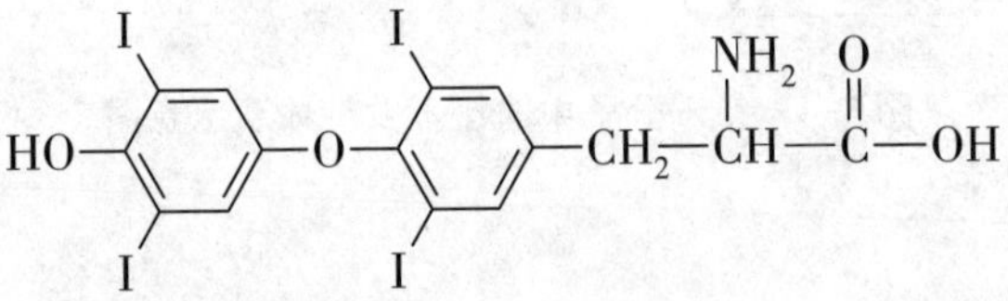

$$HO{-}C_6H_2I_2{-}O{-}C_6H_2I_2{-}CH_2{-}CH(NH_2){-}C(=O){-}OH$$

有机卤化物的用途很广。医药行业中使用含卤素的有机物较多，并且许多是有重要生理作用的。如：麻醉剂、药物或农药等。

（一）氯乙烷

氯乙烷（CH_3CH_2Cl）是带有甜味的气体，沸点12.2℃，在低温时可液化为液体。微溶于水，能和乙醚、乙醇等有机溶剂任意混溶。因为氯乙烷沸点低，喷在皮肤上能迅速蒸发，吸收热量而引起骤冷，使皮肤麻木，故可作为外科小手术的局部麻醉剂。

（二）三氯甲烷

三氯甲烷（$CHCl_3$），俗名氯仿，是比较重要的多卤代烷，三氯甲烷为无色有香甜气味的液体，沸点61.7℃，不易燃烧，不溶于水，比水重，是优良的有机溶剂，能溶解多种有机物，医药上常用于中草药有效成分的提取和精制抗生素。氯仿有麻醉性，在19世纪时曾被用作外科手术时的全身麻醉剂，因其对心脏和肝脏的毒性较大，目前临床上已很少使用。

氯仿在光照下可被逐渐氧化生成剧毒的光气，所以氯仿应在棕色瓶中密闭保存，并加入1%的乙醇破坏可能生成的光气。

$$CHCl_3 + \frac{1}{2}O_2 \xrightarrow{日光} \underset{光气}{COCl_2} + HCl$$

（三）氟烷

氟烷，又名三氟氯溴乙烷（$F_3C—CHClBr$），为无色透明易流动的重质液体，无刺激性，气味类似于氯仿，可与醇、氯仿、乙醚任意混合，不燃不爆。氟烷是吸入性全身麻醉药之一，其麻醉强度比乙醚大2～4倍，比氯仿强1.5～2倍。新近还发现它具有扩张支气管，解除支气管痉挛的作用，但用量大时，可积蓄于体内造成危害，尤其对肝脏有损坏。肝肾功能不全、心功能衰竭、心肌炎患者慎用或禁用。目前临床常用麻醉药的氟化物为安氟醚（$CHF_2—O—CClF—CHF_2$）及其同分异构体异氟醚（$CHF_2—O—CHCl—CF_3$），它们的镇痛作用都优于氟烷，诱导复苏比氟烷快，常与氧化亚氮合用，作吸入性全身麻醉剂。其中异氟烷的副作用最小。

（四）氟利昂

氟利昂是一类含氟及氯的烷烃，如 CF_2Cl_2、$CFCl_3$、$CF_2Cl—CFCl_2$ 等。CF_2Cl_2（二氟二氯甲烷）为无毒、不燃烧、无腐蚀性的物质，沸点-29.8℃。在常温下为气体，易压缩为液体，解除压力后又立刻气化，同时吸收大量的热，由此可用作制冷剂。但由于它对大气臭氧层的破坏作用，国际上已协定逐步禁止使用。

（五）氯乙烯及聚氯乙烯

氯乙烯（$CH_2═CHCl$）在常温下是气体，可由乙炔与氯化氢在催化剂存在下制得，但制备乙炔耗电量极大。近年来随着石油化工的发展，已可将乙烯经过与氯作用后再脱氯化氢来制备。

$$CH_2═CH_2 + Cl_2 \longrightarrow \underset{Cl}{\underset{|}{CH_2}}—\underset{Cl}{\underset{|}{CH_2}} \xrightarrow[醇]{NaOH} CH_2═CHCl$$

氯乙烯是制备聚氯乙烯的单体，能聚合生成白色粉状固体高聚物，称为聚氯乙烯，简称PVC。

$$nCH_2═\underset{Cl}{\underset{|}{CH}} \longrightarrow \underset{聚氯乙烯}{\left[CH_2—\underset{Cl}{\underset{|}{CH}}\right]_n}$$

一般聚氯乙烯的平均聚合度n为800～1400。它具有阻燃（阻燃值为40以上）、耐化学药品性高（耐浓盐酸、浓度为90%的硫酸、浓度为60%的硝酸和浓度为20%的氢氧化钠）、机械强度及电绝缘性良好的优点。由于聚氯乙烯有防火耐热作用，聚氯乙烯被广泛用于电线外皮和光纤外皮。此外也常被制成手套、某些食物的保鲜膜。

（六）聚维酮碘

聚维酮碘是单质碘与聚乙烯吡咯烷酮的不定型络合物。它是一种替代碘酊的新型皮肤消毒剂，具有无毒、无刺激、无异味等特点，且性能稳定，克服碘酊中碘易升华、有刺激性、黄染、需乙醇脱碘等缺点，杀菌效果高于碘酊。现已在临床上广泛使用。

（七）六六六和滴滴涕

在紫外线照射下，经过加热，苯可以和氯发生加成反应，生成六氯环已烷，因分子中含碳、氢、氯原子各六个，故名“六六六”。其分子量为290.83，溶点112.5℃，为白色粉末结晶。六六六曾被大量用作杀虫剂，后来发现它污染环境，并且能使人产生积累性中毒，现已被淘汰。

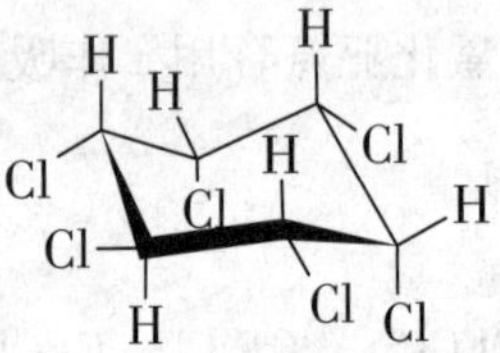

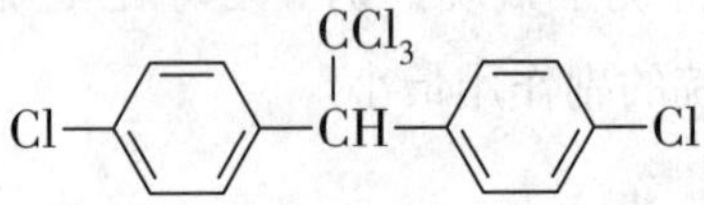

滴滴涕又名DDT，由英文（Dichlorodiphenyltrichlorocthane）缩写而来，化学名为双对氯苯基三氯乙烷。

DDT为白色晶体，分子量314.5，沸点108~109℃，不溶于水，溶于煤油，可制成乳剂。作为著名的杀虫剂之一，为20世纪上半叶防治农业病害、减轻疟疾伤害等蚊蝇传播的疾病危害起到了巨大的作用。但是，DDT非常稳定，在自然环境下，它可以存在几年甚至几十年，故又被称为“永久性有机污染物”。鉴于其已对人类健康和环境构成日趋严重的威胁，联合国正在积极推行一些替代DDT的措施。

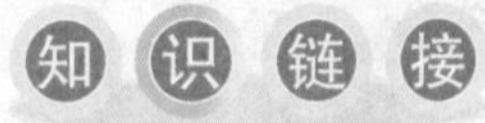

碘甲烷

碘甲烷（CH_3I，又名甲基碘）普遍存在于海洋中，是海水的一种有机痕量成分。作为一种易挥发且难溶于水的低碳卤代烃，碘甲烷在自然条件下容易通过海-空界面进入大气，成为碘在海洋和陆地间进行天然循环的重要载体。进入大气的碘甲烷，为陆地需碘生物提供必需的微量元素，并有助于海洋边界层新型颗粒物的形成。碘甲烷在大气中光解时所产生的活性碘自由基，是大气对流层中碘自由基的主要来源，对对流层和平流层底层大气中的臭氧浓度具有重要影响。目前，碘甲烷被认为是通用熏蒸杀虫剂溴甲烷（CH_3Br）的一种首选替代物，它的环境行为已引起世界各国（特别是发达国家）有关研究者的广泛关注。因此，对环境中的碘甲烷的研究是一个涉及海洋、大气、土壤和农作物等领域的重要课题。

扫一扫，做一做

复习思考

1. 写出下列化合物的名称或结构式

(1) 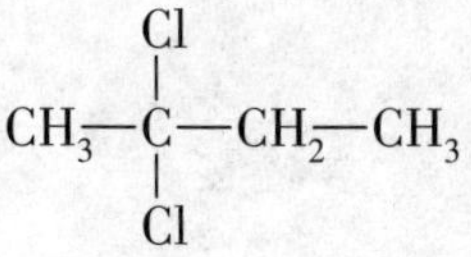 $CH_3-CCl_2-CH_2-CH_3$ （C上连两个Cl）　(2) $CH_2=CH-CH(Br)-CH_3$

(3) 苯环：1位 CH_2CH_3，2位 Br，4位 Cl　(4) 苯环：邻位 Cl、CH_3

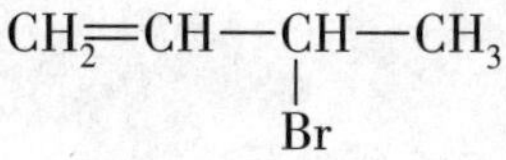

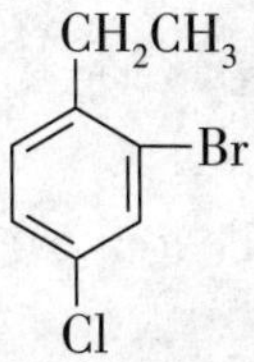

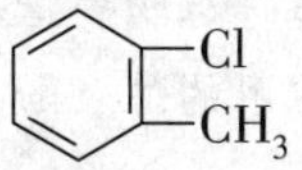

(5) $CH_2=CH-CH_2CH(CH_3)CH_2-I$　(6) 氯化苄

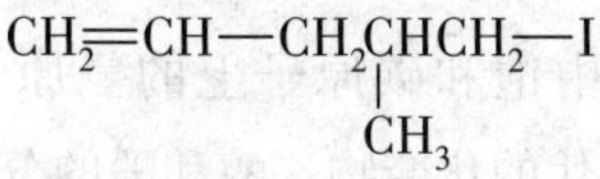

(7) 3-氯环己烯　(8) 4-甲基-5-溴-2-戊炔

(9) 氯乙烯

2. 完成下列反应

(1) $CH_3CH_2CH(CH_3)CHBrCH_3 \xrightarrow{NaOH/H_2O}$

(2) 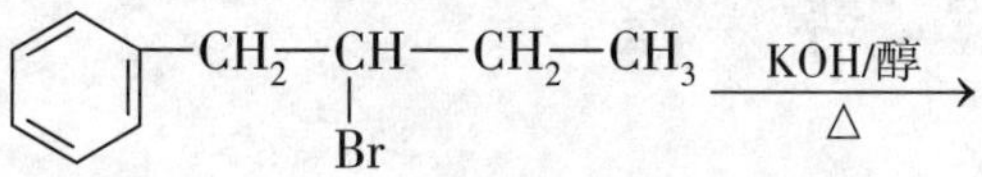 $C_6H_5-CH_2-CH(Br)-CH_2-CH_3 \xrightarrow[\triangle]{KOH/醇}$

(3) $CH_3-CH=CH_2 \xrightarrow{HBr} \quad \xrightarrow{NaCN} \quad \xrightarrow{H_3O^+}$

(4) $CH_3CH_2CH_2I \xrightarrow{CH_3ONa}$

3. 用化学方法鉴别下列各组化合物

(1) 对氯甲苯、氯化苄和β-氯乙苯

(2) 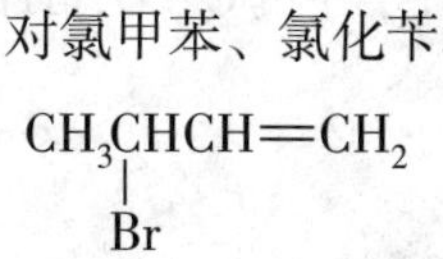 $CH_3CH(Br)CH=CH_2$　$CH_2(Br)CH_2CH=CH_2$　$CH_3CH_2C(Br)=CH_2$

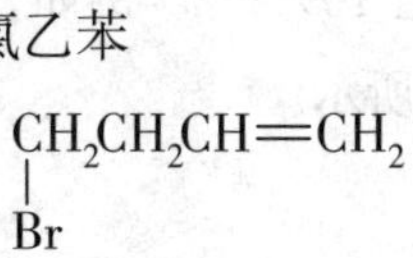

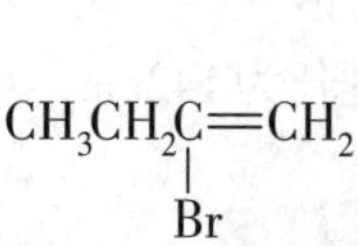

扫一扫，知答案

第六章 醇、酚、醚

【学习目标】

1. 掌握醇、酚、醚的定义、分类、命名及化学性质。
2. 熟悉醇、酚、醚的结构及物理性质。
3. 了解在医药领域中常用的醇、酚、醚。

醇、酚、醚都是烃的含氧衍生物，醇是烃分子中饱和碳原子上的氢原子被羟基（—OH）取代的化合物，酚是苯环上的氢原子被羟基取代的化合物。醇和酚的分子中都含有羟基，醇分子中的羟基称为醇羟基，酚分子中的羟基称为酚羟基，醇和酚的官能团都是羟基。醚可以看作是醇或酚分子中羟基上的氢原子被烃基取代的化合物。由于醇、酚、醚的结构不同，性质也各不相同。

第一节 醇

一、醇的结构、分类和命名

（一）醇的结构

醇的结构特点是官能团醇羟基直接与饱和碳原子相连，羟基中的氧为不等性 sp^3 杂化，因此，醇中的C—O—H的键角接近109°28′。例如，甲醇分子中的C—O—H的键角为106.9°，C—O键长为142pm，如图6-1所示。

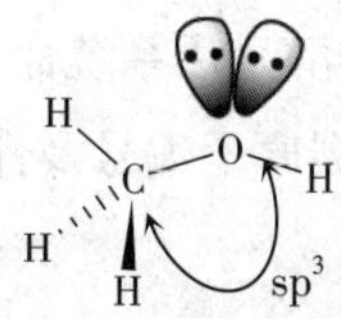

图6-1　甲醇分子结构示意图

（二）醇的分类

醇的分类方法主要有以下三种：

1. 根据烃基的不同分类　可分为脂肪醇、脂环醇和芳香醇。脂肪醇是指羟基所连的烃基是脂肪烃基（开链烃基），包括饱和醇和不饱和醇；脂环醇是指羟基所连的烃基是脂环烃基；芳香醇是指羟基与苯环侧链相连的醇。例如：

$CH_3CH_2CH_2—OH$　　$CH_2═CHCH_2—OH$　　OH　　$CH_2—OH$

脂肪醇（饱和醇）　脂肪醇（不饱和醇）　脂环醇　芳香醇

2. 根据羟基数目的多少分类　可分为一元醇、二元醇和多元醇。例如：

$CH_3CH_2—OH$　　$\underset{OH}{CH_2}—\underset{OH}{CH_2}$　　$\underset{OH}{CH_2}—\underset{OH}{CH}—\underset{OH}{CH_2}$

一元醇　二元醇　三元醇（多元醇）

3. 根据羟基所连碳原子的类型分类　可分为伯醇、仲醇和叔醇。例如：

$CH_3CH_2CH_2CH_2—OH$　　$CH_3\underset{OH}{CH}CH_2CH_3$　　$CH_3—\overset{CH_3}{\underset{OH}{C}}—CH_3$

伯醇　仲醇　叔醇

（三）醇的命名

1. 普通命名法　结构比较简单的醇可以采用普通命名法命名。普通命名法一般在烃基名称后加上“醇”字，通常“基”字可以省略。例如：

$CH_3CH_2CH_2OH$　　$CH_3\underset{OH}{CH}CH_3$　　$CH_3—\overset{CH_3}{\underset{OH}{C}}—CH_3$　　CH_2OH

正丙醇　异丙醇　叔丁醇　苯甲醇（苄醇）

CH_3 OH　　HO CH_3

1-甲基环戊醇　3-甲基环戊醇

2. 系统命名法　结构比较复杂的醇采用系统命名法命名。

系统命名法包括选主链、给主链碳原子编号及命名三个步骤，以下分不同类型的醇加以叙述：

（1）饱和一元脂肪醇　选择连有羟基的最长碳链作为主链，根据主链碳原子数称为“某醇”；从靠近羟基的一端开始给主链编号；将取代基的位次、数目和名称按取代基从小到大的顺序依次写在某醇的前面，并且标明羟基的位次。例如：

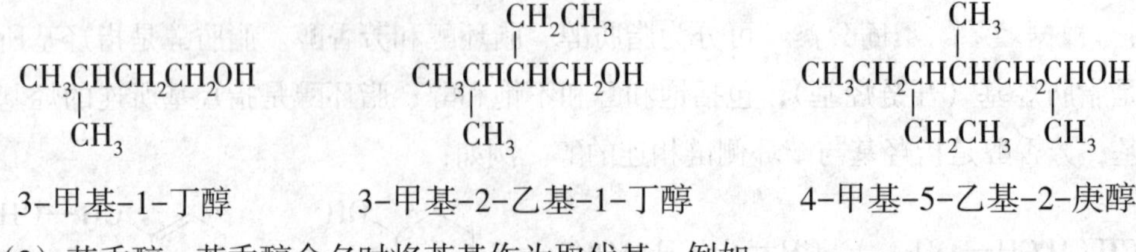

3-甲基-1-丁醇　　3-甲基-2-乙基-1-丁醇　　4-甲基-5-乙基-2-庚醇

（2）芳香醇　芳香醇命名时将芳基作为取代基。例如：

$CH_3—CH(C_6H_5)—CH_2OH$　　$C_6H_5—CH_2CH_2CH(OH)CH_3$

2-苯基-1-丙醇　　4-苯基-2-丁醇

（3）不饱和醇　不饱和醇属于双官能团化合物，命名时选择连有羟基和不饱和键的最长碳链作为主链，从靠近羟基的一端开始编号，命名时不饱和键放在主链中命名，书写时需注明羟基和不饱和键的位次。例如：

$CH_2═CHCH(OH)CH_3$　　（环己烯基）—OH　　$C_6H_5—CH═CHCH_2OH$

3-丁烯-2-醇　　2-环己烯-1-醇　　3-苯基-2-丙烯-1-醇

（4）多元醇　多元醇命名时选择连有羟基最多的碳链作为主链，在保证羟基最多的前提下考虑碳链最长，根据羟基数目命名为“某二醇”“某三醇”等，并在醇的名称前标明羟基的位次。例如：

$CH_2(OH)—CH_2(OH)$　　$CH_2(OH)—CH(OH)—CH_3$

乙二醇　　1,2-丙二醇

二、醇的物理性质

1~3个碳原子的低级醇为无色透明、有特殊气味的液体，能与水混溶；4~11个碳原子的醇为带有难闻气味的油状液体，微溶或难溶于水；12个碳原子以上的高级醇为无色、无味的蜡状固体，不溶于水。一些醇的物理常数见表6-1。

直链饱和一元醇的沸点随着碳原子数的增加而增加，碳数相同时，直链的大于支链的。醇分子间可以形成氢键，所以低级醇的沸点比分子量相近的烷烃高得多，如甲醇（相对分子质量32）的沸点64.7℃，比乙烷（相对分子质量30）的沸点-88.6℃高。

醇分子与水分子之间也可以形成氢键，所以低级醇极易溶于水，但随着碳链的增长水溶性迅速降低，四个碳以上的正丁醇已经变为微溶于水了。

多元醇含有两个以上的羟基，可以形成更多的氢键，所以沸点更高、水溶性更好。

表6-1　一些常见醇的物理常数

化合物	熔点（℃）	沸点（℃）	相对密度（d^{20}）	溶解度（g/100mL H_2O）
甲醇	-97.8	64.7	0.792	∞
乙醇	-114.7	78.5	0.789	∞
正丙醇	-126.5	97.4	0.804	∞
异丙醇	-88.5	82.4	0.785	∞
正丁醇	-89.6	117.3	0.810	7.9
异丁醇	-108	107.9	0.802	10.0
仲丁醇	-114.7	99.5	0.807	12.5
叔丁醇	25.5	82.2	0.788	∞
正己醇	-52	156.5	0.819	0.6
正十一醇	19	241	0.830	不溶
正十二醇	24	257	0.831	不溶
苯甲醇	-15	205	1.046	4
乙二醇	-17.4	197.5	1.115	∞
丙三醇	-17.9	290	1.260	∞

低级醇还能与氯化钙、氯化镁等无机盐形成结晶醇，它们可溶于水而不溶于有机溶剂。因此低级醇不能使用氯化钙、氯化镁等作为干燥剂。

三、醇的化学性质

醇分子中羟基氧的电负性较大，使得O—H键和C—O键都有比较大的极性，容易断裂而发生反应。而受羟基诱导效应的影响，使得醇的α-H和β-H均具有一定的活性。醇的化学性质主要表现在四个方面：①O—H键断裂的反应，包括置换反应，成酯、成醚反应等；②C—O键断裂的反应，主要是取代反应；③α-H的反应，主要是氧化反应；④β-H的反应，主要是消除反应。

醇发生化学反应的主要部位如图6-2所示。

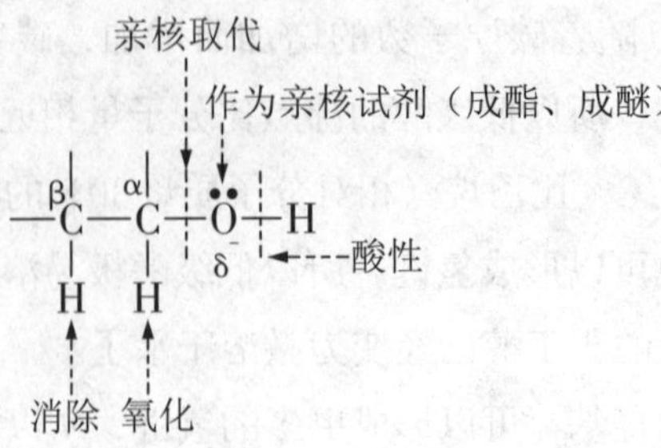

图6-2 醇发生化学反应的主要部位

（一）与活泼金属的反应

醇能与活泼金属（钠、钾、镁等）反应生成金属醇化物并放出氢气。例如醇与金属钠反应生成醇钠和氢气：

$$ROH + Na \longrightarrow \underset{\text{醇钠}}{RONa} + H_2\uparrow$$

该反应属于置换反应。

醇与金属钠的反应比水与金属钠的反应要缓和得多，说明醇的酸性比水的弱，放出的热量也不足以使氢气燃烧，利用这个性质可以用醇除去残余的少量金属钠。

不同结构的醇与金属钠反应的活性次序为甲醇>伯醇>仲醇>叔醇，说明醇的酸性强弱顺序为甲醇>伯醇>仲醇>叔醇。可用诱导效应解释醇的酸性强弱次序：因为烷基的斥电子诱导效应使羟基中氧原子的电子云密度增加，O—H键的极性减小，导致羟基氢的解离变难，酸性变弱，α-碳连的烃基越多酸性越弱。

生成的醇钠是一种白色固体，具有强碱性。根据共轭酸碱对理论，不同结构的醇钠碱性强弱顺序是 $R_3CONa>R_2CHONa>RCH_2ONa>NaOH$ 。醇钠能溶于醇，是有机合成中常用的碱性催化剂，其遇水即水解生成醇和氢氧化钠。

$$RONa + H_2O \rightleftharpoons ROH + NaOH$$

（二）与氢卤酸的反应

醇与氢卤酸反应生成卤代烷和水。

$$R—OH + HX \rightleftharpoons R—X + H_2O \qquad (X=Cl，Br或I)$$

该反应属于取代反应，反应速率与氢卤酸和醇的结构都有关系。氢卤酸的活性顺序是：HI>HBr>HCl，醇的活性顺序是：烯丙醇、苄醇>叔醇>仲醇>伯醇>甲醇。

醇与浓盐酸的反应需在无水氯化锌催化下才能反应。由浓盐酸与无水氯化锌配成的溶液称为卢卡斯（Lucas）试剂，常用于鉴别六个碳以下的伯、仲、叔醇。六个碳以下的醇可溶于卢卡斯试剂，但生成的卤代烷不溶于卢卡斯试剂而生成白色沉淀，可根据白色沉淀生成的快慢的不同来鉴别不同结构的醇。例如：

$$\underset{\text{叔醇}}{R_3COH} \xrightarrow{\text{卢卡斯试剂}} R_3CCl+H_2O \quad \text{立即混浊}$$

$$\underset{\text{仲醇}}{R_2CHOH} \xrightarrow{\text{卢卡斯试剂}} R_2CHCl+H_2O \quad \text{几分钟后混浊}$$

$$\underset{\text{伯醇}}{RCH_2OH} \xrightarrow{\text{卢卡斯试剂}} RCH_2Cl+H_2O \quad \text{几小时不反应，加热才出现混浊}$$

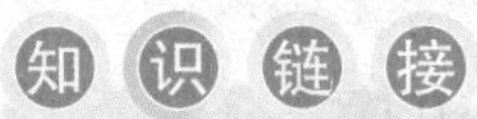

醇与氢卤酸的亲核取代反应历程

1. 烯丙醇、叔醇、大多数仲醇按 S_N1 历程进行：羟基氧先被质子化，然后断裂C—O键形成碳正离子中间体，再与卤负离子结合生成卤代烷。

$$R—\ddot{O}H \xrightleftharpoons{H^+} R—\overset{+}{O}H_2 \xrightleftharpoons{-H_2O} \overset{+}{R} \xrightarrow{X^-} R—X$$

2. 大多数伯醇按 S_N2 历程进行：羟基氧质子化后由亲核试剂卤负离子进攻质子化的醇。

$$R—\ddot{O}H \xrightleftharpoons{H^+} \underset{\delta^+}{R}—\overset{+}{O}H_2 \xrightleftharpoons{X^-} R—X+H_2O$$

（三）与无机含氧酸的反应

醇与硫酸、硝酸、磷酸等无机含氧酸反应，脱去一分子水，生成无机酸酯。例如：

$$C_2H_5OH+H_2SO_4 \xrightarrow{100℃} \underset{\text{硫酸氢乙酯}}{CH_3CH_2OSO_3H}+H_2O$$

$$2CH_3CH_2OSO_3H \xrightarrow{\text{蒸馏}} \underset{\text{硫酸二乙酯}}{CH_3CH_2OSO_2OCH_2CH_3}+H_2SO_4$$

甘油与硝酸反应生成三硝酸甘油酯（又称硝酸甘油）。

$$\underset{\text{甘油}}{\begin{array}{l} CH_2—O—H \\ | \\ CH—O—H \\ | \\ CH_2—O—H \end{array}} + \underset{\text{硝酸}}{\begin{array}{l} HO—NO_2 \\ \\ HO—NO_2 \\ \\ HO—NO_2 \end{array}} \longrightarrow \underset{\text{三硝酸甘油酯}}{\begin{array}{l} CH_2—O—NO_2 \\ | \\ CH—O—NO_2 \\ | \\ CH_2—O—NO_2 \end{array}} +3H_2O$$

硝酸甘油是一种黄色油状透明液体，受热、震动时易爆炸，可以作为炸药。1866年

Nobel发明的安全炸药就是由硝酸甘油和硅藻土等制成的。硝酸甘油能舒张血管，在医药上用作血管扩张药，制成0.3%的硝酸甘油片剂舌下给药，可以治疗冠状动脉狭窄引起的心绞痛。

（四）脱水反应

醇在脱水剂如浓硫酸等存在下加热可按两种方式发生脱水反应：分子内脱水和分子间脱水。例如乙醇在浓硫酸作用下的脱水：

$$\underset{\text{H}}{\text{CH}_2}-\underset{\text{OH}}{\text{CH}_2}\xrightarrow[170℃]{\text{浓}H_2SO_4}CH_2=CH_2+H_2O$$

$$C_2H_5-OH+H-O-C_2H_5\xrightarrow[140℃]{\text{浓}H_2SO_4}C_2H_5-O-C_2H_5+H_2O$$

分子内脱水是从醇分子中脱去一个小分子水生成烯烃的反应，属于消除反应，分子间脱水生成醚的反应属于亲核取代反应。发生分子内脱水还是分子间脱水，与醇的结构及反应条件有关，叔醇主要发生分子内脱水，伯、仲醇较高的温度主要发生分子内脱水，较低的温度主要发生分子间脱水。叔醇最容易发生分子内脱水，仲醇次之，伯醇最难。

醇分子内脱水消除反应与卤代烷脱卤化氢一样遵循扎依采夫规则，即主要生成双键碳原子上连有较多烃基的烯烃。例如：

$$CH_3CH_2-\overset{CH_3}{\underset{OH}{C}}-CH_3\xrightarrow[\triangle]{H_2SO_4}\underset{90\%}{CH_3CH=\overset{CH_3}{C}-CH_3}+\underset{10\%}{CH_3CH_2\overset{CH_3}{C}=CH_2}$$

（五）氧化反应

醇分子中的α-H由于受羟基的影响而比较活泼，使醇容易被氧化。常用的氧化剂有高锰酸钾（ $KMnO_4$ ）、重铬酸钾（ $K_2Cr_2O_7$ ）等。伯醇首先被氧化成醛，醛继续氧化生成羧酸，仲醇被氧化成酮，叔醇分子中由于不含α-H不会被氧化。

$$R-CH_2OH\xrightarrow[\text{或}KMnO_4/H_2SO_4]{K_2Cr_2O_7/H_2SO_4}R-CHO\xrightarrow[\text{或}KMnO_4/H_2SO_4]{K_2Cr_2O_7/H_2SO_4}R-COOH$$

$$R_2CH-OH\xrightarrow[\text{或}KMnO_4/H_2SO_4]{K_2Cr_2O_7/H_2SO_4}R_2C=O$$

因此可用高锰酸钾或重铬酸钾的酸性溶液鉴别伯、仲醇与叔醇，反应后高锰酸钾的紫色褪去，重铬酸钾溶液的橙红色变成墨绿色。

（六）邻多醇的特性

邻多醇指的是醇羟基连在相邻的碳原子上的多元醇，如乙二醇，1,2-丙二醇，丙三醇等。邻多醇除了具有一元醇的一般化学性质外，还具有一些特殊的性质。邻多醇与新制备的氢氧化铜反应，可生成一种可溶于水的深蓝色的铜的配合物，可用于邻多醇的鉴别。如：

$$\begin{array}{l} CH_2-OH \\ | \\ CH-OH \\ | \\ CH_2-OH \end{array} + Cu(OH)_2 \xrightarrow{OH^-} \begin{array}{l} CH_2-O \\ | \qquad\quad \searrow \\ CH-O \; \nearrow Cu \\ | \\ CH_2-OH \end{array}$$

甘油铜（蓝色）

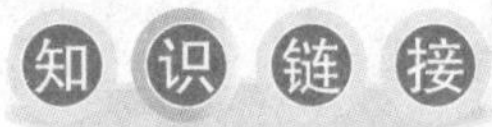

酒精测定仪

乙醇俗称酒精，是饮用酒的主要成分。我国规定，当血液中的酒精浓度大于20mg/100mL小于80mg/100mL时即属酒驾，大于等于80mg/100mL时，即属醉驾，将受到严厉的处罚。目前市面上的呼气式酒精测定仪主要有两种类型，一种是交警使用的燃料电池型，另一种是家庭使用的半导体型。燃料电池型的特点是价格昂贵、选择性高、反应快速、准确，其原理是利用乙醇和氧气组成原电池，呼出的乙醇浓度越大电流就越大。半导体型的特点是价格低廉、选择性较差，其原理是利用呼出的乙醇和半导体（SnO_2）表面吸附的氧气反应，从而增加半导体的导体性，进而在电压上反映出来。以上两种仪器都是利用了乙醇易被氧化的特点。

四、与医药有关的醇类化合物

（一）甲醇

甲醇最初是由木材干馏制得，故俗称木醇或木精。甲醇为具有酒味的无色透明液体，沸点64.7℃，能与水及多种有机溶剂混溶。甲醇有毒，误服10mL能使人双目失明，30mL能中毒致死。甲醇是优良的溶剂，也是一种重要的化工原料。

（二）乙醇

乙醇俗称酒精，是饮用酒的主要成分。纯净的乙醇是无色透明、易挥发、易燃的液体，沸点为78.5℃，能与水及多种有机溶剂混溶。

乙醇的用途很广，临床上，75%的乙醇水溶液用作外用消毒剂，50%乙醇水溶液给长期卧床的病人涂擦皮肤，有收敛作用，并能促进血液循环，可预防褥疮，20%~30%乙醇水溶液为擦浴酒精，可以降低发热病人的体温。在制药工业特别是中药制剂工业中，乙醇是一个最常用的溶剂，用于制取中草药浸膏以及提取中草药中的有效成分等。药物的乙醇溶液常称为酊剂，如碘酊（俗称碘酒）。

（三）丙三醇

丙三醇俗称甘油，为无色、无臭、具有甜味的黏稠液体，沸点290℃（分解），比水重，能与水或乙醇混溶。甘油有润肤作用，但由于吸湿性很强，对皮肤有刺激性，所以在使用时须先用适量水稀释。甘油在医药上可用作溶剂，如酚甘油、碘甘油等。临床上常用甘油栓剂或50%的甘油溶液灌肠，以治疗便秘，原理是其既具有润滑作用，又能产生高渗透压，可引起排便反射。

（四）苯甲醇

苯甲醇又名苄醇，为具有芳香气味的无色液体，微溶于水，易溶于乙醇等有机溶剂。在自然界中，苯甲醇多数以酯的形式存在于香精油中，例如茉莉花油等。在化妆品中，苯甲醇可用作定香剂和防腐剂。苯甲醇具有微弱的麻醉作用，可用于局部止痛。医疗上使用的青霉素稀释液就是2%苯甲醇的灭菌液，俗称无痛水。但肌肉反复注射本品可引起臀肌挛缩，因此禁止学龄前儿童肌肉注射。10%的苯甲醇软膏或洗剂为局部止痒剂。

第二节　酚

一、酚的结构、分类和命名

（一）酚的结构

酚为羟基直接与芳环相连的化合物，可以用通式Ar—OH表示。最简单的酚为苯酚，其分子结构如图6-3所示，羟基氧与苯环形成p-π共轭体系，氧向苯环供电子，从而使C—O键具有一定双键的性质，C—O键长变短（C—O键长为135pm），O—H键变长，键角∠C—O—H约为108°，氧为sp^2杂化。

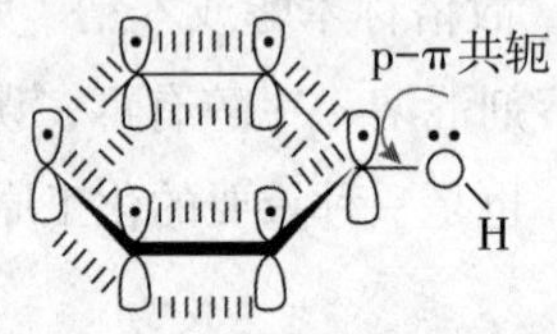

图6-3　苯酚的分子结构示意图

（二）酚的分类

根据芳基的不同可分为苯酚、萘酚等，萘酚又因羟基位置的不同分为α-萘酚和β-萘酚。例如：

苯酚　　　α-萘酚　　　β-萘酚

根据芳环上羟基的数目又可分为一元酚、二元酚、三元酚等。例如：

一元酚　　　二元酚　　　三元酚

（三）酚的命名

酚的命名常以苯酚或萘酚为母体，芳环上的其他原子或原子团作为取代基。例如：

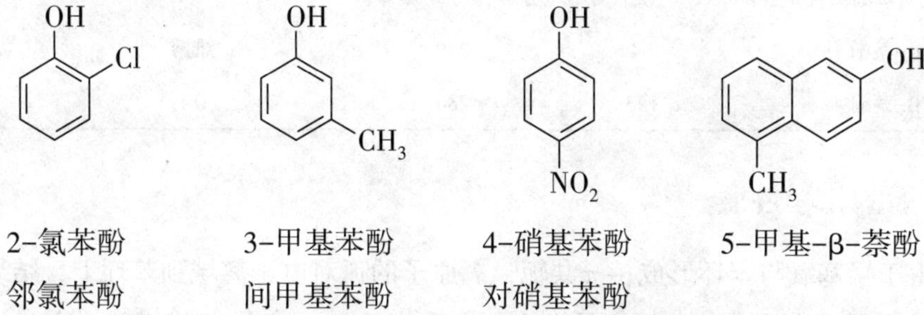

2-氯苯酚　　3-甲基苯酚　　4-硝基苯酚　　5-甲基-β-萘酚

邻氯苯酚　　间甲基苯酚　　对硝基苯酚

当苯环上连有—CHO、—COOH、 —SO_3H 等主官能团或侧链比较复杂时，将酚羟基作为取代基来命名。多元酚的命名需对环上的羟基位置进行编号。例如：

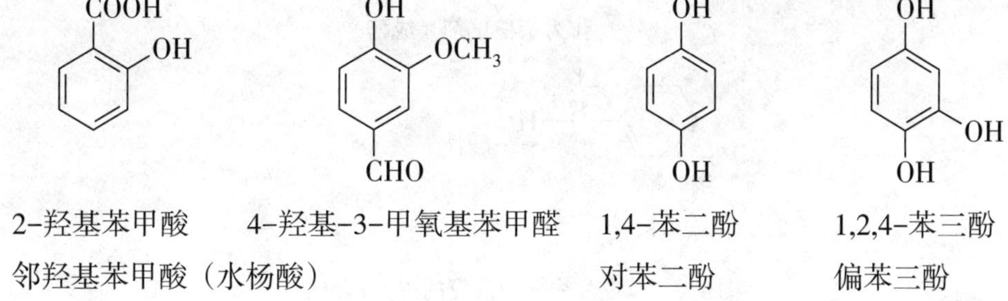

2-羟基苯甲酸　　4-羟基-3-甲氧基苯甲醛　　1,4-苯二酚　　1,2,4-苯三酚

邻羟基苯甲酸（水杨酸）　　对苯二酚　　偏苯三酚

二、酚的物理性质

除少数烷基酚为液体外，多数酚为无色晶体，有特殊气味，有一定毒性。酚分子间可以形成氢键，所以酚的沸点较高。

酚与水分子间可以形成氢键，所以在水中有一定的溶解度，但由于酚的烃基部分较大，所以酚的溶解度并不大。一些常见酚的物理常数见表6-2。

表6-2 一些常见酚的物理常数

名称	熔点（℃）	沸点（℃）	溶解度（g/100mLH_2O）	pK_a（25℃）
苯酚	43	182	9.03	9.90
邻甲苯酚	30	191	2.5	10.20
对甲苯酚	35	201	2.3	10.17
间甲苯酚	11	201	2.6	10.01
邻氯苯酚	8	176	2.8	8.11
对氯苯酚	43	220	2.7	9.20
间氯苯酚	33	214	2.6	8.80
邻硝基苯酚	45	217	0.2	7.17
对硝基苯酚	114	279（分解）	1.7	7.15
间硝基苯酚	96	197.7（分解）	1.4	8.28
2,4,6-三硝基苯酚（苦味酸）	122	分解（300℃爆炸）	1.4	0.38
α-萘酚	94	279	难溶	9.31
β-萘酚	123	286	0.1	9.55

三、酚的化学性质

苯酚由于羟基氧与苯环形成p-π共轭，氧原子的孤对电子离域到苯环上，结果：①增加了苯环的电子云密度，使苯环容易发生亲电取代反应；②C—O键键能增大，使羟基难以被取代；③O—H键的极性增加，使酚羟基中的氢容易解离，具有酸性。苯酚发生化学反应的主要部位如图6-4所示。

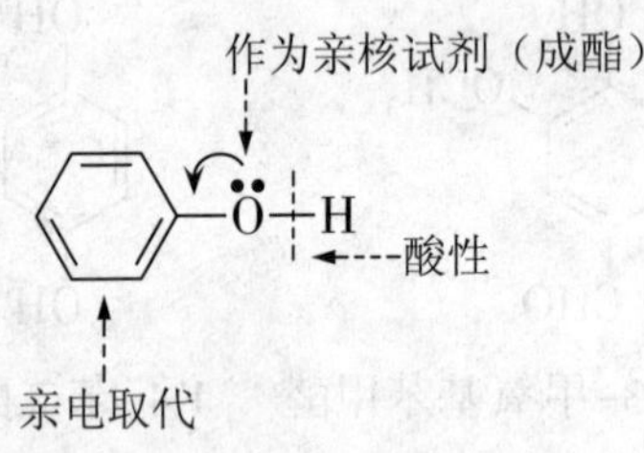

图6-4 苯酚发生化学反应的主要部位

（一）酚羟基的反应

1. 弱酸性 苯酚具有弱酸性，酸性比醇强得多，能与氢氧化钠（钾）等强碱作用生成盐。

$$C_6H_5OH + NaOH \longrightarrow C_6H_5ONa + H_2O$$

苯酚（微溶于水）　　苯酚钠（溶于水）

苯酚的酸性（pK_a=9.90）比碳酸（pK_a=6.37）弱，所以，往苯酚钠的水溶液中通入二氧化碳可使苯酚游离析出。

$$C_6H_5ONa + CO_2 + H_2O \longrightarrow C_6H_5OH + NaHCO_3$$

利用苯酚的弱酸性可以将苯酚从不溶于水的非酸性有机物中分离出来；利用苯酚不溶于碳酸氢钠水溶液可以分离苯酚和羧酸，因为羧酸能溶于碳酸氢钠水溶液。

取代苯酚的酸性强弱与苯环上取代基的种类、数目、位置等有关，当苯环上连有吸电子基时酸性增强，连有斥电子基时酸性减弱（表6-2）。

2. 酚酯的生成　酚氧的亲核性小于醇氧，所以酚酯的生成不能采用酚与酸直接脱水来制备。可用酰卤或酸酐使其成酯。例如：

$$o\text{-}HOC_6H_4COOH \xrightarrow[\text{或 } CH_3COCl]{(CH_3CO)_2O} o\text{-}CH_3COOC_6H_4COOH + CH_3COOH\text{或}HCl$$

水杨酸　　乙酰水杨酸(阿司匹林)

3. 酚醚的生成　酚氧的亲核性较低，所以酚醚不能直接采用两个羟基之间的脱水来制备，一般通过酚钠与卤代烃的亲核取代反应来制备。

$$C_6H_5ONa + RX \longrightarrow C_6H_5OR + NaX$$

4. 与三氯化铁显色反应　酚与三氯化铁溶液能发生显色反应，不同的酚生成不同的颜色（见表6-3），利用这个性质可以鉴别酚类物质。

$$6C_6H_5OH + FeCl_3 \rightleftharpoons H_3[Fe(OC_6H_5)_6] + 3HCl$$

表6-3 酚与三氯化铁溶液作用的显色情况

化合物	生成物颜色	化合物	生成物颜色
苯酚	蓝紫色	邻苯二酚	绿色
邻甲苯酚	蓝色	对苯二酚	绿色
对甲苯酚	蓝色	间苯二酚	紫色
间甲苯酚	蓝色	1,3,5-苯三酚	紫色

具有烯醇式（ $-\overset{OH}{\overset{|}{C}}=\overset{|}{C}-$ ）结构的化合物都可以与三氯化铁溶液发生显色反应，酚类化合物就是一种特殊的烯醇式结构。

（二）苯环上的亲电取代反应

酚羟基是强的致活基团，使苯环上的亲电取代反应容易，且反应主要发生在邻、对位。

1．卤代反应　苯酚与溴水作用立即生成2,4,6-三溴苯酚白色沉淀，此反应很灵敏且定量完成，可用于苯酚的定性检验和定量测定。

$$C_6H_5OH + 3Br_2 \xrightarrow{H_2O} \text{2,4,6-}Br_3C_6H_2OH\downarrow(\text{白色}) + 3HBr$$

在低温及非极性溶剂（如 CS_2 、 CCl_4 ）中控制溴不过量，则主要生成对溴苯酚。

$$C_6H_5OH + Br_2 \xrightarrow[0\sim5℃]{CS_2} p\text{-}BrC_6H_4OH \quad 80\%\sim85\%$$

2．硝化反应　苯酚在室温下与稀硝酸作用生成邻硝基苯酚和对硝基苯酚。

$$C_6H_5OH \xrightarrow[25℃]{20\%HNO_3} o\text{-}O_2NC_6H_4OH + p\text{-}O_2NC_6H_4OH$$

邻硝基苯酚可以形成分子内氢键，挥发性大，而对硝基苯酚可以形成分子间氢键，挥发性小，所以，邻硝基苯酚和对硝基苯酚可用水蒸气蒸馏方法分离。

3．磺化反应　苯酚与浓硫酸发生磺化反应，25℃时主要生成邻羟基苯磺酸，100℃时主要生成对羟基苯磺酸。

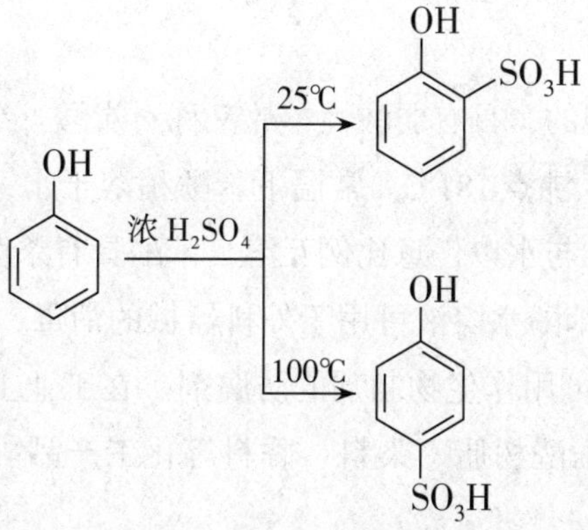

OH
$\xrightarrow{\text{浓 }H_2SO_4}$
25℃ → 邻羟基苯磺酸（OH、SO_3H）
100℃ → 对羟基苯磺酸（OH、SO_3H）

磺化反应是一可逆过程，生成的羟基苯磺酸与稀酸共热，磺酸基可除去。因此，在有机合成上磺酸基可作为苯的位置保护基，将取代基引入到指定位置。如邻溴苯酚就可以由对羟基苯磺酸来制备，先溴代再水解。

（三）氧化反应

酚很容易被氧化，空气中的氧就可以将其慢慢氧化。如苯酚露置于空气中会被逐渐氧化而呈粉红色、红色或暗红色。苯酚若用重铬酸钾的酸性溶液氧化则生成黄色的对苯醌。

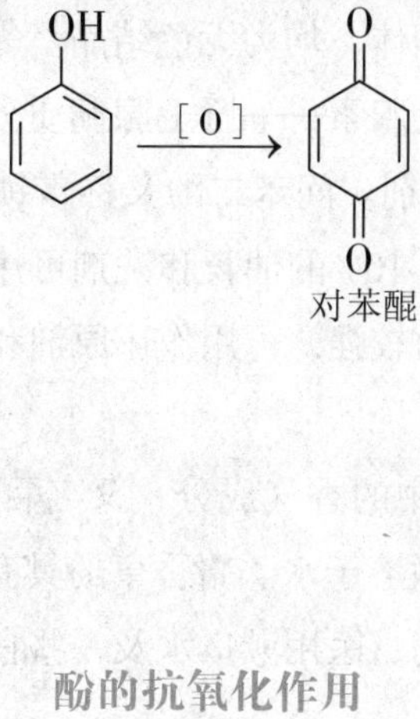

OH $\xrightarrow{[O]}$ O=⟨⟩=O

对苯醌

多元酚更容易被氧化。

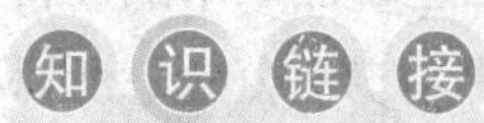

酚的抗氧化作用

食品变质、材料老化，甚至于人体的衰老，其中最主要的一个原因就是发生了自由基氧化。为了防止这一过程的发生，必须加入抗氧剂。而某些酚类物质由于能迅速捕获自由基防止氧化而广泛用于食品、药品、化妆品及材料中，如2,6-二叔丁基-4-甲基苯酚（简称BHT）。我们人体中就有一种物质叫做维生素E，其是一种酚类物质，是人体中最主要的抗氧剂之一，因而具有抗氧化、美容等诸多功效。

四、与医药有关的酚类化合物

（一）苯酚

苯酚是从煤焦油中发现的，具有弱酸性，故又称石炭酸。纯净的苯酚是一种有特殊气味的无色晶体，熔点43℃，沸点181℃。常温下苯酚稍溶于水，易溶于乙醇、乙醚等有机溶剂，当温度高于65℃时能与水以任意比例互溶。苯酚具有杀菌作用，医药上可用作消毒剂、杀菌剂，如3%~5%的苯酚水溶液可用于外科器械的消毒，1%的苯酚水溶液可用于皮肤止痒，5%的苯酚水溶液可用作生物制剂的防腐剂。在工业上，苯酚也是一种应用广泛的化工原料，可用于制造酚醛树脂、染料、香料等化工产品。苯酚有毒，对皮肤有腐蚀性，使用时应小心。

（二）甲酚

甲酚来源于煤焦油，所以又称煤酚。甲酚有邻、间、对三种异构体，它们沸点相近，不易分离，实际中常使用的是三种异构体的混合物。煤酚的杀菌能力比苯酚强，因难溶于水，故常配制成47%~53%的肥皂溶液，称为煤酚皂溶液，俗称来苏儿（Lysol），临用时加水稀释至3%~5%，常用于器械和环境的消毒。

（三）苯二酚

苯二酚有邻、间、对三种异构体，均为无色结晶。邻苯二酚又称儿茶酚，常以其衍生物的形式存在于生物体内（如肾上腺素——肾上腺髓质分泌的一种非常重要的激素、多巴等），易溶于水、乙醇和乙醚等溶剂。间苯二酚又称雷锁辛，易溶于水、乙醇和乙醚，具有杀菌作用，且刺激性小，其2%~10%的油膏和洗剂可用于治疗皮肤病。对苯二酚又名氢醌，其在水中溶解度小，还原能力较强，可用作还原剂和抗氧化剂。

（四）麝香草酚

麝香草酚是麝香草和百里草中的香气成分，又名百里香酚，为白色结晶或结晶性粉末，具有芳香气味，熔点51℃，微溶于水。麝香草酚具有杀菌作用又具有芳香气味，所以在医药上可配成外用的皮肤止痒药、医用漱口水及一些食品药品的香料等。

（五）丹皮酚

丹皮酚为中药徐长卿和牡丹皮中的有效成分，具有镇痛作用。丹皮酚为无色针状结晶，有特殊的香味，味辛辣，微溶于水，熔点49.5~50.5℃。

OH, $CH(CH_3)_2$, H_3C

麝香草酚

OH, H_3CO, $COCH_3$

丹皮酚

第三节　醚

一、醚的结构、分类和命名

（一）醚的结构

醚是两个烃基通过氧原子连接而成的化合物，可以用通式R—O—R′表示。醚分子中的氧原子为 sp^3 杂化。最简单的醚是甲醚，其中C—O—C的键角为106.8°，C—O键长为140pm，比醇中的C—O键稍短。甲醚分子的结构如图6-5所示。

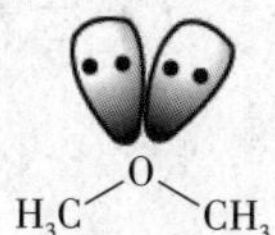

图6-5　甲醚分子的结构示意图

（二）醚的分类

根据醚分子中两个烃基是否相同，可将醚分为单醚和混醚；根据分子中是否含有芳基，又可将醚分为脂肪醚和芳香醚。例如：

单醚：$C_2H_5—O—C_2H_5$

混醚：$CH_3—O—C_2H_5$　　$C_6H_5—OCH_3$

芳醚：$C_6H_5—OCH_3$

烃基和氧原子形成环状结构的醚称为环醚，例如：

（三）醚的命名

醚的命名一般用普通名，单醚的命名根据烃基称为（二）某（基）醚，一般“二”字、“基”字都可以省略；混醚的命名根据烃基称为某（基）某（基）醚，小基团在前大基团在后，如果有芳香基则芳基在前脂基在后。例如：

$C_2H_5OC_2H_5$	$CH_3OC_2H_5$	$C_6H_5OCH_3$
乙醚	甲乙醚	苯甲醚

结构复杂的醚用系统命名法来命名，命名时把较小的烃基和氧一起作为取代基，称为烃氧基。例如：

$$\underset{\displaystyle \quad\quad\quad\quad\quad\quad OCH_3}{CH_3CH_2CH_2\overset{}{C}HCH_3}$$

2-甲氧基戊烷

$$CH_3CH{=}CH\underset{OCH_3}{\underset{|}{C}H}\overset{CH_3}{\overset{|}{C}H}CH_2CH_3$$

4-甲基-5-甲氧基-2-庚烯

环醚以烷为母体，称为环氧某烷，或按杂环命名。例如：

环氧乙烷　1，4-环氧丁烷　1,4-二氧六环　3-氯-1,2-环氧丙烷

二、醚的物理性质

常温下甲醚、甲乙醚为气体，其他醚多为无色、易挥发、易燃、有特殊气味的液体。醚分子间不能形成氢键，所以醚的沸点比分子量相近的醇低得多，与分子量相近的烷烃差不多，如乙醚沸点为34.6℃，而正戊醇沸点为138℃，正戊烷沸点36.1℃,甲乙醚沸点7.9℃，正丁醇沸点为117.3℃，正丁烷沸点-0.5℃。醚与水分子之间可以形成氢键，所以在水中有一定溶解度，其水溶性与分子大小和分子的极性有关，如甲醚可与水混溶，乙醚在水中的溶解度为6.05g/100mL，环醚在水中溶解度要大些，如四氢呋喃、1,4-二氧六环可与水互溶。醚能溶解许多有机物，常用作有机溶剂。一些常见醚的物理常数见表6-4。

表6-4　一些常见醚的物理常数

化合物	熔点（℃）	沸点（℃）	相对密度（d^{20}）
甲醚	−138.5	−24.9	0.661
甲乙醚	−139.2	7.9	0.697
乙醚	−116.6	34.6	0.714
正丙醚	−122	90.1	0.736
异丙醚	−85.9	68	0.724
正丁醚	−95.3	142	0.769
苯甲醚	−37.5	155	0.996
四氢呋喃	−108.5	67	0.889
1,4-二氧六环	11.8	101	1.034

三、醚的化学性质

醚的C—O键比醇的C—O键更牢固，而且醚氧的碱性一般更弱，所以醚的化学性质比较稳定，通常情况下不与稀酸、强碱、氧化剂、还原剂等反应。但醚可以发生一些特殊的

反应。醚发生化学反应的主要部位如图6-6所示。

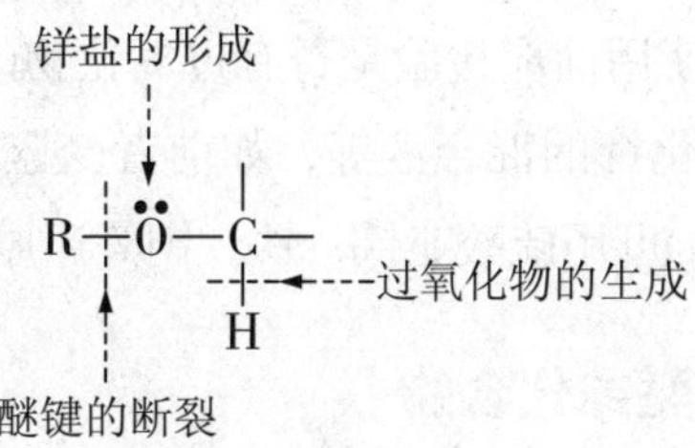

图6-6 醚发生化学反应的主要部位

（一）锌盐的形成

醚分子中的氧原子具有未共用电子对，具有弱碱性，可与强酸（H_2SO_4、HCl等）作用形成类似盐结构的化合物——锌盐。例如：

$$C_2H_5-\ddot{O}-C_2H_5 \underset{H_2O}{\overset{浓H_2SO_4}{\rightleftharpoons}} C_2H_5-\overset{H}{\underset{+}{O}}-C_2H_5+HSO_4^-$$

形成的锌盐能溶于强酸中，但锌盐很不稳定，遇水立即分解成醚和酸，利用此性质可以将醚与烃、卤代烃区分开。

（二）醚键的断裂

醚键比较牢固，一般较难断裂。断裂醚键最好的试剂是浓强酸特别是浓的氢碘酸、氢溴酸。当醚与浓的HI共热时，醚键发生断裂生成卤代烃和醇，如有过量酸存在，生成的醇将继续发生取代反应生成卤代烃。

$$R-O-R' \xrightarrow[\triangle]{HI} RI+R'OH$$
$$R'OH \xrightarrow[\triangle]{HI} R'I$$

混醚断键时，由于小烃基的空间位阻小，有利于卤负离子的进攻，所以，一般是较小烃基形成卤代烃，较大烃基生成醇。芳基烷基醚总是断裂烷氧键，生成卤代烃和酚。例如：

$$CH_3-O-C_2H_5 \xrightarrow[\triangle]{HI} CH_3I+C_2H_5OH$$

$$C_6H_5-OCH_3 \xrightarrow[\triangle]{HI} CH_3I+C_6H_5-OH$$

（三）过氧化物的生成

醚对氧化剂一般较稳定，但如长时间与空气接触，则可被缓慢氧化生成过氧化物。因此醚类化合物应尽量避免暴露在空气中。一般认为氧化发生在醚的α-碳上。例如：

$$C_2H_5-O-C_2H_5 \xrightarrow{[O]} C_2H_5-O-\underset{O-O-H}{\underset{|}{CH}}-CH_3$$

过氧化物不稳定，遇热易发生爆炸，因此醚类化合物应存放在深色玻璃瓶中，密封保存于阴凉处。久置的醚在使用前应检验是否有过氧化物的存在。检验的方法有淀粉-碘化钾试纸、硫酸亚铁和硫氰化钾的混合液等，如前者变蓝或后者变红则证明有过氧化醚存在。除去醚中的过氧化物，可用硫酸亚铁、铁、钠等还原剂。

四、与医药有关的醚类化合物

（一）乙醚

乙醚是一种无色透明、具有特殊气味、易挥发的液体，沸点34.6℃。乙醚易燃易爆，当乙醚的蒸气与空气混合达到一定比例时，遇火可引起爆炸，因此在制备和使用乙醚时必须远离明火。

乙醚微溶于水，能溶解许多有机化合物，化学性质稳定，是常用的有机溶剂。乙醚易燃烧，可以作为发动机的启动燃料，在寒冷的地区使用。

乙醚具有麻醉作用，是临床上使用最早的全身性吸入性麻醉剂，但乙醚易燃，使用不安全，并且乙醚作为麻醉剂使用有一些副作用，如乙醚麻醉苏醒后常有恶心、呕吐等现象。所以，现已被更安全、高效、副作用小的吸入性麻醉剂所取代，如恩氟烷（CHF_2OCF_2CHFCl）、地氟烷（$CHF_2OCHFCF_3$）、异氟烷（$CF_3CHClOCHF_2$）、七氟烷[$(F_3C)_2CHOCH_2F$]等。

（二）环氧乙烷

环氧乙烷是最简单的环醚，为无色易燃易爆气体，沸点10.8℃，易溶于水，也易溶于乙醇、乙醚等有机溶剂。环氧乙烷常保存在钢瓶中。

环氧乙烷可杀灭多数细菌、霉菌及真菌并且穿透力极强，是一种广谱、高效的气体杀菌消毒剂，主要用于一些不耐高温，也不能用紫外线消毒的物品，比如一次性的注射器、注射管、绷带、缝线、手术器具等外科器械以及谷物等。

环氧乙烷也是一种重要的化工原料，其化学性质活泼，在酸或碱催化下能与多种试剂反应而开环，生成许多重要的有机化合物。如：

$$\text{环氧乙烷} \begin{cases} \xrightarrow{H_2O/H^+} HOCH_2CH_2OH \\ \xrightarrow{C_2H_5OH/H^+} C_2H_5OCH_2CH_2OH \\ \xrightarrow{HX} XCH_2CH_2OH \\ \xrightarrow{NH_3} NH_2CH_2CH_2OH \\ \xrightarrow{HCN} CNCH_2CH_2OH \\ \xrightarrow{RMgX} RCH_2CH_2OMgX \xrightarrow{H_3O^+} RCH_2CH_2OH \end{cases}$$

扫一扫，做一做

复习思考

1. 写出下列化合物的名称或结构式

（1）$CH_3CH_2CHCHCH_3$ （上方支链 CH_2CH_3，下方支链 CH_2OH）

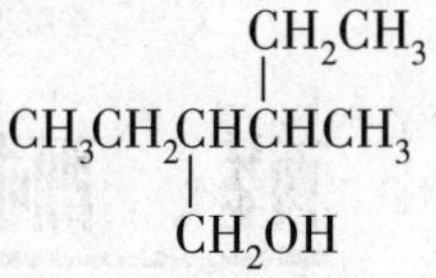

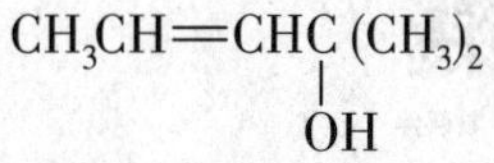

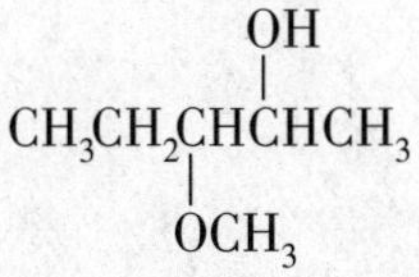

（2）$CH_3CH{=}CHC(CH_3)_2$ （C 上连 OH）

（3）$CH_3CH_2CHCHCH_3$ （上方支链 OH，下方支链 OCH_3）

（4）苯环—OC_2H_5

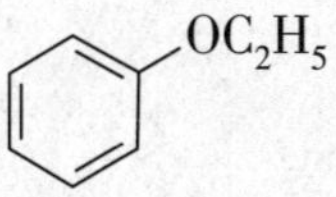

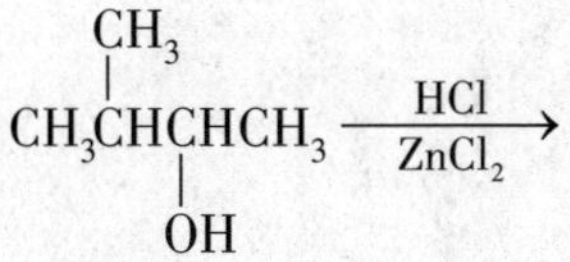

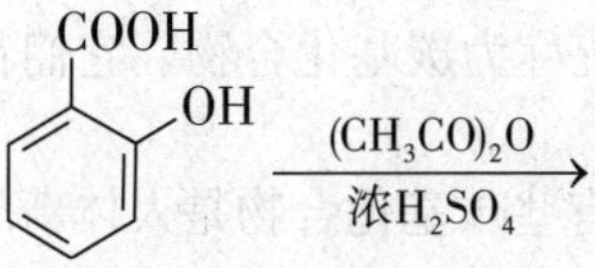

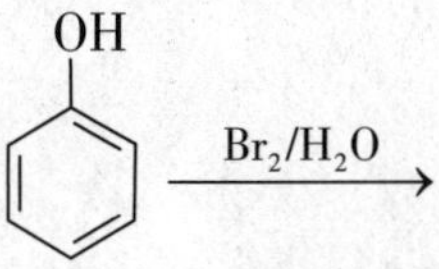

（5）2,4-二甲基-1,4-戊二醇

（6）间乙基苯酚

2. 完成下列反应

（1）HO—苯环—$CH_2OH \xrightarrow[H_2O]{NaOH}$

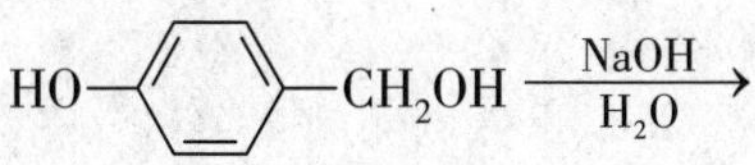

（2）$CH_3CHCHCH_3$ （上方支链 CH_3，下方支链 OH）$\xrightarrow[ZnCl_2]{HCl}$

（3）苯环（邻位 $COOH$、OH）$\xrightarrow[浓H_2SO_4]{(CH_3CO)_2O}$

（4）苯环—OH $\xrightarrow{Br_2/H_2O}$

（5）苯环—$OC_2H_5 \xrightarrow[\triangle]{HI}$

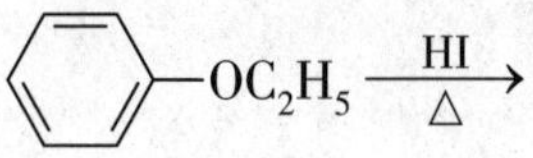

3. 用化学方法鉴别下列各组化合物

（1）正丁醇、仲丁醇和叔丁醇

（2）苯甲醇、苯酚和苯甲醚

4. A、B、C三种化合物的分子式均为 C_3H_8O ，A不与金属钠反应，B和C与金属钠反应放出氢气。B用高锰酸钾酸性溶液氧化生成酸，C生成酮。试写出A、B、C的结构式。

扫一扫，知答案

扫一扫，看课件

第七章 醛、酮、醌

【学习目标】

1. 掌握醛、酮的定义、结构、分类和命名。
2. 熟悉醛、酮的化学性质及鉴别方法。
3. 了解重要的醛、酮、醌在医药上的用途。

醛、酮和醌都是含有羰基 $\gt C=O$ 的化合物，故统称为羰基化合物。它们在性质上有很多相似的地方。醛和酮是重要的医药和工业原料，有些羰基化合物是人体新陈代谢的中间产物，在临床医学中具有重要的用途。

第一节 醛和酮

一、醛和酮的结构和分类

（一）醛和酮的结构

羰基分别与一个烃基和一个氢原子相连的化合物叫做醛（甲醛例外，它的羰基与两个氢原子相连），醛的通式为：$R-\overset{\overset{O}{\|}}{C}-H$， $-\overset{\overset{O}{\|}}{C}-H$ 称为醛基，是醛的官能团，可简写为—CHO，位于碳链的一端。

羰基与两个烃基相连的化合物叫做酮，可用通式 $R-\overset{\overset{O}{\|}}{C}-R'$ 表示。酮的官能团

$\diagdown C{=}O$ 称为酮基，位于碳链中间。

羰基中的碳原子为 sp^2 杂化，其中一个 sp^2 杂化轨道与氧原子的一个p轨道在键轴方向重叠构成碳氧σ键；碳原子未参与杂化的p轨道与氧原子的另一个p轨道平行重叠形成π键。因此，羰基的碳氧双键是由一个σ键和一个π键组成的，见图7-1。

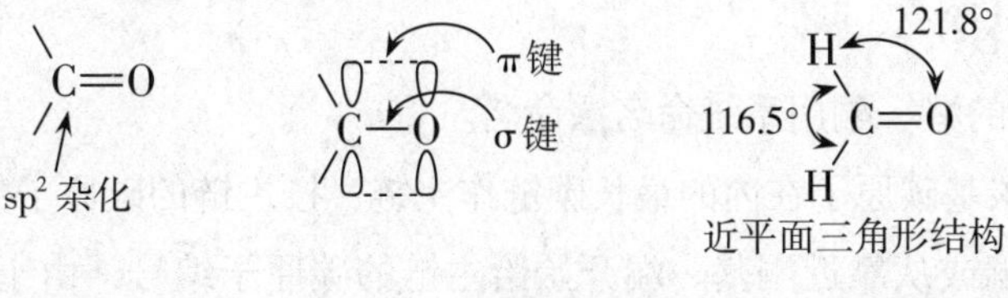

sp^2 杂化　π键　σ键　121.8°　116.5°　近平面三角形结构

图7-1　羰基的结构

由于氧原子的电负性比碳原子大，因此羰基中π电子云偏向于氧原子一边，使氧原子上带部分负电荷，羰基碳原子带有部分正电荷，羰基容易发生亲核加成反应。

（二）醛和酮的分类

根据烃基的不同可分为脂肪醛酮、芳香醛酮及脂环醛酮等。

$CH_3CH_2CH_2CHO$　脂肪醛　　$CH_3CH_2-\overset{O}{\overset{\|}{C}}-CH_3$　脂肪酮

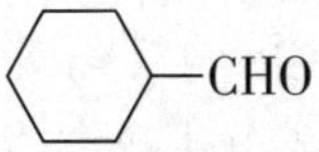

环己基-CHO　脂环醛　　环己酮（=O）　脂环酮

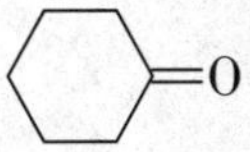

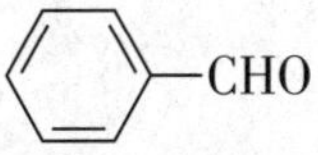

苯基-CHO　芳香醛　　苯基-$\overset{O}{\overset{\|}{C}}-CH_3$　芳香酮

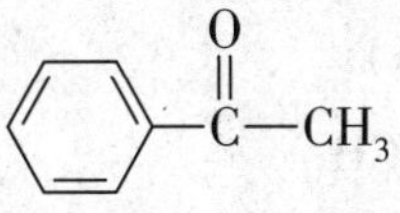

根据烃基的饱和程度可分为饱和醛酮及不饱和醛酮。

$CH_3CH_2CH_2CHO$　饱和醛　　$CH_3CH_2-\overset{O}{\overset{\|}{C}}-CH_3$　饱和酮

$CH_3CH{=}CHCHO$　不饱和醛　　$CH_3CH{=}CH-\overset{O}{\overset{\|}{C}}-CH_3$、环己烯酮（=O）　不饱和酮

二、醛和酮的命名

（一）普通命名法

简单的脂肪醛按分子中的碳原子的数目，称为某醛。例如：

CH_3CHO 乙醛　　　　$CH_3CH(CH_3)CHO$ 异丁醛

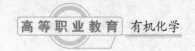

简单的酮按羰基所连接的两个烃基的名称命名，简单烃基列在前，复杂烃基列在后；若是芳香酮，芳香烃基列在前，脂肪烃基列在后。例如：

$CH_3CH_2COCH_2CH_3$　　　　$CH_3COCH_2CH_3$

二乙酮　　　　甲乙酮

（二）系统命名法

构造比较复杂的醛、酮用系统命名法命名。

1. 选择包括羰基碳原子在内的最长碳链作主链，按主链的碳原子数称为某醛或某酮。

2. 从醛基一端或从靠近酮基一端开始给主链的碳原子编号，由于醛基一定在碳链的链端，故不必标明其位置，但酮基的位置必须标明，写在酮名称的前面。主链中碳原子的编号可以用阿拉伯数字，也可以用希腊字母表示，即把与羰基碳直接相连的碳原子用α表示，其他碳原子依次为β、γ……

3. 命名时把取代基的位次、名称写在母体名称的前面。酮基的位次也写在母体名称的前面。例如：

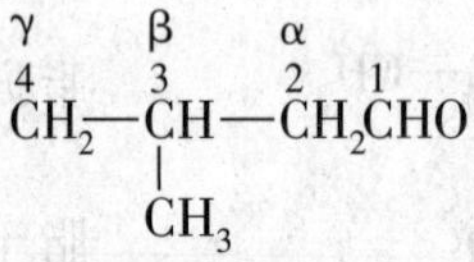

$\overset{\gamma}{\underset{4}{C}}H_3-\overset{\beta}{\underset{3}{C}}H(CH_3)-\overset{\alpha}{\underset{2}{C}}H_2\overset{1}{C}HO$

3-甲基丁醛

（β-甲基丁醛）

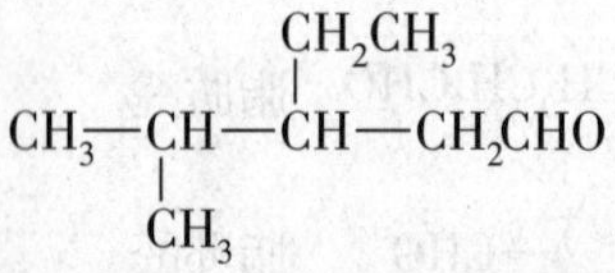

$CH_3-CH(CH_3)-CH(CH_2CH_3)-CH_2CHO$

4-甲基-3-乙基戊醛

$CH_3CH(CH_3)COCH_2CH_3$

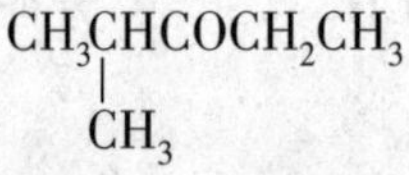

2-甲基-3-戊酮

命名不饱和醛、酮则需标出不饱和键和羰基的位置。

$CH_3CH=CHCHO$

2-丁烯醛

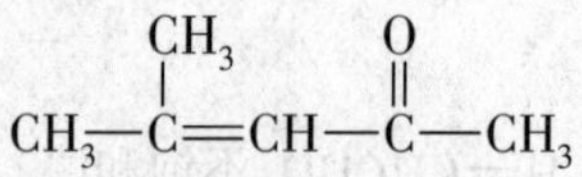

$CH_3-C(CH_3)=CH-C(=O)-CH_3$

4-甲基-3-戊烯-2-酮

芳香醛、酮的命名，是以脂肪醛、酮为母体，芳香烃基作为取代基。

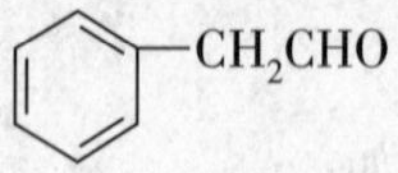

$C_6H_5-CH_2CHO$

苯乙醛

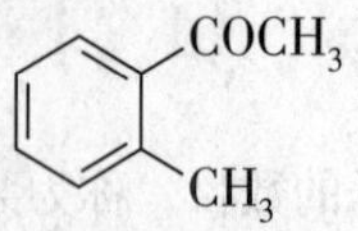

$C_6H_4(COCH_3)(CH_3)$（邻位）

2-甲基苯乙酮

$CH_3CH(C_6H_5)COCH(CH_3)CH_3$

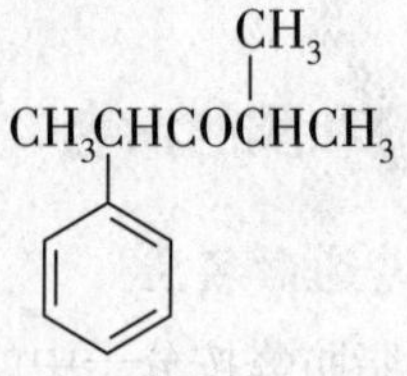

2-甲基-4-苯基-3-戊酮

三、醛和酮的物理性质

常温下，除甲醛是气体外，12个碳原子以下的脂肪醛、酮都是液体，高级脂肪醛、酮和芳香酮多为固体。醛或酮的沸点比相应分子量相近的醇低，较相应的烷烃和醚高。

醛、酮羰基上的氧可以与水分子中的氢形成氢键，因而低级醛、酮（如甲醛、乙醛、丙酮等）易溶于水，但随着分子中碳原子数目的增加，它们的溶解度则迅速减小。醛和酮易溶于有机溶剂。

表7-1 常见醛和酮的物理常数

化合物	结构式	熔点（℃）	沸点（℃）	密度（g/cm³）	溶解度（g/100mL H_2O）
甲醛	HCHO	-92.0	-19.5	0.185	55.0
乙醛	CH_3CHO	-123.0	20.8	0.781	溶
丙醛	CH_3CH_2CHO	-81.0	48.8	0.807	20.0
丁醛	$CH_3CH_2CH_2CHO$	-97.0	74.7	0.817	4.0
苯甲醛	C_6H_5-CHO	-26.0	179.0	1.046	0.33
丙酮	CH_3COCH_3	-95.0	56.0	0.792	溶
丁酮	$CH_3COCH_2CH_3$	-86.0	79.6	0.805	35.3

四、醛和酮的化学性质

醛、酮的化学性质主要取决于羰基。由于醛、酮分子中的羰基具有极性，故能发生亲核加成反应。由于羰基吸电子诱导效应的影响，使α-氢活泼，易发生羟醛缩合、卤代反应。由于醛基的极性比酮基的极性大，空间阻碍也较小，因而在相同条件下，醛比酮活泼，有些反应醛可以发生，而酮则不能。如图7-2所示。

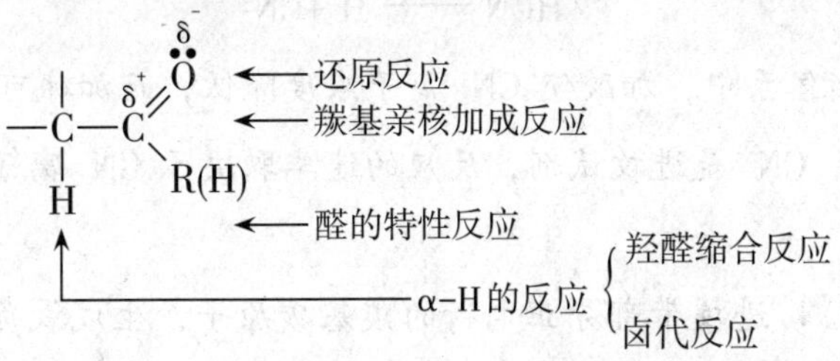

图7-2 醛、酮发生化学反应的主要部位

（一）加成反应

1. 与氢氰酸加成 醛、脂肪族甲基酮和8个碳以下的环酮都能与氢氰酸发生加成反应，生成的产物称为α-羟（基）腈，又称α-氰醇。

$$R-\overset{\overset{\displaystyle O}{\|}}{C}-CH_3(H)+HCN \underset{}{\overset{OH^-}{\rightleftharpoons}} R-\underset{\underset{\displaystyle CN}{|}}{\overset{\overset{\displaystyle OH}{|}}{C}}-CH_3(H)$$

α-羟基腈

氢氰酸极易挥发并有剧毒，一般不直接用氢氰酸进行反应。在实验室中，为了操作安全，通常将醛、酮与氰化钾（钠）的水溶液混合，再滴入无机强酸以生成氢氰酸并与醛酮反应，操作要求在通风橱中进行。

α-羟基腈是很有用的中间体，可进一步水解成α-羟基酸。由于产物比反应物增加了一个碳原子，所以该反应也是有机合成中增加碳链的方法之一。

$$R-\underset{\underset{\displaystyle CN}{|}}{\overset{\overset{\displaystyle OH}{|}}{C}}-H \xrightarrow[H^+]{H_2O} R-\underset{\underset{\displaystyle COOH}{|}}{\overset{\overset{\displaystyle OH}{|}}{C}}-H$$

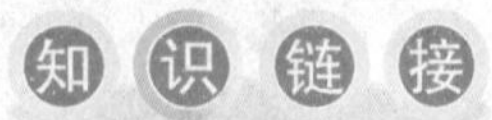

醛、酮的亲核加成反应历程

醛、酮中含有不饱和的极性官能团——羰基，羰基双键中碳原子带部分正电荷，易受到带负电的亲核试剂的进攻，生成氧负离子中间体，然后再与亲核试剂中带正电荷的部分结合，最终生成加成产物，这种由亲核试剂进攻所引起的加成反应称为亲核加成反应。

实验表明，反应体系的酸碱性对醛、酮与氢氰酸的反应有很大的影响。在碱性条件下，反应速率较高；而在酸性条件下，反应速率较低；这是因为氢氰酸是弱酸，在溶液中存在下列平衡：

$$HCN \rightleftharpoons H^+ + CN^-$$

在上述平衡体系中，加酸使 CN^- 离子浓度降低，而加碱可增加 CN^- 离子浓度。由此说明，CN^- 是进攻试剂，反应的速率取决于 CN^- 离子浓度的大小，其反应历程如下：

第一步：CN^- 进攻带部分正电荷的羰基碳原子，生成氧负离子中间体，这一步反应较慢。

$$\underset{H_3C}{\overset{H_3C}{}}\overset{\delta^+}{C}=\overset{\delta^-}{O}+CN^- \overset{慢}{\rightleftharpoons} H_3C-\underset{\underset{\displaystyle CH_3}{|}}{\overset{\overset{\displaystyle CN}{|}}{C}}-O^-$$

第二步：氧负离子中间体迅速与氢离子结合，生成α-羟基腈

$$H_3C-\underset{CH_3}{\overset{CN}{\underset{|}{\overset{|}{C}}}}-O^- + HCN \xrightleftharpoons{\text{快}} H_3C-\underset{CH_3}{\overset{CN}{\underset{|}{\overset{|}{C}}}}-OH + CN^-$$

不同结构的醛、酮与氢氰酸反应的活性有明显差异，这种活性受电子效应和空间效应两种因素的影响。

2. 与亚硫酸氢钠加成　醛、脂肪族甲基酮和8个碳以下的环酮都能与饱和的亚硫酸氢钠溶液发生加成反应，生成α-羟基磺酸钠，它不溶于饱和的亚硫酸氢钠溶液中而析出结晶。

$$O=C\begin{matrix} R \\ H(CH_3) \end{matrix} + NaHSO_3 \rightleftharpoons R-\underset{H(CH_3)}{\overset{OH}{\underset{|}{\overset{|}{C}}}}-SO_3Na\downarrow$$

此反应可逆。α-羟基磺酸钠能被稀酸或稀碱分解成原来的醛或甲基酮，故常用这个反应来分离、精制醛或甲基酮。

3. 与醇的加成　醛与醇在干燥氯化氢的催化下，发生加成反应，生成半缩醛。半缩醛和另一分子醇进一步缩合，生成缩醛（acetal）。缩醛对碱、氧化剂和还原剂都很稳定，但在酸性溶液中则可以水解生成原来的醛和醇。在有机合成中，常利用缩醛的生成来保护活泼的醛基。

$$R-\overset{O}{\overset{\|}{C}}-H + H-O-R' \xrightarrow{\text{干燥HCl}} R-\overset{OH}{\overset{|}{C}H}-OR'$$

半缩醛

$$R-\overset{OH}{\overset{|}{C}H}-OR' + R'OH \xrightarrow{\text{干燥HCl}} R-\overset{OR'}{\overset{|}{C}H}-OR' + H_2O$$

缩醛

$$CH_3-\overset{O}{\overset{\|}{C}}-H \xrightarrow[\text{干燥HCl}]{C_2H_5OH} CH_3-\overset{OH}{\overset{|}{C}}-OC_2H_5 \xrightarrow[\text{干燥HCl}]{C_2H_5OH} CH_3-\overset{OC_2H_5}{\overset{|}{C}H}-OC_2H_5$$

二乙醇缩乙醛

酮也可以与醇作用生成缩酮（ketal），但反应要慢得多，这是由于反应平衡倾向于反应物一边的缘故。葡萄糖等糖类化合物分子中的γ-或δ-位的羟基容易和羰基发生缩合，形成五、六元环的环状半缩醛，糖类分子都具有这种稳定的环状半缩醛结构。半缩醛、缩醛的结构和性质是学习糖类的基础。

4. 与格氏试剂加成　格氏试剂RMgX等有机金属化合物中的碳-金属键是极性很强的键，金属带部分正电荷，碳带部分负电荷。因此与镁直接相连的碳原子具有很强的亲核性，极易与羰基化合物发生亲核加成反应，加成产物再经水解，可生成醇。有机合成中常利用该反应制备相应结构的醇。

$$\rangle C=O + \overset{\delta^-}{R}-\overset{\delta^+}{MgX} \longrightarrow \rangle C\langle^{R}_{OMgX} \xrightarrow{H_2O} \rangle C\langle^{R}_{OH}$$

甲醛与格氏试剂的反应产物，水解后得到比格氏试剂多1个碳原子的伯醇。例如：

$$RMgX+HCHO \xrightarrow{\text{无水乙醚}} \rangle C\langle^{R}_{OMgX} \xrightarrow{H^+,\ H_2O} RCHOH$$

其他醛与格氏试剂的反应产物，水解后得到仲醇。例如：

$$RMgX+R'CHO \xrightarrow{\text{无水乙醚}} {}^{H}_{R'}\rangle C\langle^{R}_{OMgX} \xrightarrow{H^+,\ H_2O} \underset{\displaystyle R'}{RCHOH}$$

酮与格氏试剂的反应产物，水解后得到叔醇。例如：

$$RMgX+R'-\overset{O}{\overset{\|}{C}}-R'' \xrightarrow{\text{无水乙醚}} {}^{R'}_{R''}\rangle C\langle^{R}_{OMgX} \xrightarrow{H^+,\ H_2O} R-\overset{R'}{\underset{R''}{C}}-OH$$

利用格氏试剂进行合成时，试剂或羰基化合物不能含有活泼氢（如 H_2O 、—OH、—SH、—NH等），否则格氏试剂会分解。

5. 与氨的衍生物的反应　氨的衍生物是指氨分子（ NH_3 ）中的氢原子被其他基团取代后的产物（如羟胺、肼、苯肼、2,4-二硝基苯肼等），一般用 H_2N-G 表示。醛、酮与氨的衍生物发生缩合反应，得到含有碳氮双键（ C=N ）的化合物。其反应通式为：

$$ {}^{R}_{(R)H}\rangle C=O + H_2N-G \xrightarrow{H^+} \left[{}^{R}_{(R)H}\rangle C\langle^{OH}_{NH-G} \right] \xrightarrow{-H_2O} {}^{R}_{(R)H}\rangle C=N-G$$

醛、酮与一些氨的衍生物的反应：

$$\rangle C=O + \overset{H}{\overset{|}{N}}H-OH \longrightarrow -\overset{|}{\underset{OH}{C}}-\underset{H}{N}-OH \xrightarrow{-H_2O} \rangle C=N-OH$$

羟胺　　　　肟(白色↓)

有固定熔点

$$>C=O + NH_2-NH_2 \longrightarrow -\overset{|}{\underset{OH}{C}}-\underset{H}{N}-NH_2 \xrightarrow{-H_2O} >C=N-NH_2$$

肼

腙（白色↓）

有固定熔点

$$>C=O + NH_2-NH-C_6H_5 \longrightarrow -\overset{|}{\underset{OH}{C}}-\underset{H}{N}-NH-C_6H_5 \xrightarrow{-H_2O} >C=N-NH-C_6H_5$$

苯肼

苯腙（黄色↓）

有固定熔点

$$>C=O + NH_2-NH-C_6H_3(NO_2)_2 \xrightarrow{-H_2O} >C=N-NH-C_6H_3(NO_2)_2$$

2,4-二硝基苯肼

2,4-二硝基苯腙（黄色↓）

上述反应的产物多数是固体，有固定的熔点，常用于醛、酮的鉴别。因此，把这些氨的衍生物称为羰基试剂（即检验羰基的试剂）。特别是2,4-二硝基苯肼几乎能与所有的醛、酮迅速反应，生成黄色结晶，常用来鉴别醛、酮。

（二）α-氢的反应

由于羰基的极性使α碳原子上C—H键的极性增强，氢原子有成为质子离去的倾向，醛、酮α碳原子上的氢变得活泼，很容易发生反应。

1. 卤代反应　醛或酮的α-氢易被卤素取代，生成α-卤代醛或酮。例如：

$$H-\overset{O}{\overset{\|}{C}}-CH_2-R+Cl_2 \longrightarrow H-\overset{O}{\overset{\|}{C}}-CHCl-R+HCl$$

$$H-\overset{O}{\overset{\|}{C}}-CH_3+Cl_2 \longrightarrow H-\overset{O}{\overset{\|}{C}}-CH_2Cl+HCl$$

卤代醛或卤代酮都具有特殊的刺激性气味。三氯乙醛的水合物 $CCl_3CHO\cdot H_2O$（又称水合氯醛），具有镇静和催眠作用；溴丙酮具有催泪作用，对眼睛、上呼吸道有刺激作用。

2. 卤仿反应　在碱催化下，α-碳原子上连有三个氢原子的醛酮（如乙醛和甲基酮），能与卤素的碱性溶液作用，生成三卤代物。三卤代物在碱性溶液中不稳定，立即分解成三卤甲烷（卤仿）和羧酸盐，称为卤仿反应。如用碘的碱溶液，则生成碘仿（称为碘仿反应）。碘仿为淡黄色晶体，难溶于水，并具有特殊的气味，容易识别，可用来鉴别含有甲基酮结构的羰基化合物。

$$X_2+2NaOH \rightleftharpoons NaOX+NaX+H_2O$$

$$CH_3-\overset{O}{\overset{\|}{C}}-R(H)+3NaOX \rightleftharpoons CX_3-\overset{O}{\overset{\|}{C}}-R(H)+3NaOH$$

$$CX_3-\overset{O}{\overset{\|}{C}}-R(H)+NaOH \rightleftharpoons CHX_3\downarrow+(H)R-COONa \quad 或$$

$$CH_3-\overset{O}{\overset{\|}{C}}-R(H)+3X_2+4NaOH \rightleftharpoons CHX_3\downarrow+(H)R-COONa+3NaX+3H_2O$$

次卤酸盐是一种氧化剂，可以使具有（ $CH_3-\overset{OH}{\overset{|}{C}H}-$ ）构造的醇被氧化成甲基酮，故也可发生卤仿反应。所以碘仿反应也能鉴别具有上述构造的醇类。如乙醇、异丙醇等。

3. 羟醛缩合反应　在稀碱催化下，一分子醛的α-碳原子加到另一分子醛的羰基碳上，而α-H加到羰基氧原子上，生成β-羟基醛，这类反应称为羟醛缩合反应，又叫醇醛缩合。β-羟基醛在加热条件下很容易脱水生成α,β-不饱和醛。例如：

$$H_3C-\overset{O}{\overset{\|}{C}}-H + H_2\overset{H}{\overset{|}{C}}-\overset{O}{\overset{\|}{C}}-H \xrightarrow{稀碱} H_3C-\underset{H}{\underset{|}{\overset{OH}{\overset{|}{C}}}}-CH_2-\overset{O}{\overset{\|}{C}}-H$$

β-羟基丁醛

$$\xrightarrow[加热]{-H_2O} CH_3CH=CHCHO$$

2-丁烯醛

羟醛缩合反应是有机合成中增长碳链的一种重要方法。

（三）氧化还原反应

1. 氧化反应　醛的羰基碳原子上连有氢原子，很容易被氧化，不仅能被高锰酸钾等强氧化剂氧化，即使弱氧化剂托伦试剂、斐林试剂也可以使它氧化。醛氧化时生成同碳数的羧酸。酮则不易被氧化。

（1）银镜反应　托伦（Tollens）试剂是由硝酸银碱溶液与氨水制得的银氨配合物的无色溶液。托伦试剂与醛共热，醛被氧化成羧酸，而弱氧化剂中的银离子被还原成金属银析出。由于析出的银附着在容器壁上形成银镜，因此这个反应又叫做银镜反应。酮则不易被氧化。

$$(Ar)RCHO+2[Ag(NH_3)_2]OH \xrightarrow{\triangle} (Ar)RCOONH_4+2Ag\downarrow+3NH_3+H_2O$$

利用托伦试剂可把醛与酮区别开来。

（2）斐林反应　斐林（Fehling）试剂包括甲、乙两种溶液，甲液是硫酸铜溶液，乙液是酒石酸钾钠和氢氧化钠溶液。使用时，将两者等体积混合，摇匀后即得氢氧化铜与酒石酸钾钠形成深蓝色的可溶性配合物。

斐林试剂能氧化脂肪醛，但不能氧化芳香醛，可用来区别脂肪醛和芳香醛。斐林试剂与脂肪醛共热时，醛被氧化成羧酸，而二价铜离子则被还原为砖红色的氧化亚铜沉淀。

$$RCHO+2Cu(OH)_2+NaOH \xrightarrow{\triangle} RCOONa+Cu_2O\downarrow+3H_2O$$

甲醛还原能力较强，氧化亚铜可继续被甲醛还原为铜，生成“铜镜”。

2. 还原反应

（1）催化氢化还原　醛或酮经催化氢化可分别被还原为伯醇或仲醇。

$$\underset{\text{H(R')}}{\overset{\text{R}}{>}}C{=}O+H_2 \xrightarrow[\text{热，加压}]{Ni} \underset{\text{H(R')}}{\overset{\text{R}}{>}}CH{-}OH$$

（2）金属氢化物还原　氢化铝锂（$LiAlH_4$）、硼氢化钠（$NaBH_4$）或异丙醇铝（$Al[OCH(CH_3)_2]_3$）等还原剂具有较高的选择性，只还原羰基，不还原碳碳双键或叁键。金属氢化物与醛、酮作用，生成相应的醇。

$$CH_3CH{=}CHCH_2CHO \xrightarrow[\text{②}H_3O^+]{\text{①}NaBH_4} CH_3CH{=}CHCH_2CH_2OH$$

（只还原C═O）

（四）与希夫试剂的显色反应

醛与希夫（Schiff）试剂（品红亚硫酸试剂）反应生成紫红色物质，反应灵敏，而酮不发生此反应，可用来鉴别醛、酮。使用这种方法时，溶液中不能存在碱性物质和氧化剂，也不能加热，否则会消耗亚硫酸，溶液恢复品红的红色，出现假阳性反应。甲醛与希夫试剂反应生成紫红色物质，加入硫酸后紫红色不消失，而其他醛生成的紫红色物质加入硫酸后褪色，可用此方法区别甲醛和其他醛。

五、与医药有关的醛和酮

（一）甲醛

甲醛又名蚁醛，是具有强烈刺激性的无色气体，易溶于水。甲醛能使蛋白质凝固，有杀菌和防腐能力。40%的甲醛水溶液叫“福尔马林”，可使蛋白质变性，可用作消毒剂和生物标本的防腐剂。甲醛与氨作用，生成环六亚甲基四胺，商品名为乌洛托品。乌洛托品为白色结晶粉末，易溶于水，在医药上用作利尿剂及尿道消毒剂。

甲醛极容易发生聚合反应，如将甲醛的水溶液慢慢蒸发，就可以得到三聚甲醛或多聚甲醛的白色固体。福尔马林长期存放所生成的白色沉淀就是多聚甲醛。三聚甲醛加强酸或多聚甲醛加热即可解聚为甲醛。甲醛可作为合成酚醛树脂、氨基塑料的原料。

目前已确定甲醛是室内环境和食品的污染源之一，对人体健康有很大负面影响，世界卫生组织认定为致癌和致畸形物质。

（二）丙酮

丙酮是无色易挥发易燃的液体，具有特殊的气味，丙酮极易溶于水,几乎能与一切有机溶剂混溶，广泛用作溶剂。

患糖尿病的人，由于代谢紊乱，体内常有过量丙酮产生，从尿中排出或随呼吸呼出。尿中是否含有丙酮可用碘仿反应检验。在临床上，用亚硝酰铁氰化钠 [$Na_2Fe(CN)_5NO$] 溶液的显色反应来检查：在尿液中滴加亚硝酰铁氰化钠的碱性溶液，如果有丙酮存在，溶液呈现鲜红色。

（三）樟脑

樟脑学名2-莰酮，构造式为：

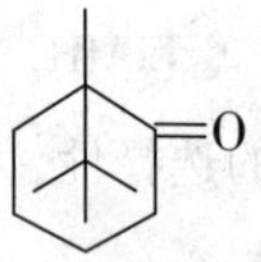

樟脑是具有特异芳香气味的无色半透明晶体，味略苦而辛，有清凉感，易升华。不溶于水，能溶于醇等。樟脑是我国的特产，我国台湾的产量约占世界总产量的70%，居世界第一位。樟脑在医学上用途很广，如作呼吸循环兴奋药的樟脑油注射剂（10%樟脑的植物油溶液）和樟脑磺酸钠注射剂（10%樟脑磺酸钠的水溶液）；用作治疗冻疮、局部炎症的樟脑酯（10%樟脑酒精溶液）；成药清凉油、十滴水和消炎镇痛膏等均含有樟脑。樟脑也可用于驱虫防蛀。

（四）麝香酮

麝香酮（3-甲基环十五酮）其构造式为：

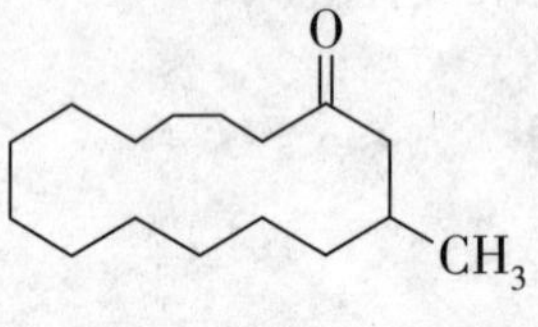

麝香酮是麝香的主要香气成分，为油状液体。微溶于水，能与乙醇互溶。香料中加入极少量的麝香酮可增强香味，因此许多贵重香水常用它作为定香剂。

麝香是非常名贵的中药，麝香酮具有扩张冠状动脉及增加其血流量的作用，对心绞痛有一定疗效。人工合成的麝香广泛应用于制药工业。

第二节 醌

一、醌的结构和命名

醌是含有共轭环己二烯二酮基本结构的一类化合物，有对位和邻位两种结构。

醌类化合物是以苯醌、萘醌、蒽醌等为母体来命名的。两个羰基的位置可用阿拉伯数字标明，或用邻、对、远或α、β等标明写在醌名字前。母体上如有取代基，可将取代基的位置、数目、名称写在前面。例如：

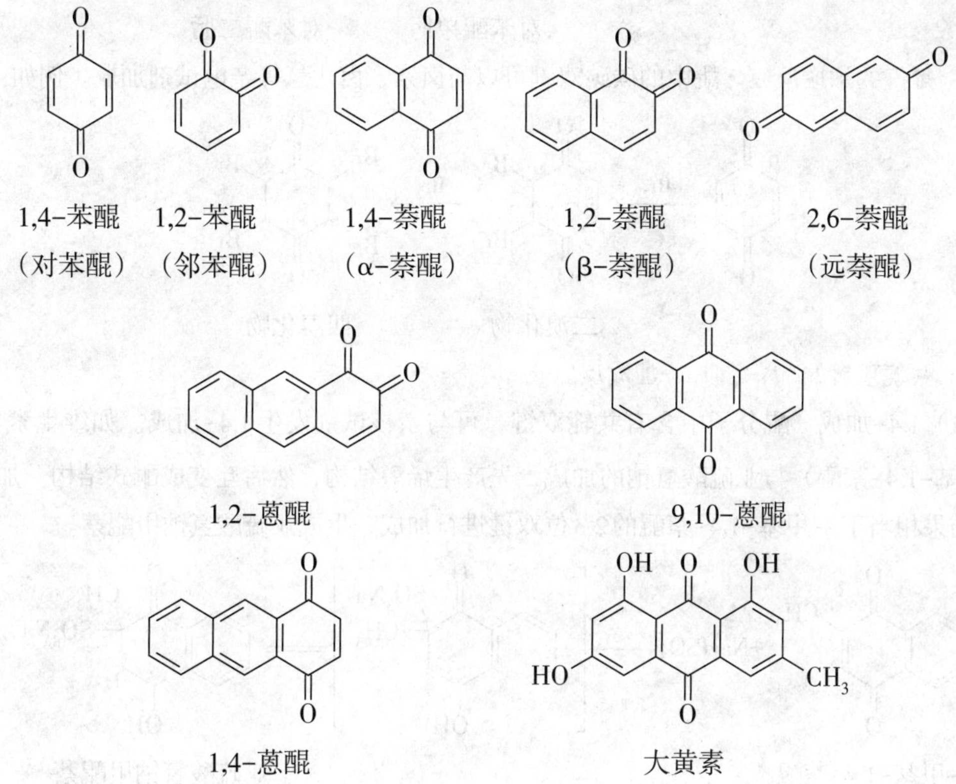

1,4-苯醌（对苯醌） 1,2-苯醌（邻苯醌） 1,4-萘醌（α-萘醌） 1,2-萘醌（β-萘醌） 2,6-萘醌（远萘醌）

1,2-蒽醌 9,10-蒽醌

1,4-蒽醌 大黄素

二、醌的性质

（一）物理性质

具有醌型构造的化合物通常具有颜色。对位的醌多呈现黄色，邻位的醌多呈现红色或橙色，所以醌是许多染料和指示剂的母体。

对位醌具有刺激性气味，可随水蒸气汽化，邻位醌没有气味，不随水蒸气汽化，可用水蒸气蒸馏法分离对位醌与邻位醌。

（二）化学性质

从醌的构造来看。其分子中既有羰基，又有碳碳双键形成共轭体系，因此可以发生羰基加成、碳碳双键加成以及共轭双键的1,4-或1,6-加成反应。

1. 羰基的加成反应　苯醌可与羰基试剂发生加成反应。如对苯醌与羟胺反应，先生成对苯醌单肟，再生成对苯醌二肟。

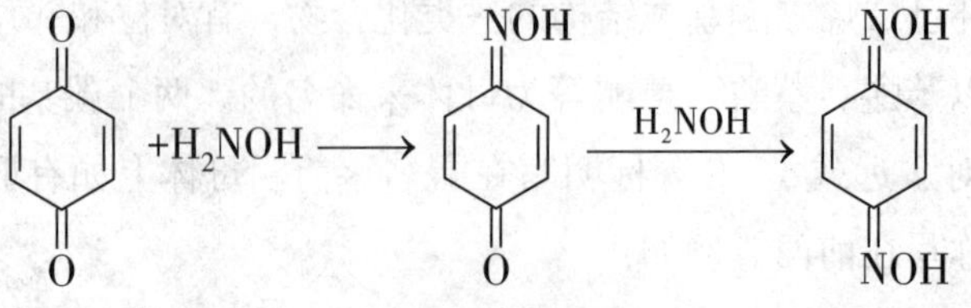

$$\text{对苯醌} + H_2NOH \longrightarrow \text{对苯醌单肟} \xrightarrow{H_2NOH} \text{对苯醌二肟}$$

对苯醌单肟　对苯醌二肟

2. 烯键的加成反应　醌中的碳碳双键可以与卤素、卤化氢等亲电试剂加成。例如：

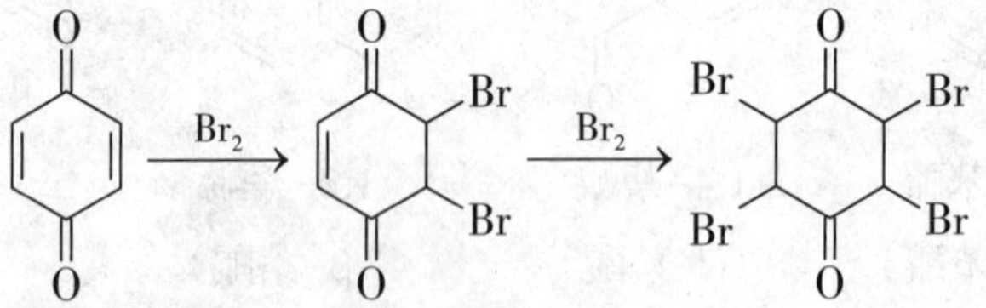

$$\text{对苯醌} \xrightarrow{Br_2} \text{二溴化物} \xrightarrow{Br_2} \text{四溴化物}$$

二溴化物　四溴化物

3. 共轭双键的1,4-和1,6-加成反应

（1）1,4-加成　醌分子中含有共轭双键，可与亲核试剂发生1,4-加成。如维生素 K_3（2-甲基-1,4-萘醌）与亚硫酸氢钠的加成，先产生烯醇结构，然后互变成酮式结构。加成的总结果相当于2-甲基-1,4-萘醌的2,3位双键进行加成，生成亚硫酸氢钠甲醌萘。

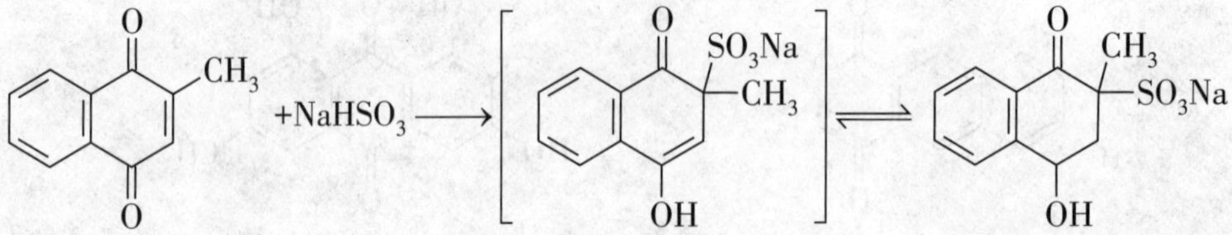

$$\text{2-甲基-1,4-萘醌} + NaHSO_3 \longrightarrow [\text{烯醇式}(SO_3Na, CH_3, OH)] \rightleftharpoons \text{亚硫酸氢钠甲醌萘}$$

2-甲基-1,4-萘醌　亚硫酸氢钠甲醌萘

（2）1,6-加成　在亚硫酸水溶液中，对苯醌经1,6-加氢被还原为对-苯二酚（又称氢醌），这是氢醌氧化为对苯醌的逆反应。对苯醌与氢醌可以通过还原与氧化反应互相转变。

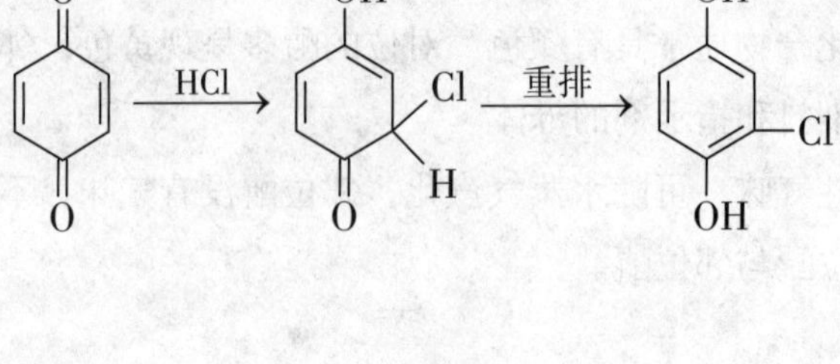

$$\text{对苯醌} \xrightarrow{HCl} \text{中间体}(OH, Cl, H) \xrightarrow{\text{重排}} \text{2-氯-1,4-苯二酚}$$

三、与医药有关的醌

（一）对苯醌

对苯醌是黄色晶体，熔点115.7℃，能随水蒸气蒸出，具有刺激性臭味，有毒，能腐蚀皮肤，能溶于醇和醚中。如将对苯醌的乙醇溶液和无色的对苯二酚的乙醇溶液混合，溶液颜色变为棕色，并有深绿色的晶体析出，这是一分子对苯醌和另一分子对苯二酚结合而成的分子配合物，叫做醌氢醌。

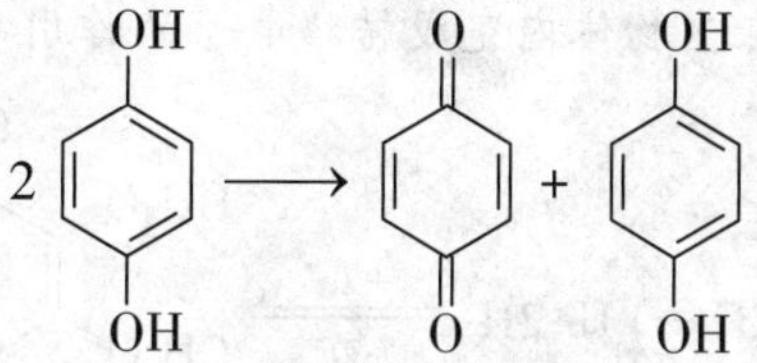

2 (对苯二酚, OH / OH) ⟶ (对苯醌, O / O) + (对苯二酚, OH / OH)

（二）α-萘醌和维生素K

α-萘醌又叫1,4-萘醌，是黄色晶体，熔点125℃，可升华，微溶于水，溶于酒精和醚中，具有刺鼻气味。

许多天然产物的色素含α-萘醌构造，如维生素 K_1 和维生素 K_2 都是萘醌的衍生物。维生素 K_1 和 K_2 的差别只在于侧链有所不同，维生素 K_1 为黄色油状液体，维生素 K_2 为黄色晶体。维生素 K_1 和 K_2 广泛存在于自然界中，绿色植物（如苜蓿、菠菜等）、蛋黄、肝脏等含量丰富。维生素 K_1 和 K_2 的主要作用是能促进血液的凝固，所以可用作止血剂。

在研究维生素 K_1 和 K_2 及其衍生物的化学构造与凝血作用的关系时，发现2-甲基-1,4-萘醌具有更强的凝血能力，称为维生素 K_3，可由合成方法制得。维生素 K_3 为黄色晶体，熔点105~107℃，难溶于水，可溶于植物油或其他有机溶剂。由于维生素 K_3 是油溶性维生素，故医药上常用其可溶于水的亚硫酸氢钠加成物。

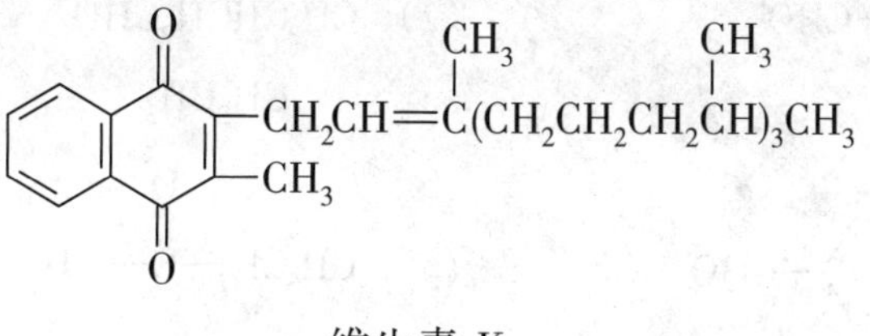

(1,4-萘醌环, 2-位 $-CH_2CH{=}\overset{CH_3}{\overset{|}{C}}(CH_2CH_2CH_2\overset{CH_3}{\overset{|}{C}H})_3CH_3$, 3-位 $-CH_3$)

维生素 K_1

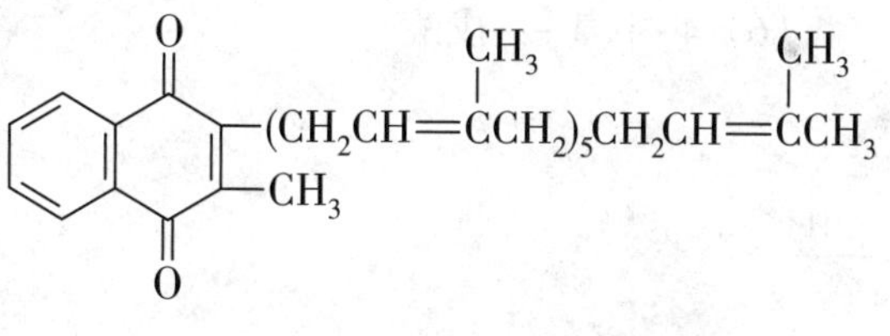

(1,4-萘醌环, 2-位 $-(CH_2CH{=}\overset{CH_3}{\overset{|}{C}}CH_2)_5CH_2CH{=}\overset{CH_3}{\overset{|}{C}}CH_3$, 3-位 $-CH_3$)

维生素 K_2

(1,4-二氧代四氢萘环, 2-位 CH_3 和 $SO_3Na\cdot 3H_2O$)

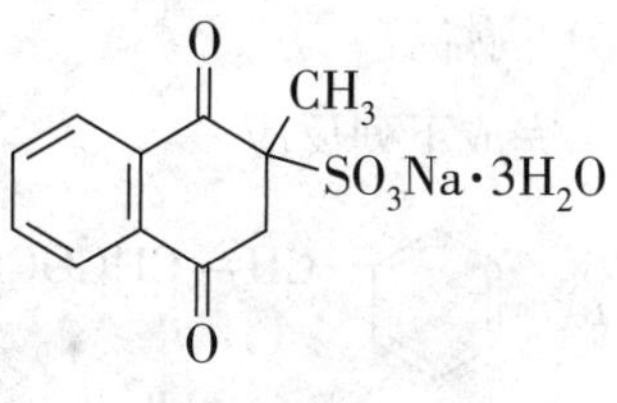

维生素 K_3

知识链接

辅酶 Q_{10}

辅酶 Q_{10} 又名泛醌10，是一类脂溶性的苯醌类化合物，广泛存在于自然界，是生物体内氧化还原过程中极为重要的物质。它通过分子中的苯醌和对苯二酚间的可逆的氧化还原过程在生物体内完成转移电子的作用。

$$\underset{\text{(2,3-}(\text{CH}_3\text{O})_2\text{, 5-CH}_3\text{, 1,4-C}_6(=\text{O})_2)}{}-(\text{CH}_2\text{CH}{=}\overset{\overset{\text{CH}_3}{|}}{\text{C}}\text{CH}_2-)_n\text{H}+2\text{H}^+ \underset{-2e^-}{\overset{+2e^-}{\rightleftharpoons}} \underset{\text{(2,3-}(\text{CH}_3\text{O})_2\text{, 5-CH}_3\text{, 1,4-(OH)}_2\text{C}_6)}{}-(\text{CH}_2\text{CH}{=}\overset{\overset{\text{CH}_3}{|}}{\text{C}}-\text{CH}_2-)_n\text{H}$$

辅酶 Q_{10} 具有抗氧化性，抗肿瘤作用及免疫调节作用，抗皮肤皱纹和延缓皮肤衰老。辅酶 Q_{10} 渗透进入皮肤生长层可以减弱光子的氧化反应，防止DNA的氧化损伤，抑制紫外光照射下人皮肤成纤维母细胞胶原蛋白酶的表达，保护皮肤免于损伤。提高体内SOD等酶活性，抑制氧化应激反应诱导的细胞凋亡，具有显著的抗氧化、延缓衰老的作用。

扫一扫，做一做

复习思考

1. 写出下列化合物的名称或结构式

(1) $\text{H}_3\text{C}-\underset{\underset{\text{CH}_3}{|}}{\text{CH}}-\text{CHO}$

(2) $\text{CH}_3\underset{\underset{\text{CH}_2\text{CH}_3}{|}}{\text{CH}}\text{CH}_2\text{CHO}$

(3) $\text{CH}_3\text{O}-\text{C}_6\text{H}_4-\text{CHO}$（对位）

(4) $\text{CH}_3\text{CH}_2-\overset{\overset{\text{O}}{\|}}{\text{C}}-\text{CH}_2-\underset{\underset{\text{CH}_2\text{CH}_3}{|}}{\text{CH}}-\text{CH}_3$

(5) 丙烯醛

(6) 4-甲基-2-戊酮

2. 完成下列反应

(1) $\text{C}_6\text{H}_5-\text{CH}{=}\text{CHCOCH}_3 \xrightarrow{\text{LiAlH}_4}$

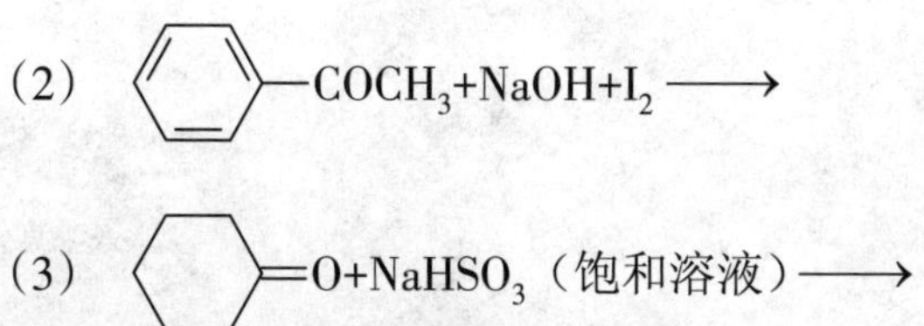

（2） C_6H_5—$COCH_3$+NaOH+I_2 ⟶

（3） 环己酮=O+$NaHSO_3$（饱和溶液）⟶

3. 下列化合物中哪些可以发生碘仿反应?

（1） CH_3CH_2CHO　　（2） HCHO　　（3） CH_3CH_2OH

（4） $CH_3COCH_2CH_3$　　（5） $C_6H_5CH(OH)CH_3$　　（6） CH_3CHO

4. 用化学方法鉴别下列各组化合物

（1）乙醇、丙酮、正丙醇

（2）苯甲醛、苯乙醛、丙酮

（3）甲醛、丙醛、苯乙酮

5. 某化合物A的分子式为 C_4H_8O ，能与氢氰酸发生加成反应，并能与希夫试剂显紫红色。A经还原后得到分子式为 $C_4H_{10}O$ 的化合物B。B经浓硫酸脱水后得C（ C_4H_8 ），C与氢溴酸作用生成叔丁基溴，试写出A、B、C的结构式和有关的化学反应式。

扫一扫，知答案

扫一扫，看课件

第八章 羧酸和取代羧酸

【学习目标】

1. 掌握羧酸和取代羧酸的定义、结构、分类和命名。
2. 熟悉羧酸的化学性质、甲酸的特性。
3. 了解与医药有关的羧酸和取代羧酸及其应用。

第一节 羧 酸

羧酸是由烃基（或氢原子）与羧基相连所形成的化合物。羧酸分子中烃基上的氢原子被其他原子或原子团取代后生成的化合物称为取代羧酸。常见的取代羧酸有卤代酸、羟基酸、氨基酸、羰基酸等。

羧酸及取代羧酸广泛存在于自然界中，它们在动植物的生长、繁殖、新陈代谢等方面起着重要作用，与人们的生活、工农业生产、医药工业等有着密切联系。本章重点讨论羧酸、羟基酸和酮酸。

一、羧酸的结构、分类和命名

（一）结构

羧酸的官能团是羧基，羧基由羰基和羟基组成，羟基氧原子的p轨道上的未共用电子对与羰基的π键形成p-π共轭，使羟基氧原子的电子云向羰基移动，氧原子上的电子云密度降低，氢氧键的极性增强，有利于离解出氢离子而表现出酸性。

（二）分类

根据分子中烃基的不同，羧酸可分为脂肪酸（饱和脂肪酸、不饱和脂肪酸）、脂环酸和芳香酸。根据分子中所含羧基数目的多少分为一元酸和多元酸。

表8-1 羧酸的分类

	一元酸	二元酸
饱和脂肪酸	CH_3COOH 乙酸	COOH | COOH 乙二酸
不饱和脂肪酸	$CH_2{=}CHCOOH$ 丙烯酸	CHCOOH ‖ CHCOOH 丁烯二酸
脂环酸	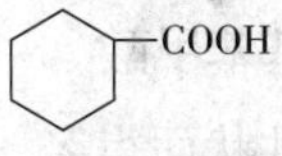 (环己基)—COOH 环己（基）甲酸	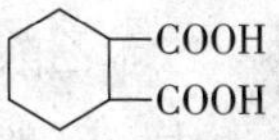 (环己基)(—COOH)(—COOH) 1,2–环己（基）二甲酸
芳香酸	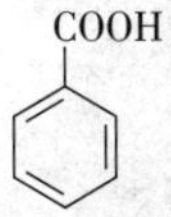 (苯基)—COOH 苯甲酸	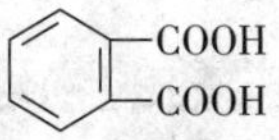 (苯基)(—COOH)(—COOH) 邻苯二甲酸

（三）命名

饱和一元脂肪酸的系统命名方法同“醛”。选择含有羧基的最长碳链作为主链，根据主链上的碳原子数目称作“某酸”。从羧基开始，将主链上的碳原子按顺序编号。支链可以看作是取代基，将它们在主链上的位次、数目和名称，分别写在“某酸”之前。例如：

$$CH_3-\underset{\displaystyle CH_3}{\underset{|}{CH}}-COOH$$

2–甲基丙酸

$$CH_3-\underset{\displaystyle CH_3}{\underset{|}{\underset{\displaystyle CH_2}{\underset{|}{CH}}}}-COOH$$

2–甲基丁酸

$$CH_3-\underset{\displaystyle CH_3}{\underset{|}{CH}}-\underset{\displaystyle CH_3}{\underset{|}{CH}}-CH_2-COOH$$

3,4–二甲基戊酸

主链碳原子的位次也可用希腊字母α、β、γ等标示。和羧基直接相连的碳原子为α位（相当于第二位），依次为β位（相当于第三位）、γ位等。

不饱和脂肪酸的命名，要选择含羧基和不饱和键都在内的最长碳链为主链，称作“某烯酸”或“某炔酸”，从羧基碳原子开始编号，并把双键或三键的位置标在“某烯酸”或“某炔酸”之前。如：

$$CH_3-\underset{\displaystyle CH_3}{\underset{|}{C}}=CH-COOH$$

3–甲基–2–丁烯酸

$$CH_3(CH_2)_7CH=CH(CH_2)_7COOH$$

9–十八碳烯酸

脂肪二元酸的命名，是选择含2个羧基在内的最长碳链为主链，命名为“某二酸”。

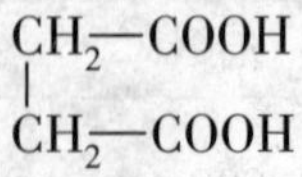

$$\begin{array}{l} CH_2-COOH \\ | \\ CH_2-COOH \end{array}$$

丁二酸

芳香酸和脂环酸的命名，是把脂肪酸作为母体，把芳环或脂环看作取代基，例如：

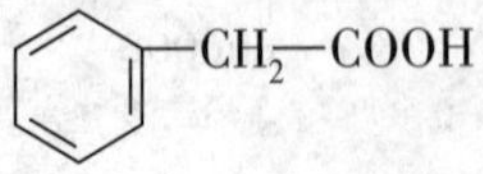

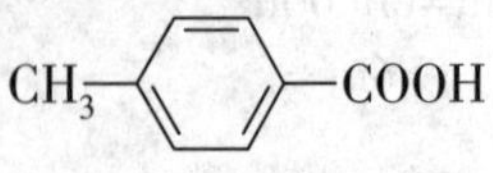

$C_6H_5-CH_2-COOH$ 苯乙酸　　$CH_3-C_6H_4-COOH$ 对甲基苯甲酸　　$C_5H_9-CH_2-COOH$ 环戊（基）乙酸

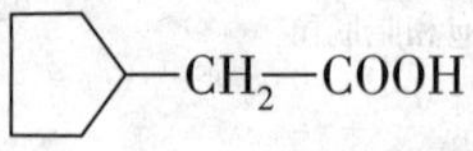

在俗名法中，一般是根据该酸的来源或性状而得名。如：甲酸又称蚁酸，乙酸又称醋酸等。

二、羧酸的物理性质

甲酸、乙酸、丙酸为强烈刺激性气味的无色液体，含4～9个碳原子的饱和一元羧酸是具有腐败气味的油状液体，癸酸以上为蜡状固体，二元羧酸和芳香酸都是结晶固体。低级羧酸可与水混溶，随着分子量的增大，溶解度逐渐减小，沸点都随着分子量的增加而升高。

羧酸的沸点比分子量相近的醇还高，例如甲酸与乙醇的分子量相同，甲酸的沸点101℃，乙醇的沸点78℃。这是由于羧酸分子间可以形成两个氢键缔合成二聚体所致。

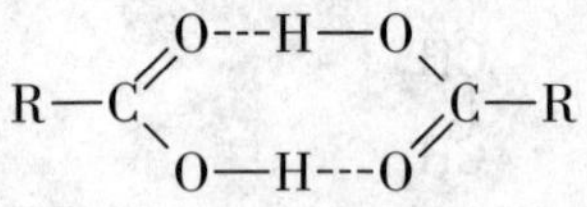

$$\begin{array}{c} O\cdots H-O \\ R-C\quad\quad\quad C-R \\ O-H\cdots O \end{array}$$

三、羧酸的化学性质

羧酸的化学性质主要是由它的官能团羧基引起的。由于羰基的π键与羟基氧原子上的未共用电子对形成p-π共轭体系，使羧基表现出既不同于羰基，又不同于羟基的某些特殊性质。

（一）酸性

在羧酸分子中，因受羰基的影响，使羧基中羟基上的氢原子变得比较活泼，在水溶液中能解离出氢离子，呈现出弱酸性。

$$R-COOH+NaOH \longrightarrow R-COONa+H_2O$$

$$2R-COOH+Na_2CO_3 \longrightarrow 2R-COONa+H_2O+CO_2\uparrow$$

$$R-COOH+NaHCO_3 \longrightarrow R-COONa+H_2O+CO_2\uparrow$$

羧酸酸性比强无机酸的酸性弱，但比碳酸和酚类的酸性要强，既可与氢氧化钠反应，又可与碳酸钠和碳酸氢钠反应；苯酚的酸性比碳酸弱，苯酚不能与碳酸氢钠溶液反应，所以利用此性质可以区分羧酸和酚类化合物。

饱和一元羧酸中，甲酸的酸性比其他羧酸的酸性强。这是因为烷基的给电子诱导效应减弱了氢氧键的极性，较难解离出 H^+，使酸性减弱。

芳香酸的酸性比甲酸弱，但比其他饱和一元羧酸酸性强。这是由于苯环的大π键与羧基形成了π-π共轭体系，使环上的电子云向羧基转移，减弱了氢氧键极性，H^+ 的离解能力降低，酸性较甲酸弱。

二元羧酸的酸性比一元羧酸强，这是因为羧基是吸电子基团，通过诱导效应使另一个羧基上的氢容易以质子的形式离解。但随着二元羧酸2个羧基间碳原子数的增加，羧基间的影响逐渐减弱，酸性逐渐减小。

（二）羧酸中羟基被取代的反应

羧基上羟基可被其他原子原子团代替而生成羧酸衍生物，如酰卤、酸酐、酯和酰胺。

1. 酰卤的生成 羧基中的羟基被卤素取代的产物称为酰卤。其中最重要的是酰氯，广泛用于药物合成中。

$$3R-\overset{O}{\overset{\|}{C}}-OH+PCl_3 \longrightarrow 3R-\overset{O}{\overset{\|}{C}}-Cl+H_3PO_3$$

$$R-\overset{O}{\overset{\|}{C}}-OH+SOCl_2 \longrightarrow R-\overset{O}{\overset{\|}{C}}-Cl+SO_2\uparrow+HCl\uparrow$$

$$R-\overset{O}{\overset{\|}{C}}-OH+PCl_5 \longrightarrow R-\overset{O}{\overset{\|}{C}}-Cl+POCl_3+HCl\uparrow$$

2. 酸酐的生成 除甲酸外，其他一元羧酸在脱水剂五氧化二磷的作用下，可以分子间脱水生成酸酐。

$$\begin{array}{l} R-\overset{O}{\overset{\|}{C}}-OH \\ R-\underset{O}{\underset{\|}{C}}-OH \end{array} \xrightarrow[\triangle]{P_2O_5} \begin{array}{l} R-\overset{O}{\overset{\|}{C}} \\ R-\underset{O}{\underset{\|}{C}} \end{array}\!\!\!>O+H_2O$$

3. 酯的生成 羧酸与醇脱水生成酯的反应，称为酯化反应。

$$CH_3-\overset{O}{\overset{\|}{C}}-OH+H-O-CH_2-CH_3 \underset{\triangle}{\overset{浓H_2SO_4}{\rightleftharpoons}} CH_3-\overset{O}{\overset{\|}{C}}-OCH_2CH_3+H_2O$$

酯化反应是可逆的，为了提高酯的产率，通常可采用加入过量价廉的酸或醇，或从反应体系中不断分离出生成的酯或水的方法，以促使平衡向右移动。

用含有 ^{18}O 的醇和羧酸进行酯化反应，生成了含有 ^{18}O 的酯，这个实验事实说明：酯化反应一般是羧酸的酰氧键发生了断裂，羧羟基被醇中的烃氧基取代，生成酯和水，而不是醇的烃氧键断裂。

4. 酰胺的生成　向羧酸中通入氨生成羧酸的铵盐，加热分子内脱水生成酰胺。

$$R-\overset{O}{\overset{\|}{C}}-OH+NH_3 \longrightarrow R-\overset{O}{\overset{\|}{C}}-ONH_4 \xrightarrow[\triangle]{-H_2O} \underset{\text{酰胺}}{R-\overset{O}{\overset{\|}{C}}-NH_2}$$

（三）脱羧反应　羧酸分子中脱去羧基放出二氧化碳的反应，称为脱羧反应。羧酸分子中的羧基比较稳定，在一般条件下不易脱去，但在特殊条件下可以发生脱羧反应。

如碱石灰（NaOH+CaO）与乙酸钠共热，则可脱羧生成甲烷。

$$CH_3-COONa+NaOH \xrightarrow[\triangle]{CaO} CH_4\uparrow+Na_2CO_3$$

草酸受热可脱羧而放出 CO_2 。

$$\begin{matrix}COOH\\ |\\ COOH\end{matrix} \xrightarrow{\triangle} H-COOH+CO_2\uparrow$$

脱羧反应在人体代谢过程中具有重要的意义，这些反应是在脱羧酶的催化下进行的。

（四）还原反应

羧基中的羰基由于受到羟基的影响，使它失去了典型羰基的性质，难以被一般还原剂或催化氢化法还原，但能被强还原剂氢化锂铝还原成醇。

$$CH_2=CHCH_2COOH \xrightarrow{LiAlH_4} CH_2=CHCH_2CH_2OH$$

（五）α-H的卤代反应

羧基和羰基一样，能使α-H活化。但羧基的致活作用比羰基小，所以羧酸的α-H卤代反应需要在红磷等催化剂存在下才能顺利进行。

$$CH_3COOH \xrightarrow[P]{Cl_2} \underset{\displaystyle Cl}{\underset{|}{CH_2COOH}} \xrightarrow[P]{Cl_2} \overset{\displaystyle Cl}{\overset{|}{\underset{\displaystyle Cl}{\underset{|}{C}}}}HCOOH \xrightarrow{Cl_2} Cl-\overset{\displaystyle Cl}{\overset{|}{\underset{\displaystyle Cl}{\underset{|}{C}}}}COOH$$

四、与医药有关的羧酸类化合物

（一）甲酸（HCOOH）

甲酸俗称蚁酸，是最简单的脂肪酸。甲酸存在于蜂类、某些蚁类和毛虫的分泌物质中。甲酸是无色而有刺激性气味的液体，能与水以任意比例互溶，有腐蚀性。对皮肤有强烈的刺激性。故被蜂、蚁、毛虫蜇咬后的皮肤引起痒、肿、痛时，可以用稀氨水涂敷。

甲酸的结构比较特殊，它的羧基与氢原子直接相连，从结构上看，分子中既含羧基又含醛基，表现出与它的同系物不同的一些特性。

$$\underset{\text{醛基}}{\text{H—}}\overset{\text{O}}{\overset{\|}{\text{C}}}\underset{\text{羧基}}{\text{—OH}}$$

1. **有较强的酸性** 甲酸的酸性比其他饱和一元羧酸的酸性强。

2. **具有还原性** 甲酸分子中含醛基，具有还原性。甲酸能和托伦试剂或斐林试剂反应，也能使高锰酸钾溶液褪色。利用这些反应，就可以把甲酸与其他酸区别开来。

甲酸因有杀菌能力，也可用作消毒防腐剂。

（二）乙酸（CH_3COOH）

乙酸俗称醋酸，为有强烈刺激性酸味的无色液体，是饱和一元羧酸的代表，具有饱和一元羧酸的性质。在医药上，乙酸有抗细菌和真菌作用，因此可以作消毒防腐剂，在房间熏蒸食醋，以预防流感及感冒。

乙酸是常用的有机溶剂，也是重要的化工原料，广泛应用在印染、香料、塑料、制药等工业。

（三）乙二酸

乙二酸分子式为 $H_2C_2O_4$，结构简式为 HOOC—COOH，俗名草酸，是最简单的二元羧酸，广泛存在于自然界的植物中。

由于草酸是二元酸，所以其酸性比一元酸和其他二元酸强。另外，草酸具有还原性，可被高锰酸钾氧化生成 CO_2 和水。在分析化学中，常用来标定高锰酸钾溶液的浓度。草酸中的羧基与许多金属离子形成配位键，因此，草酸可用来除去铁锈和蓝墨水污迹。

（四）苯甲酸（C_6H_5—COOH）

苯甲酸是最简单的芳香酸，因最初从安息香树脂中制得，俗称安息香酸。苯甲酸为白色鳞片状或针状结晶，熔点122℃，难溶于冷水，易溶于热水、乙醇和乙醚。苯甲酸可用于制药、染料和香料等工业。苯甲酸及其钠盐常用作食品和药品的防腐剂，苯甲酸也可用作治疗癣病的外用药。

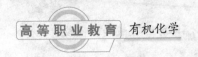

第二节 取代羧酸

一、羟基酸

羧酸分子中烃基上的氢原子被羟基（—OH）取代后生成的化合物称为羟基酸。

（一）羟基酸的分类和命名

1. 羟基酸的分类

（1）按羟基所连的母体不同，分为醇酸和酚酸。

（2）按羟基和羧基相对位置，分为α-羟基酸、β-羟基酸、γ-羟基酸等。

2. 羟基酸的命名

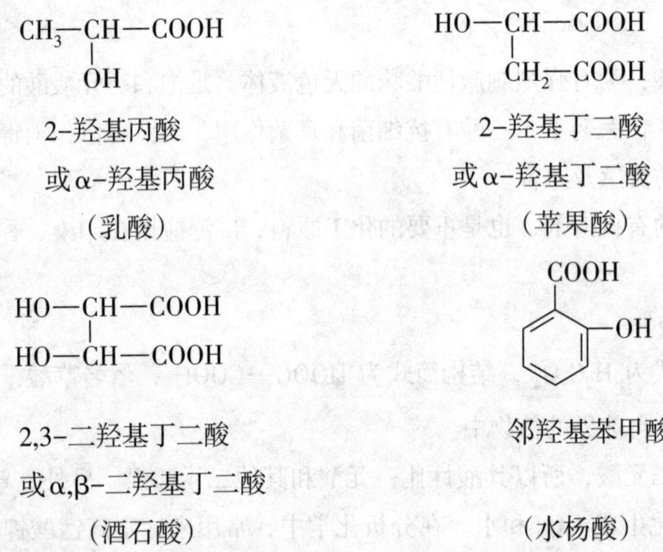

$CH_3—CH(OH)—COOH$ 2-羟基丙酸 或α-羟基丙酸 （乳酸）

$HO—CH(COOH)—CH_2—COOH$ 2-羟基丁二酸 或α-羟基丁二酸 （苹果酸）

$HO—CH(COOH)—CH(OH)—COOH$ 2,3-二羟基丁二酸 或α,β-二羟基丁二酸 （酒石酸）

邻羟基苯甲酸 （水杨酸）

（二）羟基酸的性质

1. 酸性　醇酸分子中的羟基可以产生吸电子诱导效应，使羧酸的酸性增强。

	$CH_2(OH)—COOH$	$CH_3CH(OH)COOH$	CH_3COOH
pK_a	3.83	3.87	4.76

但是，随着羟基和羧基距离的增大，这种影响依次减小。

	$CH_3CH_2CH(OH)—COOH$	$CH_3CH(OH)CH_2COOH$
pK_a	3.89	4.22

在酚酸分子中，由于羟基与芳环之间既有吸电子诱导效应又有给电子的共轭效应，所以几种酚酸异构体的酸性强弱不同。

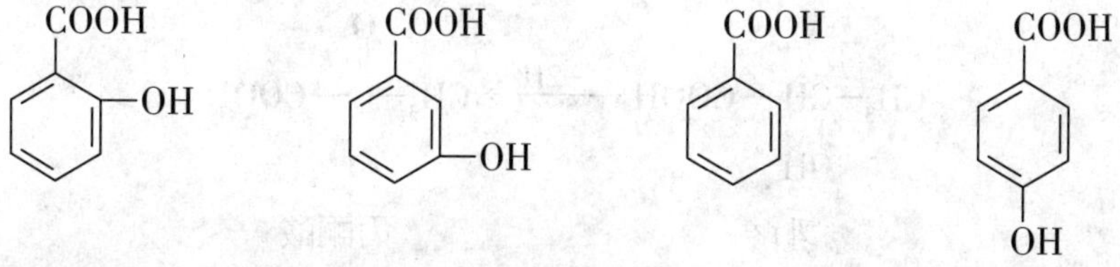

	邻羟基苯甲酸	间羟基苯甲酸	苯甲酸	对羟基苯甲酸
pK_a	3.00	4.12	4.17	4.54

2. 脱水反应　醇酸受热易脱水，但脱水方式随着羟基与羧基的相对位置不同而不同。

（1）α-醇酸　是两分子间相互作用，脱水生成交酯。

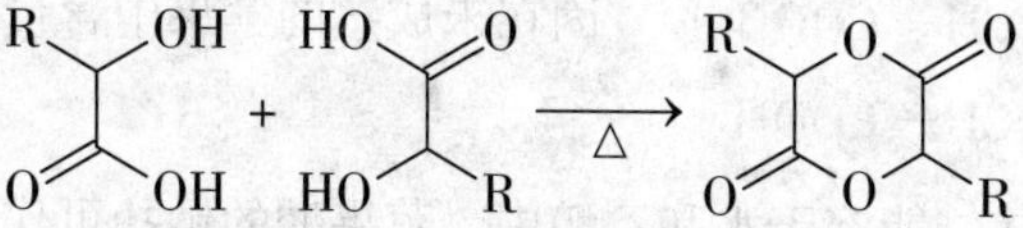

$$2\,RCH(OH)COOH \xrightarrow{\triangle} \text{交酯}$$

（2）β-醇酸　是发生分子内脱水反应，生成α，β-不饱和羧酸。

$$RCH(OH)CH_2COOH \xrightarrow{\triangle} RCH{=}CHCOOH$$

（3）γ-醇酸和δ-醇酸　易发生分子内脱水，生成稳定的五元环或六元环的内酯。

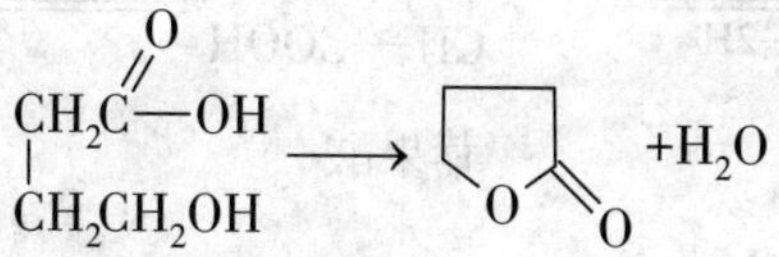

$$CH_2CH_2CH_2(OH)\text{—}COOH \longrightarrow \gamma\text{-丁内酯} + H_2O$$

γ-丁内酯

$$HOCH_2CH_2CH_2CH_2COOH \xrightarrow{\triangle} \delta\text{-戊内酯} + H_2O$$

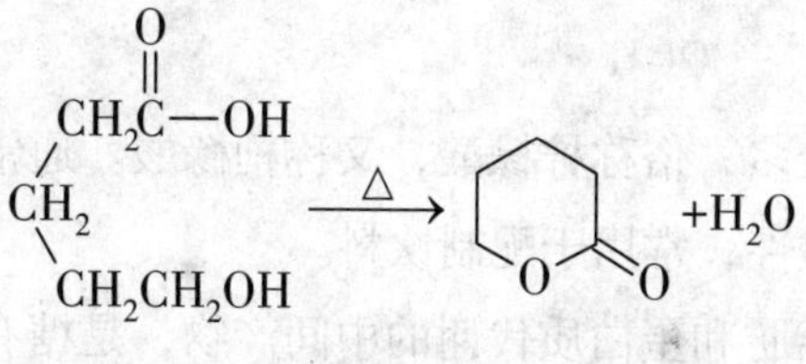

δ-戊内酯

3. 氧化反应　醇酸分子中的羟基受到羧基的影响更易被氧化，生成酮酸。

$$CH_3CH(OH)COOH \xrightarrow{\text{稀硝酸}} CH_3COCOOH$$

（三）与医药有关的羟基酸类化合物

1. 乳酸（$CH_3\text{—}CH(OH)\text{—}COOH$）　乳酸为无色或淡黄色糖浆状液体，吸湿性强，能与水、乙醇、乙醚混溶，但不溶于氯仿和油脂。乳酸最初是从酸牛奶中发现的，因而得名。乳酸是糖代谢的中间产物。

在酶的作用下，乳酸在体内可以脱氢氧化生成丙酮酸。

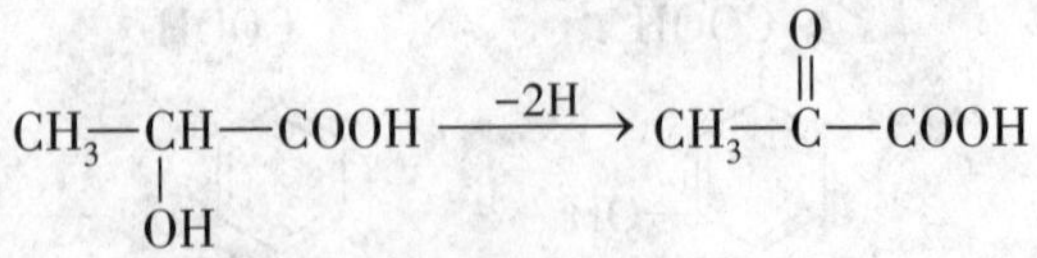

$$CH_3-\underset{OH}{\underset{|}{CH}}-COOH \xrightarrow{-2H} CH_3-\overset{O}{\overset{\|}{C}}-COOH$$

乳酸　　　　　　丙酮酸

在医药上，乳酸可作为消毒剂和外用防腐剂，用于治疗阴道滴虫。乳酸能与碱作用生成乳酸盐，其中，乳酸钙常用于慢性缺钙的治疗；乳酸钠因其水溶液显碱性，可用于治疗酸中毒。

2．苹果酸（$HO-\underset{CH_2-COOH}{\underset{|}{CH}}-COOH$） 因在未成熟的苹果中含量较多而得名苹果酸。天然苹果酸为无色针状晶体，能溶于水和乙醇中。苹果酸的钠盐可作为禁盐病人的食盐代用品。

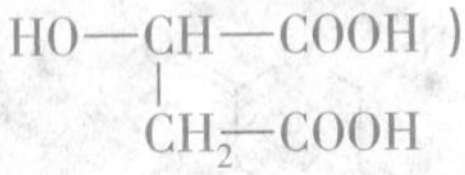

苹果酸是糖代谢过程的中间产物，在体内酶的作用下，可以脱氢氧化生成草酰乙酸，脱水则生成丁烯二酸。

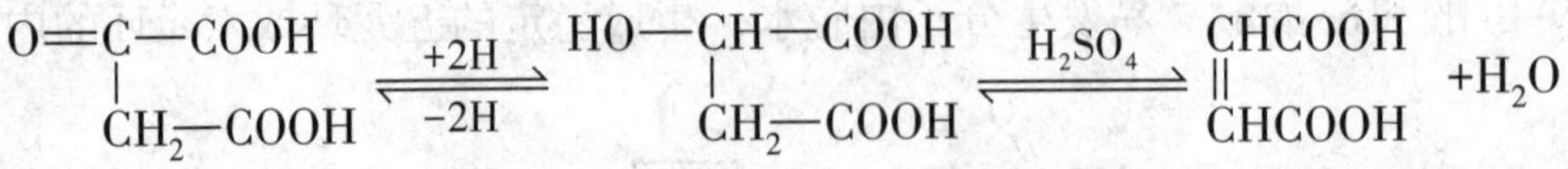

$$O=\underset{CH_2-COOH}{\underset{|}{C}}-COOH \underset{-2H}{\overset{+2H}{\rightleftharpoons}} HO-\underset{CH_2-COOH}{\underset{|}{CH}}-COOH \xrightarrow{H_2SO_4} \begin{matrix} CHCOOH \\ \| \\ CHCOOH \end{matrix} + H_2O$$

草酰乙酸　　　　苹果酸　　　　丁烯二酸

3．柠檬酸（$HO-\overset{CH_2-COOH}{\overset{|}{\underset{CH_2-COOH}{\underset{|}{C}}}}-COOH$） 系统名称为3-羟基-3-羧基戊二酸。存在于柑橘等水果中，以柠檬中含量最多，俗称柠檬酸，又称枸橼酸。通常含一分子结晶水，为无色透明晶体，易溶于水，有酸性，常用于配制饮料。

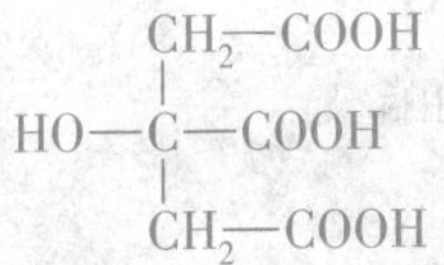

柠檬酸是人体内糖、脂肪和蛋白质代谢的中间产物，是糖有氧氧化过程中三羧酸循环的起始物。在酶的催化下，由柠檬酸经顺乌头酸转化成异柠檬酸，然后进行氧化和脱羧反应，变成α-酮戊二酸。

柠檬酸盐的医学用途很广。例如，柠檬酸钠有防止血液凝固的作用，临床上用作血液的抗凝剂，也可用于配制班氏试剂；柠檬酸铁铵可用于治疗缺铁性贫血。

4．水杨酸（邻羟基苯甲酸：苯环上连有 COOH 和邻位 OH） 因水杨树及柳树的树皮中含有此酸，故俗称水杨酸。它是一种白色针状结晶，微溶于冷水，易溶于沸水、乙醇和乙醚中。

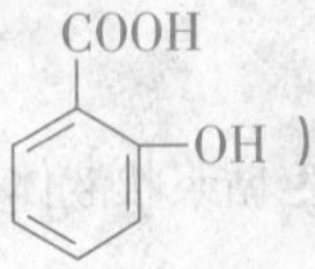

水杨酸分子中含有酚羟基，因此它既具有酸性（比苯甲酸强），又能与三氯化铁溶液作用显紫色，与乙酸酐作用生成乙酰水杨酸。在医学中，乙酰水杨酸又名阿司匹林。

阿司匹林为白色结晶，微溶于水，易溶于乙醇、乙醚和氯仿中，在干燥的空气中较稳定，在潮湿的空气中易水解而变质，故应密闭贮藏。

阿司匹林有解热、镇痛和抗风湿的作用。内服对胃肠的刺激性较水杨酸小。常用镇痛药复方阿司匹林（又称 APC），就是由阿司匹林、咖啡因和非那西丁三者配伍的复方制剂。近年来，阿司匹林多用于治疗和预防心、脑血管疾病。

二、羰基酸

分子中既含有羰基又含有羧基的化合物称为羰基酸。

（一）羰基酸的分类、命名

1. 羰基酸的分类　根据所含的是醛基还是酮基，将其分为醛酸和酮酸。根据羰基和羧基相对位置不同，分为α-羰基酸、β-羰基酸、γ-羰基酸等。

2. 羰基酸的命名　系统命名法，按羧酸的命名原则进行，但必须指明羰基所在的位置。例如：

$$H-\overset{\overset{\large O}{\|}}{C}-COOH \qquad\qquad H-\overset{\overset{\large O}{\|}}{C}-CH_2COOH$$

乙醛酸　　　丙醛酸

$$CH_3-\overset{\overset{\large O}{\|}}{C}-COOH \qquad\qquad CH_3-\overset{\overset{\large O}{\|}}{C}-CH_2COOH$$

丙酮酸　　　3-丁酮酸

（β-丁酮酸或乙酰乙酸）

（二）羰基酸的性质

1. 酸性　由于羰基的吸电子诱导效应，使羧基中氧氢键的极性增强，酮酸的酸性增强。

	$CH_3COCOOH$	CH_3CH_2COOH
pK_a	2.5	4,87

2. 分解反应　α-酮酸与浓硫酸共热，分解生成少一个碳原子的羧酸及一氧化碳。

$$R-\overset{\overset{\large O}{\|}}{C}-COOH \xrightarrow[\triangle]{浓H_2SO_4} RCOOH+CO\uparrow$$

β-酮酸与浓碱共热时，α-碳原子和β-碳原子之间键发生断裂，生成两分子羧酸盐。此反应称为酸式分解。

$$R-\overset{\overset{\large O}{\|}}{C}-CH_2COOH+2NaOH \xrightarrow[\triangle]{} RCOONa+CH_3COONa+H_2O$$

3. 脱羧反应 α-酮酸与稀硫酸共热，可脱羧生成醛。

$$CH_3\overset{\overset{O}{\|}}{C}COOH \xrightarrow[150℃]{稀H_2SO_4} CH_3CHO + CO_2\uparrow$$

β-酮酸只有在低温下稳定，受热更易脱羧。

$$CH_3-\overset{\overset{O}{\|}}{C}-CH_2COOH \xrightarrow{\triangle} CH_3\overset{\overset{O}{\|}}{C}CH_3 + CO_2\uparrow$$

通常将该反应称为β-酮酸的酮式分解。

（三）与医药有关的羰基酸类化合物

1. 丙酮酸（$CH_3-\overset{\overset{O}{\|}}{C}-COOH$） 是最简单的酮酸，为无色液体，可与水混溶。

丙酮酸是人体内糖、脂肪、蛋白质代谢的中间产物，在体内酶的催化下，易脱羧氧化成乙酸，亦可被还原成乳酸。

由于受酮基的影响，丙酮酸的酸性比丙酸强，也比乳酸的酸性强。在体内酶的催化下，易发生脱羧、氧化生成乙酸和二氧化碳。

$$\underset{丙酮酸}{CH_3-\overset{\overset{O}{\|}}{C}-COOH} \xrightarrow{[O]} \underset{乙酸}{CH_3-COOH} + CO_2\uparrow$$

在体内酶的催化下，也可被还原成乳酸。

$$\underset{丙酮酸}{CH_3-\overset{\overset{O}{\|}}{C}-COOH} \underset{-2H}{\overset{+2H}{\rightleftharpoons}} \underset{乳酸}{CH_3-\underset{\underset{OH}{|}}{CH}-COOH}$$

2. β-丁酮酸（$CH_3-\overset{\overset{O}{\|}}{C}-CH_2-COOH$） 又称乙酰乙酸，也可称为3-丁酮酸。乙酰乙酸为人体内脂肪代谢的中间产物。纯品为无色黏稠液体，酸性比醋酸强，性质不稳定，受热易发生脱羧反应生成丙酮和二氧化碳。

$$\underset{β-丁酮酸}{CH_3-\overset{\overset{O}{\|}}{C}-CH_2-COOH} \xrightarrow{\triangle} \underset{丙酮}{CH_3-\overset{\overset{O}{\|}}{C}-CH_3} + CO_2\uparrow$$

β-丁酮酸被还原，生成β-羟基丁酸。

$$\underset{\beta\text{-丁酮酸}}{CH_3-\overset{\overset{\displaystyle O}{\|}}{C}-CH_2-COOH} \underset{-2H}{\overset{+2H}{\rightleftharpoons}} \underset{\beta\text{-羟基丁酸}}{CH_3-\overset{\overset{\displaystyle OH}{|}}{CH}-CH_2-COOH}$$

体内脂肪酸代谢时能生成β-丁酮酸，它在酶的催化下可还原生成β-羟基丁酸，脱羧则生成丙酮。

$$\underset{\beta\text{-羟基丁酸}}{CH_3-\overset{\overset{\displaystyle OH}{|}}{CH}-CH_2COOH} \underset{-2H}{\overset{+2H}{\rightleftharpoons}} \underset{\beta\text{-丁酮酸}}{CH_3-\overset{\overset{\displaystyle O}{\|}}{C}-CH_2-COOH} \xrightarrow{\triangle} \underset{\text{丙酮}}{CH_3-\overset{\overset{\displaystyle O}{\|}}{C}-CH_3}+CO_2\uparrow$$

医学上把乙酰乙酸、β-羟基丁酸和丙酮三者合称为酮体。由于酮体能被肝外组织进一步分解，所以正常人体血液中只含微量（小于0.5mmol/L）酮体。但当长期饥饿或患糖尿病时，酮体生成明显增多而引起血液中酮体含量升高，严重时将在尿中出现酮体，称为酮症。酮体呈酸性，如果酮体的增加超过了血液抗酸的缓冲能力，就会引起酸中毒。因此，检查酮体可以帮助对疾病的诊断。

扫一扫，做一做

复习思考

1. 写出下列物质的名称

(1) $CH_3-\underset{\underset{\displaystyle CH_2-CH_3}{|}}{CH}-COOH$　　(2) $CH_3-CH_2-\underset{\underset{\displaystyle OH}{|}}{CH}-COOH$

(3) $CH_3-CH_2-\underset{\underset{\displaystyle O}{\|}}{C}-COOH$　　(4) $CH_2(COOH)_2$（CH_2 上连两个 COOH）

2. 完成下列各反应方程式

(1) 2-氧代环己烷甲酸（环己酮α位连 —COOH）$\xrightarrow{\triangle}$

(2) 环己基—CH_2CH_2COOH $+Cl_2 \xrightarrow{P}$

（3） $CH_3-\underset{\underset{OH}{|}}{CH}-\underset{\underset{CH_3}{|}}{CH}-COOH \xrightarrow{\triangle}$

3. 用化学方法鉴别下列各组化合物

（1）甲酸、乙酸、乙二酸

（2）苯甲醇、苯甲醛和苯甲酸

4. 有3种化合物分子式均为 $C_3H_6O_2$ ，其中A能与 Na_2CO_3 反应生成 CO_2 ，B与C则不能。B与C在碱性溶液中加热均可发生水解，B水解的产物能与托伦试剂发生银镜反应，而C水解的产物则不能。试推测A、B、C的结构。

扫一扫，知答案

扫一扫，看课件

第九章

羧酸衍生物和油脂

【学习目标】

1. 掌握羧酸衍生物的定义、结构、命名和化学性质。
2. 熟悉油脂的组成、结构和性质。
3. 了解乙酰乙酸乙酯的互变异构现象。

第一节 羧酸衍生物

羧酸分子的羧基（—COOH）中的羟基（—OH）被—X、—OR、—OCOR、—NH_2（或—NHR、—NR_2）取代后所形成的化合物，称为羧酸衍生物，分别称为酰卤、酯、酸酐和酰胺。它们都含有酰基（ $R-\overset{\overset{O}{\|}}{C}-$ 或 RCO— ），故又称为酰基化合物，具体为：

$$R-\overset{\overset{O}{\|}}{C}-X \qquad R-\overset{\overset{O}{\|}}{C}-O-\overset{\overset{O}{\|}}{C}-R' \qquad R-\overset{\overset{O}{\|}}{C}-OR' \qquad R-\overset{\overset{O}{\|}}{C}-NH_2$$

酰卤　　酸酐　　酯　　酰胺

酰基（ $R-\overset{\overset{O}{\|}}{C}-$ 或 RCO— ）是羧酸分子去掉羟基（—OH）后剩下的基团，酰基的命名来自对应的羧酸，把“某酸”改为“某酰基”。

一、羧酸衍生物的结构、分类和命名

（一）羧酸衍生物的结构

羧酸衍生物酰卤、酸酐、酯和酰胺等含有的酰基（或RCO—）中的羰基碳氧双键可以

与相连原子L（X、O、N）的未共用p电子对形成p-π共轭体系，其结构见图9-1。

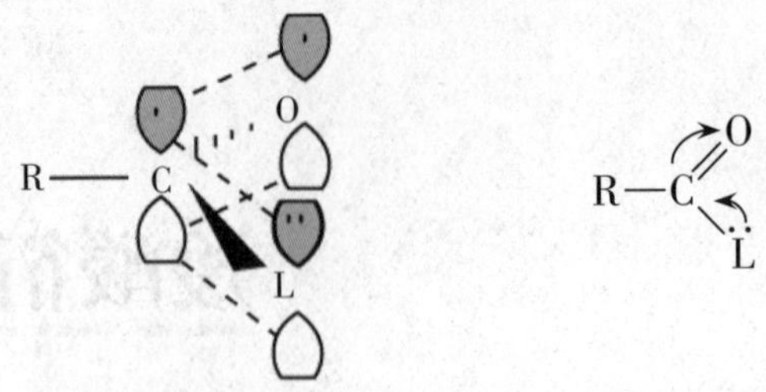

图9-1 羧酸衍生物分子中的p-π共轭体系

一方面由于p-π共轭体系的给电子效应，使p电子云向羰基方向转移，羰基碳上的电子云密度增大；另一方面与酰基相连L原子的电负性都比碳原子大，而表现出吸电子诱导效应，使羰基碳上的电子云密度降低，所以羧酸衍生物的化学反应活性大小，取决于与羰基相连L原子的电负性强弱，L原子的电负性越强，吸电子诱导效应越大，给电子共轭效应越小，羰基碳上的电子云密度降低得越多，C—L键越容易断裂，反应活性越大；反之，反应活性越小。

在羧酸衍生物中，酰卤中卤原子的电负性最强，反应活性最大；在酰胺中氮原子的电负性最弱，反应活性最小，较稳定；酸酐强于酯类，反应活性处于酰氯和酰胺之间。

（二）羧酸衍生物的分类和命名

1. 酰卤　酰基与卤素相连所形成的羧酸衍生物。酰卤根据酰基的名称和卤素来命名，称为某酰卤。例如：

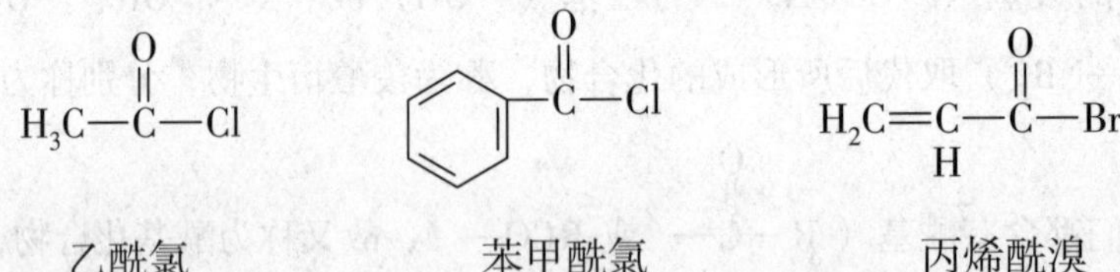

乙酰氯　　苯甲酰氯　　丙烯酰溴

2. 酸酐　是羧酸脱水的产物，也可以看成是一个氧原子连接了两个酰基所形成的化合物。根据两个脱水的羧酸分子是否相同，可以分为单（酸）酐和混（酸）酐。酸酐的命名来自羧酸，某酸生成的酸酐就是某酸酐。同种羧酸生成的酸酐属于单酐，单酐直接在羧酸的后面加“酐”字即可，称为某酸酐；命名混酐时，相对分子小的羧酸名称写在前，分子大的羧酸名称写在后；如有芳香酸时，则芳香酸的名称在前，称为某某酸酐。例如：

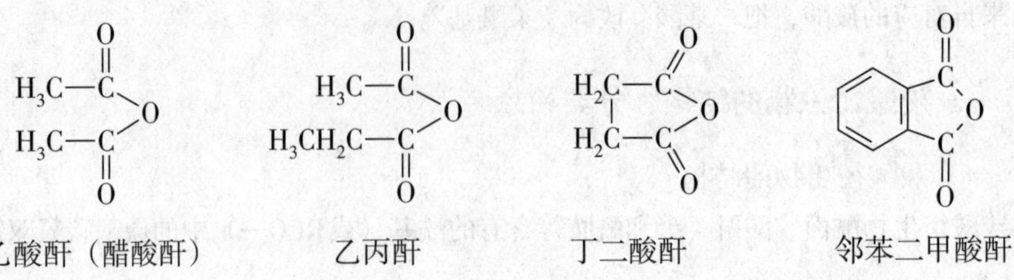

乙酸酐（醋酸酐）　　乙丙酐　　丁二酸酐　　邻苯二甲酸酐

3. 酯　是由酰基和烃氧基连接而成的，由形成它的羧酸和醇加以命名。由一元醇和羧酸形成的酯，羧酸的名称在前，醇的名称在后，只需将“醇”改为“酯”，称为某酸某酯。例如：

$$H_3C-\overset{O}{\overset{\|}{C}}-O-CH_2CH_3$$

乙酸乙酯

$$H_3C-\overset{O}{\overset{\|}{C}}-O-\overset{H_2}{C}-C_6H_5$$

乙酸苄酯

$$C_6H_4(COOCH_3)_2$$

邻苯二甲酸二甲酯

由多元醇和羧酸形成的酯，命名时把醇的名称在前，羧酸的名称在后，称为某醇某酯。例如：

$$\begin{array}{l} H_2C-O-\overset{O}{\overset{\|}{C}}-CH_3 \\ HC-OH \\ H_2C-O-\underset{O}{\underset{\|}{C}}-CH_3 \end{array}$$

丙三醇-1,3-二乙酸酯

4. 酰胺　是酰基与氨基或取代氨基相连形成的化合物。其命名与酰卤相似，氮原子上没有烃基的简单酰胺，根据氨基（$-NH_2$）所连的酰基名称来命名，称为某酰胺；氮原子上连有取代基（烃基）的酰胺，则将取代基的名称写在某酰胺之前，需用“*N*”表示取代基（烃基）的位置。冠以“*N*-”或“*N*,*N*-”以表示该取代基（烃基）是与氮原子相连接的。例如：

$$H_3C-\overset{O}{\overset{\|}{C}}-NH_2$$

乙酰胺

$$C_6H_5-\overset{O}{\overset{\|}{C}}-NH_2$$

苯甲酰胺

$$H_3C-\overset{O}{\overset{\|}{C}}-NH-CH_2CH_3$$

N-乙基乙酰胺

$$H_3C-\overset{O}{\overset{\|}{C}}-N(CH_3)_2$$

N,*N*-二甲基乙酰胺（或乙酰二甲胺）

$$CH_3CH_2-\overset{O}{\overset{\|}{C}}-N(CH_3)_2$$

N,*N*-二甲基丙酰胺

$$C_6H_5-\overset{O}{\overset{\|}{C}}-NH-CH_3$$

N-甲基苯甲酰胺

$$C_6H_5-\overset{O}{\overset{\|}{C}}-\underset{CH_2CH_3}{\underset{|}{N}}-CH_3$$

N-甲基-*N*-乙基苯甲酰胺

二、羧酸衍生物的物理性质

酰卤大多数是具有刺激性气味的无色液体或低熔点的固体。因分子间无氢键缔合，故而沸点较相应的羧酸低。酰卤难溶于水，但极易被水分解，在空气中易被水分解，在空气中易吸潮变质。酰卤对黏膜有刺激作用。

低级的酸酐是具有刺激性气味的无色液体，高级酸酐为无色无味的固体。因分子间无氢键缔合，故沸点较分子量相当的羧酸低。酸酐易溶于有机溶剂难溶于水，但可被水分解，易吸潮变质。

低级的酯是易挥发而且有水果或花草香味的无色液体。如丁酸甲酯有菠萝的香味，苯甲酸甲酯有茉莉花香味。高级的酯为蜡状固体。因分子间无氢键缔合，故沸点较相应的羧酸低。酯的相对密度较小，难溶于水，易溶于有机溶剂。

酰胺中除甲酰胺是液体外，其他均为固体。酰胺分子间可通过氢键缔合，故其沸点和熔点较相应的羧酸高。*N*–取代或*N*,*N*–二取代酰胺因分子间缔合减少或不能形成氢键，而使沸点和熔点比相应未取代的酰胺低。酰胺可与水形成分子间氢键，因此低级酰胺可溶于水。*N*,*N*–二甲基甲酰胺（DMF）能与水、多数有机溶剂相混溶，是一种性能极为优良的非质子极性溶剂。

几种羧酸衍生物的物理常数见表9–1。

表9–1 常见羧酸衍生物的物理常数

名称	结构简式	沸点（℃）	熔点（℃）	密度（g/cm³）
乙酰氯	CH_3COCl	52	−112	1.104
苯甲酰氯	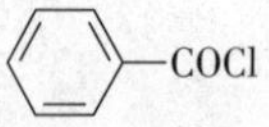 C_6H_5—COCl	197.2	−1	1.212
乙酸酐	$(CH_3CO)_2CO$	140	−73	1.082
丁二酸酐	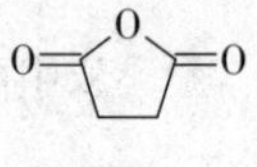 O=⟨O⟩=O（五元环）	261	119.6	1.572
邻苯二甲酸酐	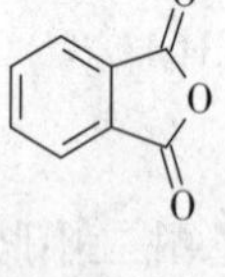 （苯环并五元环，O、O、O）	295	130.8	1.527
乙酸乙酯	$CH_3COOCH_2CH_3$	77	−83	0.901
乙酸异戊酯	$CH_3COOCH_2CH_2CH(CH_3)_2$	142	−78	0.876
苯甲酸苄酯	$C_6H_5COOCH_2C_6H_5$	324	21	1.114（18℃）
乙酸胺	CH_3CONH_2	222	81	1.159

续表

名称	结构简式	沸点（℃）	熔点（℃）	密度（g/cm^3）
苯甲酰胺	$C_6H_5-\overset{O}{\overset{\|\|}{C}}-NH_2$	290	130	1.341

三、羧酸衍生物的化学性质

羧酸衍生物的化学性质主要表现为带部分正电性的羰基碳原子易受亲核试剂的进攻，而发生水解、醇解、氨解反应；受羰基的影响，能发生α-H的反应。另外，羧酸衍生物的羰基也能发生还原反应。

（一）酰基的亲核取代反应

1. 水解反应　酰卤、酸酐、酯和酰胺发生水解反应，得到相同的产物羧酸。

$$R-\overset{O}{\overset{\|}{C}}-Cl + H_2O \xrightarrow{室温} R-\overset{O}{\overset{\|}{C}}-OH + HCl$$

$$R-\overset{O}{\overset{\|}{C}}-O-\overset{O}{\overset{\|}{C}}-R' + H_2O \xrightarrow{热水} R-\overset{O}{\overset{\|}{C}}-OH + R'-\overset{O}{\overset{\|}{C}}-OH$$

$$R-\overset{O}{\overset{\|}{C}}-O-R' + H_2O \xrightarrow[\triangle]{H^+或OH^-} R-\overset{O}{\overset{\|}{C}}-OH + R'OH$$

$$R-\overset{O}{\overset{\|}{C}}-NH_2 + H_2O \xrightarrow[回流]{H^+或OH^-} R-\overset{O}{\overset{\|}{C}}-OH + NH_3$$

2. 醇解反应　酰卤、酸酐、酯与醇反应主要生成酯。

$$R-\overset{O}{\overset{\|}{C}}-Cl + H-OR'' \xrightarrow{室温} R-\overset{O}{\overset{\|}{C}}-OR'' + HCl$$

$$R-\overset{O}{\overset{\|}{C}}-O-\overset{O}{\overset{\|}{C}}-R' + H-OR'' \xrightarrow{\triangle} R-\overset{O}{\overset{\|}{C}}-OR'' + R'-\overset{O}{\overset{\|}{C}}-OH$$

$$R-\overset{O}{\overset{\|}{C}}-O-R' + H-OR'' \xrightarrow{H^+或OH^-} R-\overset{O}{\overset{\|}{C}}-OR'' + R'-OH$$

$$R-\overset{O}{\overset{\|}{C}}-NH_2 + H-OR'' \xrightarrow[回流]{H^+或OH^-} R-\overset{O}{\overset{\|}{C}}-OR'' + NH_3$$

酰卤与醇的反应很容易进行，通常用该法合成酯。反应中常加一些碱性物质如氢氧化钠、吡啶等来中和反应产生的副产物卤化氢，以加快反应的进行。

知识链接

醇解反应在药物合成上的应用

酯的醇解反应又叫酯交换反应。在药物合成中可利用酯交换反应制备一些高级的酯或一般难以直接用酯化反应合成的酯，也常用于药物及其中间体的合成。如局部麻醉药物盐酸普鲁卡因的合成：

$$H_2N-C_6H_4-COOC_2H_5 + HOCH_2CH_2N(C_2H_5)_2 \xrightarrow{HCl} H_2N-C_6H_4-COOCH_2CH_2N(C_2H_5)_2 \cdot HCl + C_2H_5OH$$

盐酸普鲁卡因

乙酰氯或乙酸酐与水杨酸的酚羟基发生类似的醇解反应，得到解热镇痛药物阿司匹林：

$$o\text{-}HOOC-C_6H_4-OH + (CH_3CO)_2O \xrightarrow{浓H_2SO_4} o\text{-}HOOC-C_6H_4-OCOCH_3 + CH_3COOH$$

乙酰水杨酸（阿司匹林）

3. 氨解反应　酰卤、酸酐和酯与氨（或胺）作用生成酰胺的反应称为氨解反应。氨解反应也可以看成氨分子中氢原子被酰基取代，故又称为酰化反应。由于氨（或胺）的亲核性比水强，因此氨解比水解更容易进行。一般只需要加热而不用酸或碱催化就能生成酰胺。

$$R-\overset{O}{\overset{\|}{C}}-Cl + H-NH_2 \longrightarrow R-\overset{O}{\overset{\|}{C}}-NH_2 + NH_4Cl$$

$$R-\overset{O}{\overset{\|}{C}}-O-\overset{O}{\overset{\|}{C}}-R' + H-NH_2 \longrightarrow R-\overset{O}{\overset{\|}{C}}-NH_2 + R'-\overset{O}{\overset{\|}{C}}-ONH_4$$

$$R-\overset{O}{\overset{\|}{C}}-OR' + H-NH_2 \longrightarrow R-\overset{O}{\overset{\|}{C}}-NH_2 + R'-OH$$

$$R-\overset{O}{\overset{\|}{C}}-NH_2 + H_2N-R \longrightarrow R-\overset{O}{\overset{\|}{C}}-NHR + NH_3\uparrow$$

氨解反应用于药物的改性

羧酸衍生物的水解、醇解和氨解的结果，是在水、醇和氨（或胺）分子中引入了一个酰基，分别生成羧酸、酯和酰胺。向分子中引入酰基的反应叫酰化反应，在反应中提供酰基的物质叫酰化剂。

酰化反应具有重要的生物学意义。某些药物由于其溶解性过低，或毒副作用大等因素限制了其在临床上的使用，此时就需要对药物进行改性。可通过在其结构中引入酰基，以增大其溶解性、降低毒副作用，提高疗效。例如，对氨基苯酚具有解热、镇痛的作用，但分子中游离的氨基毒性较大，不能应用于临床。但可用酰化反应将氨基酰化，引入酰基后生成的对乙酰氨基苯酚与对氨基苯酚相比增大了稳定性和脂溶性，改善其在体内的吸收，延长疗效，降低毒性。对乙酰氨基苯酚是临床常用的解热镇痛药，即扑热息痛。

$$HO-C_6H_4-NH_2 + (CH_3CO)_2O \xrightarrow{CH_3COOH} HO-C_6H_4-NHCOCH_3 + CH_3COOH$$

对氨基苯酚　　　　　　对乙酰氨基酚（扑热息痛）

人体的新陈代谢过程中的很多变化也是通过酰化反应来实现的。

（二）异羟肟酸铁盐反应

酸酐、酯和酰伯胺能与羟胺发生酰化反应生成异羟肟酸，异羟肟酸与三氯化铁作用，得到红紫色的异羟肟酸铁。

$$R-\overset{O}{\overset{\|}{C}}-O-\overset{O}{\overset{\|}{C}}-R' + H-NH-OH \longrightarrow R-\overset{O}{\overset{\|}{C}}-NHOH + R'COOH$$

$$R-\overset{O}{\overset{\|}{C}}-O-R' + H-NH-OH \longrightarrow R-\overset{O}{\overset{\|}{C}}-NHOH + R'OH$$

$$R-\overset{O}{\overset{\|}{C}}-NH_2 + H-NH-OH \longrightarrow R-\overset{O}{\overset{\|}{C}}-NHOH + NH_3$$

异羟肟酸

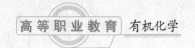

$$3R-\overset{\overset{\large O}{\|}}{C}-NHOH+FeCl_3 \longrightarrow (R-\overset{\overset{\large O}{\|}}{C}-NHO)_3Fe+3HCl$$

异羟肟酸铁

（红~紫色）

酰卤、*N*-或*N*,*N*-取代酰胺不发生此显色反应，酰卤必须转变为酯才能进行反应，异羟肟酸铁反应可用于羧酸衍生物的鉴定，也常用于含有酰基药物的检验。

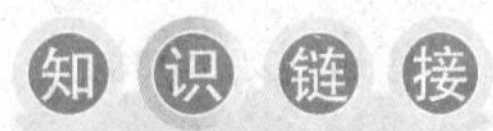

知识链接

异羟肟酸铁盐反应在药物合成上的应用

循环系统药物调血脂的氯贝丁酯分子中本身具有脂类的结构，在碱性条件下与羟胺、三氯化铁试剂作用形成紫色的异羟肟酸铁。

抗疟疾药物青蒿素具有内酯结构，在氢氧化钠溶液中加热可水解开环，在碱性条件下遇到盐酸羟胺缩合生成异羟肟酸，在酸性溶液中与三氯化铁试剂作用，得到深紫红色的异羟肟酸铁。

（三）α-H的反应——酯缩合反应

羧酸衍生物的α-H受羰基的影响比较活泼，能发生类似醛、酮的羟醛缩合反应。在醇钠等碱性试剂的作用下，酯分子中的α-H能与另一酯分子中的烃氧基脱去一分子醇，生成β-酮酸酯，此类反应称为酯缩合反应或克莱森（Claisen）缩合反应。例如，在乙醇钠的作用下，两分子乙酸乙酯脱去一分子乙醇，生成乙酰乙酸乙酯（β-丁酮酸乙酯）。

$$CH_3\overset{\overset{\large O}{\|}}{C}-OC_2H_5+H-CH_2\overset{\overset{\large O}{\|}}{C}OC_2H_5 \xrightarrow{C_2H_5ONa} CH_3\overset{\overset{\large O}{\|}}{C}CH_2\overset{\overset{\large O}{\|}}{C}OC_2H_5+C_2H_5OH$$

乙酰乙酸乙酯（β-丁酮酸乙酯）

（四）还原反应

与羧酸相比，羧酸衍生物易被还原，常用还原剂为 $LiAlH_4$ 。

$$\left.\begin{array}{l} R-\overset{O}{\overset{\|}{C}}-Cl \\ R-\overset{O}{\overset{\|}{C}}-O-\overset{O}{\overset{\|}{C}}-R' \\ R-\overset{O}{\overset{\|}{C}}-O-R' \\ R-\overset{O}{\overset{\|}{C}}-NH_2 \end{array}\right. +LiAlH_4 \longrightarrow \left\{\begin{array}{l} RCH_2OH+HCl \\ RCH_2OH+R'CH_2OH \\ RCH_2OH+R'OH \\ RCH_2NH_2 \end{array}\right.$$

羧酸衍生物与氢化铝锂的还原反应实质上是分子中的羰基均被还原成亚甲基（$—CH_2—$）使酰卤、酸酐、酯生成伯醇，酰胺生成胺，且反应中碳碳双键及三键不受影响。

（五）酰胺的特性

1. 酸碱性 酰胺一般为中性物质，由于酰胺分子中氮原子的未共用电子对与羰基的π键形成了给电子的p-π共轭，使氮原子上的电子云密度降低，减弱了氮原子接受质子的能力，因而酰基使氮的碱性减弱，酰胺呈中性。

$$R-\overset{\curvearrowright O}{\underset{\curvearrowleft \ddot{N}H_2}{C}}$$

氨分子中两个氢原子同时被酰基取代所生成的化合物称酰亚胺。由于受到两个酰基吸电子的影响，氮原子上的氢原子有质子倾向而显示弱酸性，故酰亚胺能与氢氧化钠（或氢氧化钾）的水溶液作用成盐。

$$C_6H_4(CO)_2NH+NaOH \longrightarrow C_6H_4(CO)_2N^-Na^+ +H_2O$$

因此，当氨分子中的氢被酰基取代后，其酸碱性变化如下：

$$\xrightarrow{\text{酸性加强，碱性减弱}}$$
$$NH_3 \longrightarrow RCONH_2 \longrightarrow (RCO)_2NH$$

2. 与亚硝酸反应 酰胺与亚硝酸反应，氨基被—OH取代，生成羧酸，同时有氮气放出。

$$R-\overset{O}{\overset{\|}{C}}-NH_2+HONO \longrightarrow R-\overset{O}{\overset{\|}{C}}-OH+N_2\uparrow+H_2O$$

3. 脱水反应 酰胺和强脱水剂如 P_2O_5 等一起加热，发生分子内脱水生成腈，这是制备腈的方法之一。例如：

$$R-\overset{\overset{\displaystyle O}{\|}}{C}-NH_2 \xrightarrow[-H_2O]{P_2O_5} RCN$$

4. 霍夫曼（Hofmann）降解反应 酰伯胺与次溴酸钠在碱性溶液中反应，脱去羰基，生成少一个碳原子的伯胺，此反应称为霍夫曼降解反应。

$$R-\overset{\overset{\displaystyle O}{\|}}{C}-NH_2+NaOBr+2NaOH \longrightarrow R-NH_2+Na_2CO_3+NaBr+H_2O$$

四、与医药有关的羧酸衍生物类化合物

（一）乙酰乙酸乙酯

乙酰乙酸乙酯又称β-丁酮酸乙酯，是具有清香气味的无色液体，沸点181℃，沸腾时有分解现象，微溶于水，易溶于乙醇和乙醚。乙酰乙酸乙酯具有一些特殊的性质，在有机合成和理论上都有重要意义。

乙酰乙酸乙酯化学性质比较特殊，一方面可以和2,4-二硝基苯肼反应生成橙色的2,4-二硝基苯腙沉淀，表明它含有酮式（ $>C=O$ ）结构；另一方面它遇三氯化铁溶液显紫色，能使溴的四氯化碳溶液褪色，能与金属钠反应放出氢气，表明它含有烯醇式（ $CH_3-\overset{\overset{\displaystyle OH}{|}}{C}=CH-\overset{\overset{\displaystyle O}{\|}}{C}-OC_2H_5$ ）结构。经过许多物理和化学方法的研究，最后确定，乙酰乙酸乙酯存在酮式和烯醇式两种异构体，这两种异构体可以不断地相互转变，并以一定的比例呈动态平衡同时共存。

$$\underset{\text{酮式（92.5\%）}}{CH_3-\overset{\overset{\displaystyle O}{\|}}{C}-CH_2-\overset{\overset{\displaystyle O}{\|}}{C}-OC_2H_5} \rightleftharpoons \underset{\text{烯醇式（7.5\%）}}{CH_3-\overset{\overset{\displaystyle OH}{|}}{C}=CH-\overset{\overset{\displaystyle O}{\|}}{C}-OC_2H_5}$$

在乙酰乙酸乙酯的动态平衡体系中，酮式异构体占92.5%，烯醇式异构体占7.5%。像这样两种或两种以上的异构体相互转变，并以动态平衡同时共存的现象称为互变异构现象，在平衡体系中能彼此互变的异构体称为互变异构体。在有机化合物中，普遍存在互变异构现象。互变异构种类很多，其中酮式和烯醇式互变叫做酮式-烯醇式互变异构。

除乙酰乙酸乙酯外，凡是具有（ $-\underset{|}{\overset{\overset{\displaystyle H}{|}}{C}}-\overset{\overset{\displaystyle O}{\|}}{C}-$ ）结构的化合物都可能存在酮式和烯醇

式互变异构现象。

（二）碳酸衍生物

碳酸很不稳定，只存在于水溶液中，且很容易分解成水和二氧化碳。

碳酸分子中的一个或两个羟基被其他原子或基团（—X、—OR、 —NH_2 等）取代后生成的化合物叫做碳酸衍生物。

碳酸的一元衍生物显酸性，很不稳定，难以单独存在，易分解成二氧化碳；二元衍生物比较稳定，具有非常重要的用途。

$$\underset{\text{碳酸}}{HO-\overset{\overset{\displaystyle O}{\|}}{C}-OH}\qquad \underset{\text{碳酰氯}}{Cl-\overset{\overset{\displaystyle O}{\|}}{C}-Cl}\qquad \underset{\text{碳酰胺}}{H_2N-\overset{\overset{\displaystyle O}{\|}}{C}-NH_2}\qquad \underset{\text{胍}}{H_2N-\overset{\overset{\displaystyle NH}{\|}}{C}-NH_2}$$

例如碳酰氯（即光气）、碳酰胺（即尿素）、碳酸二甲酯等都是主要的碳酸衍生物。

1. 光气（学名碳酰氯）　最初是由一氧化碳和氯气在光照下反应得到的。它也可以由四氯化碳和80%发烟硫酸制备。目前工业上是用活性炭作催化剂，在200℃时使等体积的一氧化碳和氯气反应而得。

$$CO+Cl_2 \xrightarrow[200℃]{\text{活性炭}} Cl-\overset{\overset{\displaystyle O}{\|}}{C}-Cl$$

光气是一种极毒带甜味的无色气体，有腐草臭，熔点-118℃，沸点8.2℃，微量吸入也危险，有累积中毒作用，第一次世界大战时曾被用作毒气。

2. 脲（碳酰胺）　是碳酸的酰胺，可以看成碳酸分子中的两个—OH分别被氨基取代。

$$H_2N-\overset{\overset{\displaystyle O}{\|}}{C}-NH_2$$

脲是哺乳动物体内蛋白质代谢的最终产物，存在于尿液中，因此俗称尿素。成人每天从尿中排出尿素约30g。脲是白色结晶，熔点133℃，易溶于水和乙醇中，脲的用途很广泛，它除了大量用作氮肥外，还是合成药物及塑料等的原料。临床上尿素注射液对降低颅内压和眼内压有显著疗效，可用于治疗急性青光眼和脑外伤引起的脑水肿。

脲具有酰胺的化学性质，由于脲分子中的两个氨基连在同一个羰基上，所以它又有一些特殊的性质。

（1）水解反应　脲是酰胺类化合物，具有酰胺的通性，在酸、碱或脲酶的催化下可以发生水解反应。

$$H_2N-\overset{\overset{\large O}{\|}}{C}-NH_2+H_2O\begin{cases}\xrightarrow{H^+/\triangle} NH_4^+ + CO_2\uparrow \\ \xrightarrow{OH^-/\triangle} NH_3\uparrow + CO_3^{2-} \\ \xrightarrow{\text{酶}} NH_3\uparrow + CO_2\uparrow\end{cases}$$

（2）弱碱性　脲分子中含有两个氨基，具有弱碱性，能与强酸反应生成盐。例如，脲与浓硝酸或草酸反应析出白色的不溶性盐，此性质可用于从尿液中分离提取尿素。

$$H_2N-\overset{\overset{\large O}{\|}}{C}-NH_2+HNO_3 \longrightarrow H_2N-\overset{\overset{\large O}{\|}}{C}-NH_2\cdot HNO_3\downarrow$$

硝酸脲

（3）与亚硝酸反应　脲可以与亚硝酸作用生成氮气和二氧化碳。

$$H_2N-\overset{\overset{\large O}{\|}}{C}-NH_2+2HNO_2 \longrightarrow CO_2\uparrow+2N_2\uparrow+3H_2O$$

此反应能定量放出氮气，利用此反应不但能测定尿素的含量，而且还利用它来破坏和除去亚硝酸。

（4）缩二脲的生成及缩二脲反应　将固体脲缓缓加热到其熔点（150～160℃）以上时，两个脲分子之间脱去一分子氨，发生缩合反应生成缩二脲。

$$H_2N-\overset{\overset{\large O}{\|}}{C}-NH-H + H_2N-\overset{\overset{\large O}{\|}}{C}-NH_2 \xrightarrow{\triangle} H_2N-\overset{\overset{\large O}{\|}}{C}-NH-\overset{\overset{\large O}{\|}}{C}-NH_2+NH_3\uparrow$$

缩二脲

缩二脲是无色晶体，难溶于水，易溶于碱性溶液。在缩二脲的碱溶液中加入少量的硫酸铜溶液，溶液呈紫红色，此反应称为缩二脲反应。凡分子中含有两个或两个以上酰胺键（肽键）的化合物都能发生缩二脲反应。如多肽、蛋白质等化合物中含有多个肽键，所以都能发生缩二脲反应。

3. β-内酰胺抗生素　是一类光谱抗生素，因其结构中含有一个四元环的β-内酰胺环的结构而得名。重要的有青霉素G钾、阿莫西林等。通过抑制细菌细胞壁黏肽合成酶的活性而阻碍细胞壁黏肽的合成，使细菌胞壁缺损，菌体膨胀裂解。由于哺乳动物无细胞壁，不受β-内酰胺类抗生素的影响，故对机体的毒性小。

$C_6H_5-CH_2-\overset{\overset{\large O}{\|}}{C}-NH-$（β-内酰胺并噻唑烷环，S 上碳连 CH_3、CH_3，N 邻碳连 COOK(Na)，环上 C=O）

青霉素G钾（钠）

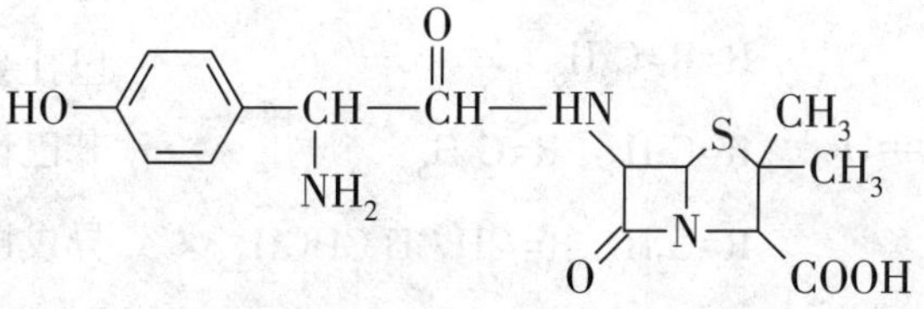

$$HO-C_6H_4-\underset{NH_2}{CH}-\overset{O}{\overset{\|}{C}}H-HN-\text{(penam ring, S, } CH_3, CH_3, COOH, N, O\text{)}$$

羟氨苄青霉素（阿莫西林）

4. *N,N*–二甲基甲酰胺（*N,N* –dimethyl formamide，简称DMF） 为无色液体，沸点为153℃。DMF能与大多数溶剂混溶，因此有“万能溶剂”之称。吸入蒸气后，可产生眼和上呼吸道刺激症状。短期内大量接触，可出现头痛、头晕、焦虑、恶心、呕吐、上腹部剧痛、顽固性便秘等，中毒严重者伴消化道出血。

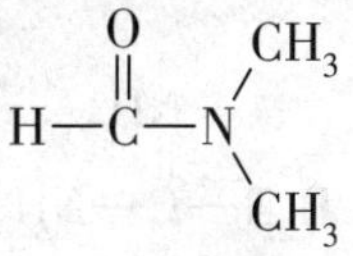

$$H-\overset{O}{\overset{\|}{C}}-N(CH_3)_2$$

5. 丙二酰脲 丙二酸二乙酯和脲在乙醇钠催化下缩合生成丙二酰脲。丙二酰脲为白色结晶，熔点245℃，微溶于水。

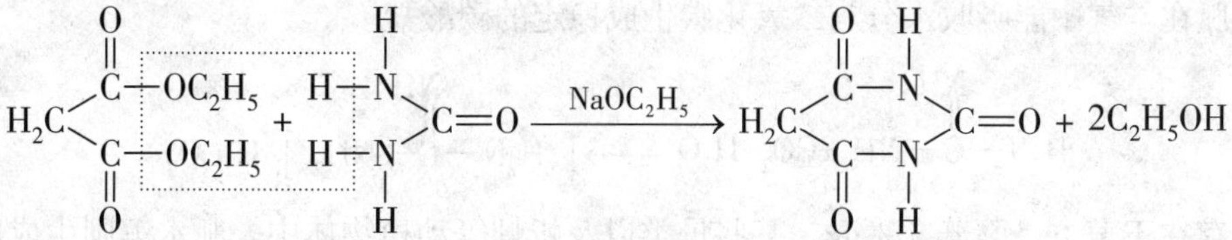

$$H_2C(COOC_2H_5)_2 + (H_2N)_2C{=}O \xrightarrow{NaOC_2H_5} H_2C\langle(CO-NH)_2\rangle C{=}O + 2C_2H_5OH$$

丙二酰脲

丙二酰脲分子中亚甲基的α-H和2个酰亚氨基中的氢原子都很活泼，在水溶液中丙二酰脲存在着酮式–烯醇式互变异构。

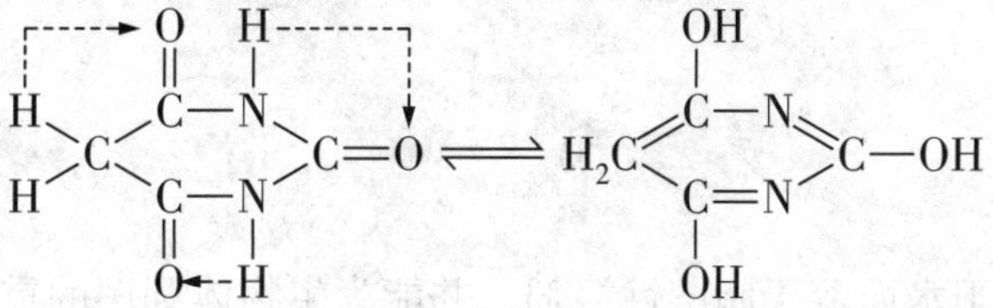

$$\text{酮式} \rightleftharpoons \text{烯醇式（巴比妥酸）}$$

酮式　　烯醇式（巴比妥酸）

烯醇式显示较强的酸性（ pK_a =3.98），所以丙二酰脲又称巴比妥酸。

丙二酰脲分子中亚甲基的2个氢原子被烃基取代的衍生物，是一类催眠、镇痛药物，总称为巴比妥类药物。烃基不同，催眠、镇痛作用有强弱、快慢、长短的区别，苯巴比妥可用作特殊性大发作晨间抗癫痫病的药物；巴比妥的钠盐是常用的注射用催眠药。需要指出的是巴比妥类药物有成瘾性，用量过大会危及生命。巴比妥类药物常制成钠盐水溶液，可供注射用。其结构通式为：

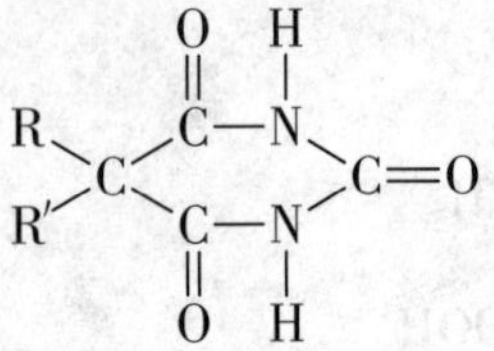

$$\text{(R, R' 取代的巴比妥酸结构：} \underset{R'}{\overset{R}{>}}C<\begin{matrix} C(=O)-NH \\ C(=O)-NH \end{matrix}>C=O)$$

$R=R'=C_2H_5$	巴比妥（佛罗那）
$R=C_2H_5$，$R'=C_6H_5$	苯巴比妥（鲁米那）
$R=C_2H_5$，$R'=CH_2CH_2CH(CH_3)CH_3$	异戊巴比妥（阿米妥）

6. 胍　可以看成脲分子中的氧原子被亚氨基取代后生成的化合物，又称亚氨基脲。胍极易接受质子，是有机强碱，其碱性（ pK_b =0.52）与氢氧化钠相当，能吸收空气中的二氧化碳和水分，能与酸作用生成稳定的盐，在碱性条件下容易水解不稳定。

胍分子中去掉氨基上的1个氢原子后剩下的基团称为胍基；去掉1个氨基后剩下的基团称为脒基。

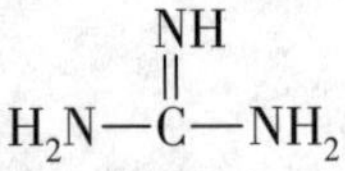

$$H_2N-\overset{\overset{\large NH}{\|}}{C}-NH_2 \qquad H_2N-\overset{\overset{\large NH}{\|}}{C}-NH- \qquad H_2N-\overset{\overset{\large NH}{\|}}{C}-$$

胍 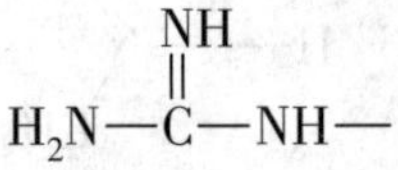　　　　胍基 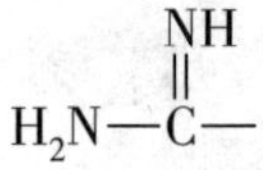　　　　脒基

工业上可由双氰铵和过量氨加热得到胍。胍是碱性极强（与苛性碱相似）的有机一元强碱，胍在空气中能吸收水分与二氧化碳生成稳定的碳酸盐。

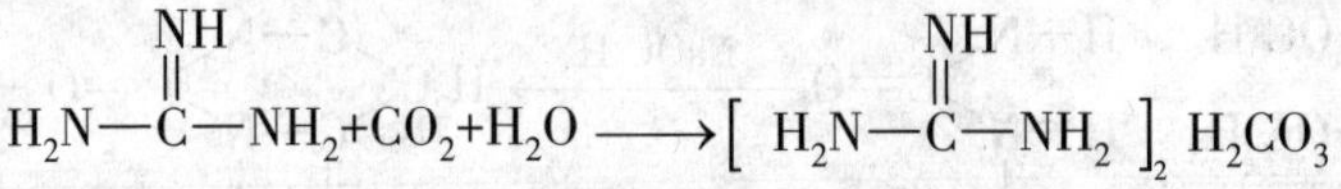

$$H_2N-\overset{\overset{\large NH}{\|}}{C}-NH_2+CO_2+H_2O \longrightarrow [\ H_2N-\overset{\overset{\large NH}{\|}}{C}-NH_2\ ]_2\ H_2CO_3$$

胍存在于萝卜、蘑菇、米壳、某些贝类以及蚯蚓等动植物体中。胍水解则生成尿素和氨。含有胍基或脒基的药物称为胍类药物，其衍生物在生理上很重要，如精氨酸、肌酸、链抗病毒药物吗啉胍（病毒灵）、具有降血压药物硫酸胍氯酚等分子中都含有胍基。通常将此类药物制成盐类贮存和使用。特别是肌酸在动物体内分布很广。

第二节　油　脂

脂类是一类不溶于水而溶于脂溶性溶剂，并能为生物体利用的重要有机化合物。是机体内的一类有机大分子物质，具有重要的生物学功能。

脂类包括油脂和类脂。油脂是油和脂肪的统称，具有储存和提供能量的作用，是生物维持生命活动不可缺少的物质。它是动物体内主要的能源物质，同时对脂溶性维生素A、D、E和K在体内的吸收起着十分重要的作用。磷脂是存在于生物体内，性质类似油脂的一类化合物，广泛分布在动物的脑、心、肝、肾、脊髓、神经组织、蛋黄及微生物中，植物的种子、大豆和微生物也含有丰富的磷脂，磷脂中脑磷脂和卵磷脂尤为重要。

人体中的脂肪占体重的10%～20%，1g脂肪在体内完全氧化时可释放出38kJ

(9.3kcal）能量，比1g糖原或蛋白质所放出的能量多两倍以上；脂肪组织还可起到保持体温，保护内脏器官的作用。

一、油脂的组成、结构和命名

从化学结构和组成来看，油脂是甘油和高级脂肪酸形成的酯类混合物。每一个油脂分子都是1分子甘油和3分子高级脂肪酸组成，医学上常称为甘油三酯，又称之为脂酰甘油。

油脂是油和脂肪的总称。一般把常温下是液体的称作油，如橄榄油、菜籽油、花生油、葵花籽油等；而把常温下是固体或半固体的称作脂肪，如牛脂、猪脂（也称为牛油、猪油）等。油脂分布十分广泛，各种植物的种子、动物的组织和器官中都存在一定数量的油脂，特别是油料作物的种子和动物皮下的脂肪组织，油脂含量丰富。它是由1分子甘油与3分子高级脂肪酸通过酯键相结合而成，其通式和结构示意图为：

$$
\begin{array}{l}
CH_2-O-\overset{O}{\overset{\|}{C}}-R_1 \\
| \\
CH-O-\overset{O}{\overset{\|}{C}}-R_2 \\
| \\
CH_2-O-\overset{O}{\overset{\|}{C}}-R_3
\end{array}
$$

式中 R_1、R_2、R_3 分别代表脂肪酸的烃基，R_1、R_2、R_3 可以是饱和的，也可以是不饱和的。若 R_1、R_2、R_3 相同，称为单甘油酯；若其中任意两个不同，则称为混甘油酯。天然油脂大多为混甘油酯的混合物。

组成油脂的脂肪酸有饱和的也有不饱和的，约有50多种，大多数是含有偶数碳原子的直链高级脂肪酸，其中以含16和18个碳原子的高级脂肪酸最为常见。常见油脂中所含重要高级脂肪酸见表9-2。

表9-2 常见油脂中所含的重要脂肪酸

类别	名称	结构
饱和脂肪酸	肉豆蔻酸（十四酸）	$CH_3(CH_2)_{12}COOH$
	软脂酸（十六酸）	$CH_3(CH_2)_{14}COOH$
	硬脂酸（十八酸）	$CH_3(CH_2)_{16}COOH$
不饱和脂肪酸	棕榈油酸（9-十六碳烯酸）	$CH_3(CH_2)_5CH=CH(CH_2)_7COOH$
	油酸（9-十八碳烯酸）	$CH_3(CH_2)_7CH=CH(CH_2)_7COOH$
	亚油酸（9,12-十八碳二烯酸）	$CH_3(CH_2)_3(CH_2CH=CH)_2(CH_2)_7COOH$
	亚麻酸（9,12,15-十八碳三烯酸）	$CH_3(CH_2CH=CH)_3(CH_2)_7COOH$
	花生四烯酸（5,8,11,14-二十碳四烯酸）	$CH_3(CH_2)_3(CH_2CH=CH)_4(CH_2)_3COOH$
	EPA（5,8,11,14,17-二十碳五烯酸）	$CH_3(CH_2CH=CH)_5(CH_2)_3COOH$
	DHA（4,7,10,13,16,19-二十六碳六烯酸）	$CH_3(CH_2)_4(CH_2CH=CH)_6(CH_2)_2COOH$

不饱和脂肪酸的熔点比相应饱和脂肪酸低，不饱和程度越大，熔点越低。一般来说，饱和脂肪酸含量较高的油脂熔点较高，常温下为固态；不饱和脂肪酸含量较高的油脂熔点较低，常温下为液态。

多数脂肪酸在人体内都能够合成，但亚油酸、亚麻酸、花生四烯酸等在体内不能合成，但又是营养上不可缺少的，必须由食物供给，故称其为必需脂肪酸。例如：花生四烯酸是合成体内重要活性物质前列腺素的原料，但它必须从食物中摄取。它们在植物中含量高，花生四烯酸是合成前列腺素、血栓素等的原料；亚麻酸在体内可转化成EPA、DHA。

EPA（二十碳五烯酸）、DHA（二十六碳六烯酸）主要从海洋鱼类及甲壳类动物体内所含的油脂中分离。EPA称为“血管清道夫”，它具有疏导清理心脏血管的作用，从而防止多种心血管疾病。DHA俗称脑黄金，它是大脑、神经、视觉细胞中重要的脂肪酸成分，是人类大脑形成和智商开发的必需物质，对提高儿童智力、防止近视眼有一定好处。

二、油脂的物理性质

纯净的油脂无色、无臭、无味，但天然的油脂因溶有维生素和胡萝卜素、叶绿素等色素或由于贮存期间的变化而带有一定的颜色，有的带有香味，有的具有特殊气味。油脂密度小于1，难溶于水，易溶于有机溶剂如汽油、乙醚、氯仿、热乙醇、四氯化碳、丙酮、苯等有机溶剂。油脂是混合物，没有固定的熔点和沸点，只有一定的熔点范围，如牛油为42～49℃，猪油为36～46℃。

三、油脂的化学性质

（一）水解反应

油脂是酯类化合物，在酸、碱或酶的催化作用下，油脂能与水发生水解反应。1分子油脂完全水解的产物是1分子甘油和3分子高级脂肪酸。其反应式为：

$$\begin{array}{l} CH_2-O-\overset{O}{\overset{\|}{C}}-R_1 \\ | \\ CH-O-\overset{O}{\overset{\|}{C}}-R_2 \\ | \\ CH_2-O-\overset{O}{\overset{\|}{C}}-R_3 \end{array} + 3H_2O \xrightarrow{\text{酸或酶}} \begin{array}{l} CH_2-OH \\ | \\ CH-OH \\ | \\ CH_2-OH \end{array} \begin{array}{l} R_1COOH \\ \\ +R_2COOH \\ \\ R_3COOH \end{array}$$

油脂在不完全水解时，可生成脂肪酸、单酰甘油或二酰甘油，这些也是人体脂肪代谢中的中间产物。

油脂在酸性条件下水解反应不能进行到底，故采用在碱性溶液中油脂水解，生成1分子甘油和3分子高级脂肪酸盐。高级脂肪酸盐就是日常使用的肥皂。因此油脂在碱性溶液中的水解反应称为皂化。由高级脂肪酸钠盐组成的肥皂，称为钠肥皂（硬皂），就是常用的普通肥皂。由高级脂肪酸钾盐组成的肥皂，称为钾肥皂，又称软皂。软皂常作为皮肤科用药，用于慢性鳞屑性皮肤病（如银屑病）去除痂皮和头皮鳞屑，也可在便秘时灌肠，扭伤和挫伤时作温和抗刺激剂，清洁皮肤。

$$\begin{array}{l}CH_2-O-\overset{O}{\overset{\|}{C}}-R_1\\ |\\ CH-O-\overset{O}{\overset{\|}{C}}-R_2\\ |\\ CH_2-O-\overset{O}{\overset{\|}{C}}-R_3\end{array} +3KOH \xrightarrow{\triangle} \begin{array}{l}CH_2-OH\\ |\\ CH-OH\\ |\\ CH_2-OH\end{array}\begin{array}{l}R_1COOK\\ \\ +R_2COOK\\ \\ R_3COOK\end{array}$$

1g油脂完全皂化时所需要的氢氧化钾的毫克数叫做皂化值。皂化值与油脂的相对分子质量成反比。皂化值大，表示油脂相对分子质量小。

（二）加成反应

1. 加氢 含有不饱和脂肪酸成分的油脂在一定条件下与氢气发生加成反应生成含饱和脂肪酸成分的油脂。

不饱和的液态油通过加氢可从液态油变成饱和度较高的固态脂肪。这一过程称为油脂的氢化，也称油脂的硬化。形成的固态油脂，称为硬化油。食用的人造奶油就是硬化油。硬化油不易氧化变质，便于贮存，因熔点提高也便于运输。亦可作为制肥皂的原料。

2. 加碘 含有不饱和脂肪酸的油脂，也能与碘发生加成反应。一般将每100g油脂所能消耗碘的克数称为碘值。根据碘值的大小，可以判断油脂的不饱和程度，碘值越大，表示油脂的不饱和程度越高。碘值也是衡量食用油脂质量的一个标准。近年来研究证实发现，长期食用低碘值的油脂，可使动脉血管硬化。因此，老年人应多吃碘值较高的豆油等食用油。

（三）酸败

油脂贮存过久，在酸、碱、酶、空气、光、热、水及微生物的作用，发生一系列水解、氧化等反应，生成有挥发性、有臭味的低级醛、酮和脂肪酸的混合物，产生难闻的气味，这种变化称为油脂的酸败。

油脂酸败的重要标志是油脂中游离脂肪酸的含量增加。油脂中游离脂肪酸的含量通常用酸值表示。即中和1g油脂中游离脂肪酸所需氢氧化钾的毫克数称为酸值。酸值的大小可以衡量油脂的酸败程度，酸值越小，油脂越新鲜。油脂酸败的分解产物能使人体的酶系统和脂溶性维生素受到破坏。通常，酸值大于6.0的油脂不宜食用。为防止油脂的酸败，须将油脂保存在低温、干燥、避光的密闭容器中，并添加少量抗氧化剂。

植物油中虽然含有较多的不饱和脂肪酸成分，但它比动物性脂肪不易变质，其原因是在植物油中存在着较多的天然抗氧剂——维生素E。

皂化值、碘值和酸值是油脂品质分析中的三个重要理化指标，国家对不同油脂的皂化值、碘值和酸值有一定的要求，某些油脂在医学上可作为软膏或搽剂的基质，有些可作为注射剂的溶剂，我国对食用油脂、药用油脂都有严格的规定。

扫一扫，做一做

复习思考

1. 写出下列化合物名称或结构式

（1）$(CH_3CO)_2O$　　（2）$(CH_3CH_2)_2CO$

（3）$C_6H_5COOCH_2C_6H_5$　　（4）$C_6H_5-\overset{O}{\overset{\|}{C}}-NH_2$

（5）乙酰乙酸乙酯　　（6）缩二脲

2. 完成下列反应

（1）$(CH_3CO)_2O+$ 邻羟基苯甲酸（苯环上 $-COOH$、$-OH$）$\xrightarrow{\text{浓硫酸}}$

（2）$CH_3-\overset{O}{\overset{\|}{C}}-OCH_2CH_3+H-NHOH\longrightarrow$

（3）$CH_3CH_2-\overset{O}{\overset{\|}{C}}-NH_2\xrightarrow[H_3O^+]{LiAlH_4}$

（4）$CH_3-\overset{O}{\overset{\|}{C}}-NH_2+NaOBr+NaOH\longrightarrow$

（5）$CH_3CH_2-\overset{O}{\overset{\|}{C}}-Br+CH_3CH_2OH\longrightarrow$

3. 用化学方法鉴别下列各组化合物

（1）乙酰氯、乙酸、乙酸乙酯

（2）乙酰胺、乙酰乙酸乙酯、阿司匹林

（3）缩二脲、乙酰胺、*N*-甲基乙酰胺

（4）脲、缩二脲、乙酰胺

4. 一羧酸衍生物A的化学式为 $C_5H_6O_3$，它能与乙醇作用得到两个互为异构体的化合物B和C，B和C分别与 $SOCl_2$ 作用后，再加入乙醇都得到一化合物D，试推测A、B、C、D的构造式。

5. 有3种化合物分子式均为 $C_3H_6O_2$，其中A能与 Na_2CO_3 反应放出 CO_2，B与C则不能。B与C在碱性溶液中加热均可发生水解，B水解的产物能与托伦试剂发生银镜反应，而C水解的产物则不能。试推测A、B、C的结构式。

扫一扫，知答案

扫一扫，看课件

第十章 对映异构

【学习目标】

1. 掌握手性、手性分子、手性碳原子、旋光性、旋光度、比旋光度的定义；对映体、非对映体、外消旋体和内消旋体的定义。

2. 熟悉费歇尔投影式和透视式表示立体异构体的方法；对映异构体的D/L、*R*/*S*构型标记方法。

3. 了解分子的手性和旋光性之间的关系；对映体的性质差异及对药物活性的影响。

有机化合物中普遍存在着同分异构现象。凡具有相同分子式的化合物，由于分子内原子间互相连接的方式和次序不同所产生的异构现象称为构造异构（constitutional isomerism）。例如正丁烷和异丁烷、乙醇和甲醚互为构造异构体。

分子式：C_4H_{10}　　$CH_3—CH_2—CH_2—CH_3$（正丁烷）　　$CH_3—CH(CH_3)—CH_3$（异丁烷）

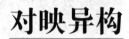

分子式：C_2H_6O　　$CH_3—CH_2—OH$（乙醇）　　$CH_3—O—CH_3$（甲醚）

有机化合物的异构现象除构造异构外，还有由于分子内原子或原子团在空间（三维空间）排列方式不同所引起的异构现象，这种异构现象称为立体异构（stereoisomerism）。有机化合物的立体异构主要包括构型异构和构象异构两部分。

构型异构（configuration）是指分子内原子或原子团在空间“固定”的排列关系。如顺反异构（cis-trans isomerism）和对映异构（enantiomerism）。

构象异构（conformation）是指具有一定构型的分子由于单键的旋转或扭曲使分子内原子或原子团在空间产生不同的排列形式。

构型异构与构象异构在有机合成、天然有机化合物、生物化学等研究的各个方面都有着重要的意义。

有机化合物异构现象的关系可表示如下：

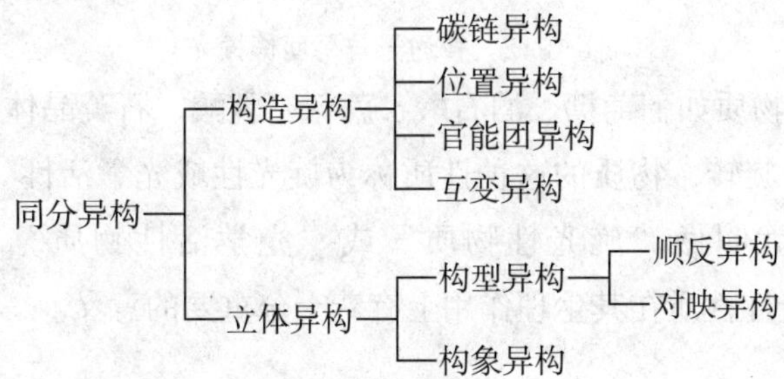

对映异构（enantiomerism）又称光学异构或旋光异构，是立体异构中的一种，这种异构和化合物的一种特殊物理性质——旋光性有关。

第一节　偏振光和旋光性

一、偏振光和物质的旋光性

自然光（又称普通光）是由各种波长的、在垂直于其前进方向的各个平面内振动的光波所组成，如图10-1所示。

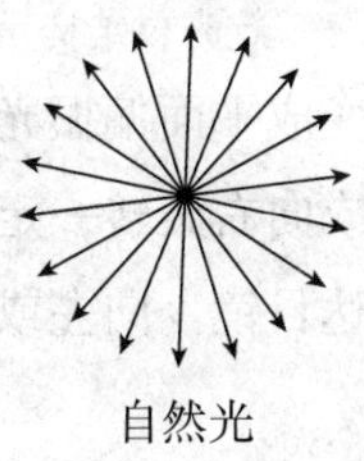

图10-1　自然光振动平面示意图

尼可尔（Nicol）棱镜是利用光的全反射原理与晶体的双折射现象制成的一种偏振仪器，它只允许和棱镜的晶轴平行振动的射线通过。当自然光通过尼可尔棱镜时，一部分射线被阻挡，只有和棱镜的晶轴平行振动的射线可以通过，而透过棱镜的光只在某一个平面上振动，这种只在某一个平面上振动的光叫做平面偏振光，简称偏振光，偏振光前进的方向和其质点振动的方向所构成的平面称为振动面，如图10-2所示。

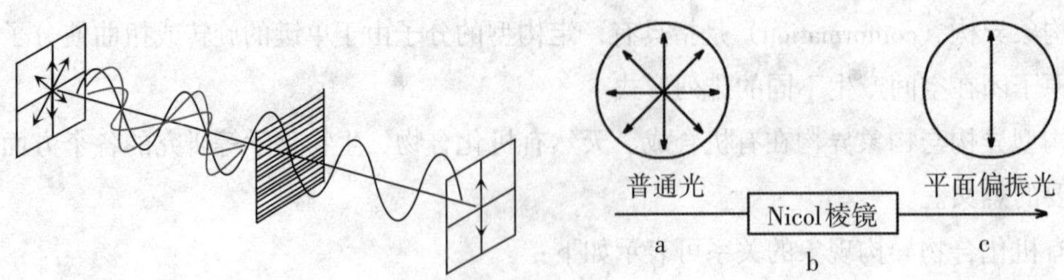

图10-2 普通光与平面偏振光

自然界中有许多物质如葡萄糖、酒石酸；蔗糖、乳酸、石英晶体、氯酸钾晶体等可使偏振光的振动面发生旋转，物质的这种性质称为旋光性或光学活性（optical activity）。具有这种性质的物质就叫做“旋光性物质”或“光学活性物质”（optically active compounds）。物质的旋光性性质在其生理作用上有着十分重要的意义。

二、旋光仪

测定物质旋光性的仪器称为旋光仪，它是由一个光源、两个尼可尔棱镜、一个盛放样品的盛液管和一个能旋转的刻度盘组成，如图10-3所示。第一个棱镜是固定的，叫起偏镜。第二个棱镜可以旋转，叫检偏镜，测定旋光度时可将被测物质装在盛液管中。

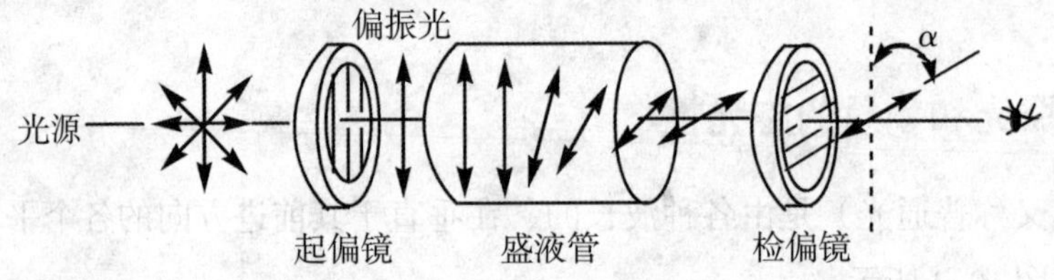

图10-3 旋光仪结构示意图

从钠光源发出的光，通过起偏镜变成平面偏振光。平面偏振光通过装有旋光性物质的盛液管时，偏振光的振动平面会向左或向右旋转一定的角度。只有将检偏棱镜向左或向右旋转同样的角度才能使偏振光通过到达目镜。向左或向右旋转的角度可以从旋光仪刻度盘上读出，即为该物质的旋光度。

三、旋光度和比旋光度

平面偏振光通过无旋光性物质（如乙醇）时，振动面不会旋转，如图10-4所示。而平面偏振光通过旋光性物质（如乳酸）后，振动面发生旋转，其振动面旋转的角度称为旋光度，用α表示，如图10-5所示。

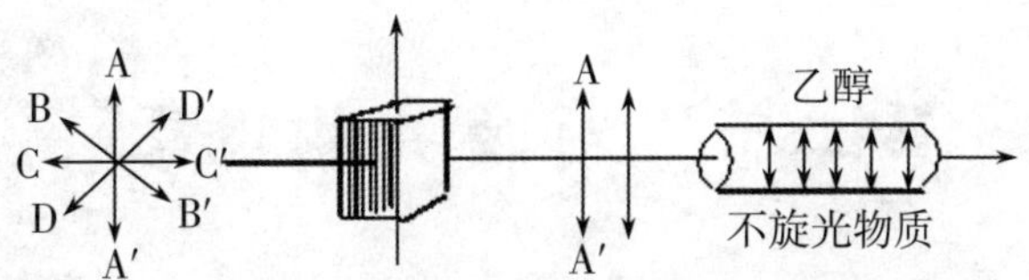

图10-4　平面偏振光通过无旋光性物质

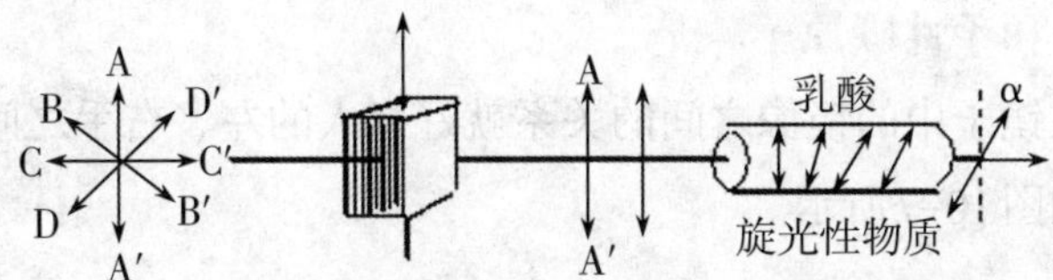

图10-5　平面偏振光通过旋光性物质

从面对光线的入射方向观察，振动面按顺时针方向旋转的，称为右旋，用符号“+”表示；振动面按逆时针方向旋转的，称为左旋，用符号“-”表示。如图10-6所示。

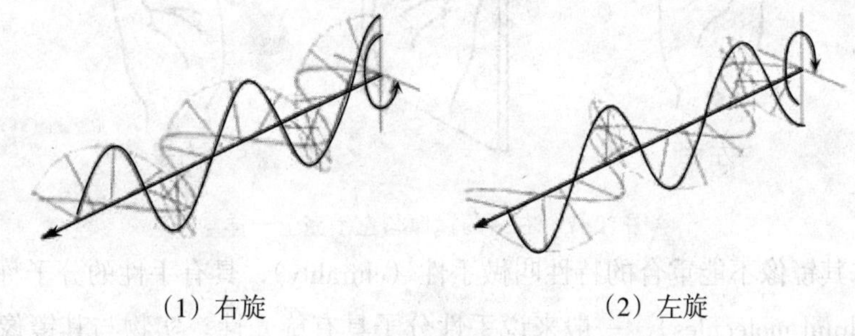

（1）右旋　　（2）左旋

图10-6　平面偏振光旋光方向示意图

旋光度的大小除了取决于被测分子的立体结构外，还与测定时溶液的浓度、盛液管的长度、光的波长、温度以及所用溶剂有关。所以，一般不用旋光度表示某一物质的旋光性，而用比旋光度[α]表示。比旋光度是指被测物质浓度为1g/mL，盛液管长度为1dm时的旋光度。比旋光度与旋光度的关系可用下式表达：

$$[\alpha]_{\lambda}^{t}=\frac{\alpha}{c\times l}$$

式中：α为实测旋光度值（度数）；λ为光源波长，常用钠光（D），波长589nm；t是测定时的温度（℃）；c是溶液浓度（g/mL），纯液体可用密度；l是盛液管长度（dm）。

每一种旋光性物质，在特定的条件下，都有一定的比旋光度，就像各种物质的熔点、沸点和密度等一样，也是一个物理常数。通过比旋光度的测定，可用来鉴定旋光性物质，也可以测定旋光性物质的纯度和含量。

第二节 对映异构现象

一、手性分子和旋光性

（一）手性分子和手性碳原子

有些物质与其在镜子中的镜像之间的关系就好像人的左、右手之间的关系一样，非常相似但不能重叠，如图10-7所示。

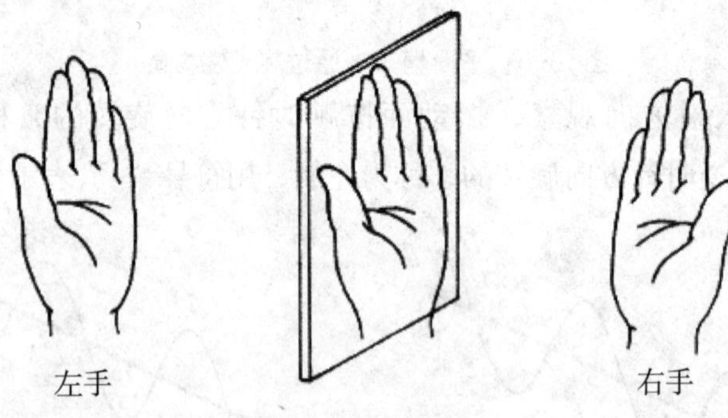

图10-7 右手的镜像与左手完全一样

将实物与其镜像不能重合的特性叫做手性（chirality），具有手性的分子称为手性分子(asymmetric chiral molecules)，一般来说手性分子具有旋光性。实物与其镜像如果能够重合，则称为对称性。下面介绍有关分子对称性的一些基本概念。

判断一个分子的对称性，要将分子进行某一项对称操作看结果是否与它原来的立体形象完全一致，如果通过某种操作后和原来的立体形象完全重合时，就说明该分子具有某种对称因素。

1. 对称面（plane of symmetry，符号σ） 假如一个平面能把一个分子切成两部分，而一部分正好是另一部分的镜像，这个平面就是该分子的对称面，例如：在2-氯丙烷分子中，C_2原子上连有两个相同的基团（$—CH_3$），分子中就有一个对称面如图10-8(a)，它把分子切成完全对称的两部分，这两部分正好是实物和镜像的关系。这样的分子就被认为是具有对称面的分子，是一个“对称分子”（symmetric molecules），没有旋光性。

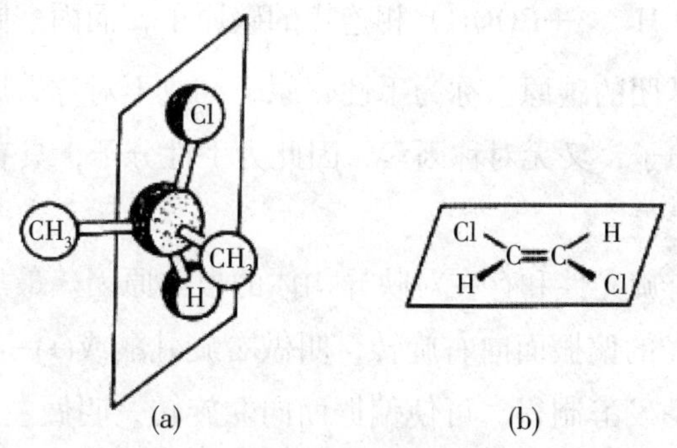

图10-8 对称面

(a)2-氯丙烷 (b)1,2-二氯乙烯

如果分子中所有原子都在同一平面上，例如(E)-1,2-二氯乙烯分子是平面型的，它的 sp^2 杂化轨道所处的平面，就是分子的对称面，见图10-8(b)，因此也没有旋光性。

2. 对称中心（center of symmetry，符号i） 分子中如有一点*P*，通过*P*点画任意直线，如果在离*P*点等距离的直线两端有相同的原子，那么*P*点就是这个分子的对称中心。例如1,3-二氯-2,4-二氟环丁烷，分子中就有一个对称中心，见图10-9，从该分子的任一原子向*P*点画一直线，再延长出去，在等距离处就会遇到相同的原子。化合物如具有对称中心，则它和它的镜像是能重叠的，该分子就没有旋光性。

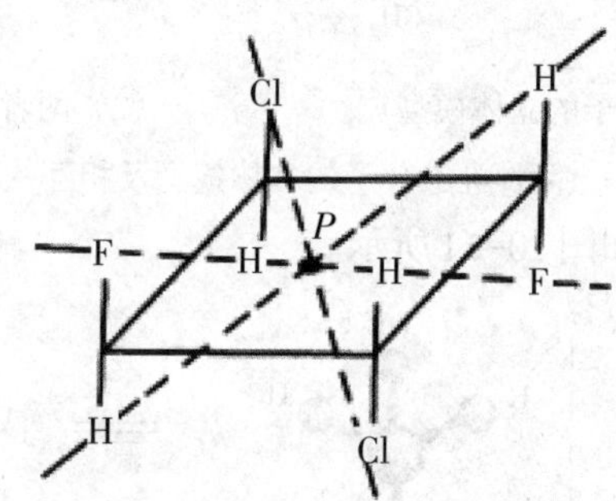

图10-9 1,3-二氯-2,4-二氟环丁烷的对称中心

凡分子结构具有对称面和对称中心的分子，因具有对称性，都没有旋光性。

化合物具有旋光性与化合物的分子结构有关。例如乳酸和丙酸，由实验得知乳酸有旋光性，而丙酸无旋光性。

$$\begin{array}{c}COOH\\|\\H-\overset{*}{C}-OH\\|\\CH_3\end{array}\qquad\qquad\begin{array}{c}COOH\\|\\H-C-H\\|\\CH_3\end{array}$$

乳酸　　　　　　　　丙酸

仔细比较这两个化合物的分子结构，可以看出乳酸分子中含有一个与四个不同原子或基团（—H、—OH、 —CH_3 、—COOH）相连接的碳原子，而丙酸则不含这种碳原子。这种连接四个不同原子或基团的碳原子称为手性碳原子（或不对称碳原子），用C* 表示。因为乳酸分子含有手性碳原子，又无对称因素，因此为手性分子，具有旋光性。

（二）对映体与旋光性

手性分子是物质具有旋光性和存在对映异构体的根本原因。最早发现的乳酸是从肌肉中得到的，它能使偏振光的偏振面向右旋转，叫做右旋乳酸或(+)–乳酸。另一种是以葡萄糖为原料经左旋乳酸杆菌发酵制得，可使偏振面向左旋转，叫做左旋乳酸或(–)–乳酸。两种乳酸的结构是相同的，都是α–羟基丙酸，其不同点在于连接在手性碳原子上的四个基团在空间的排列（构型）不同。从图10–10可以看出，两种乳酸的立体结构之间存在着实物和镜像的关系，如同左右手一样，相互对映而不能重叠，具有这种关系的旋光异构体称为对映异构体（enantiomers）或“对映体”，这种现象就叫做对映异构现象（enantiotropy）。

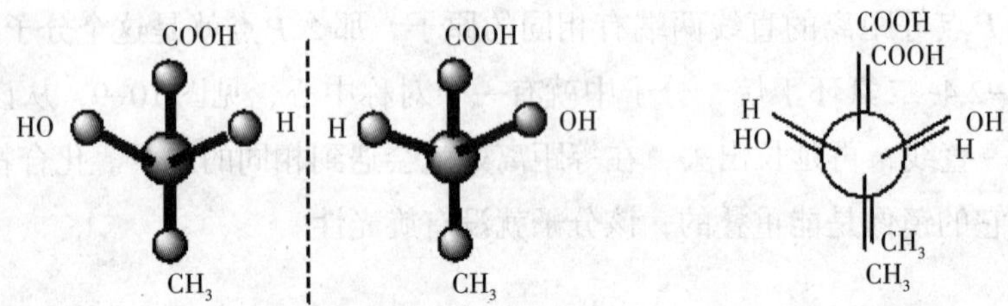

（1）两种乳酸分子的立体模型　　（2）两者不能完全重合

图10–10　两种乳酸分子的立体模型及相互关系

又例如乙醇，其空间构型如图10–11所示。

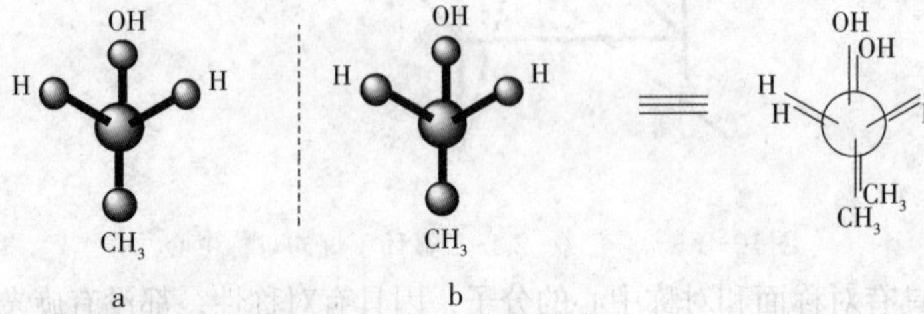

（1）乙醇分子a和它的镜像b　　（2）a和b能够完全重合

图10–11　乙醇分子的立体模型及相互关系

乙醇分子的构型a和b互为实物和镜像，但a和它的镜像b能够完全重合，所以乙醇为非手性分子，没有对映异构体，也没有旋光性。

在对映体中，围绕着手性碳原子的四个原子或原子团的距离是相同的，因而它们的物理性质和化学性质一般是相同的，例如(+)–乳酸和(–)–乳酸具有相同的熔点、pK_a 值和比旋光度（但旋光方向相反），见表10–1。但它们在手性环境中，其物理和化学性质是不同的。

（三）外消旋体

在实验室中合成的乳酸，得到的产品为等量的左旋体和右旋体的混合物，无旋光性。这种由等量的对映体所组成的物质称为外消旋体（racemic mixture or racemate）。由于两种组分的旋光度相同，旋光方向相反，旋光性恰好互相抵消，所以外消旋体不显旋光性。外消旋体常用符号(±)表示，例如外消旋乳酸可表示为(±)-乳酸。

外消旋体的化学性质一般与对映异构体相同，但物理性质则有差异，见表10-1。例如：(+)-乳酸和(-)-乳酸熔点为53℃，(±)-乳酸的熔点为18℃。

表10-1　乳酸的物理性质

	熔点（℃）	$[\alpha]_D^{20}$ 水	pK_a
(+)-乳酸	28	+3.82°	3.79
(-)-乳酸	28	-3.82°	3.79
(±)-乳酸	18	0	3.79

二、对映异构体的构型表示法和构型标记法

（一）对映异构体的构型表示法

在描述分子的立体结构时，立体模型很不方便。因此，在多数情况下采用“费歇尔（Fischer）投影式”表示对映异构体的立体构型。

1．费歇尔投影式　该法是将立体模型所代表的主链竖起来，把命名时编号小的链端向上，指向后方，其余两个与手性碳原子连接的横键指向前方，然后进行投影，写出费歇尔投影式。例如乳酸一对对映体的费歇尔投影式如图10-12所示。

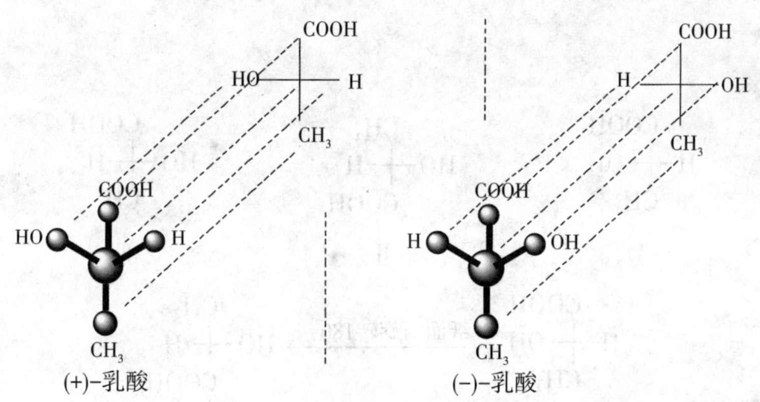

图10-12　乳酸一对对映体的费歇尔投影式

由图10-12可以看出，费歇尔投影式中两条直线的垂直交点相当于手性碳原子，纸面上的横线（水平方向）是连接向前的基团，竖线（垂直方向）是连接向后的基团，即横前竖后。

2．费歇尔投影式的相互转换　通过费歇尔投影式，可将旋光性分子模型转变为一个十字交叉的平面式。十字交叉处是手性碳原子，在纸面上，上下两个原子或原子团位于纸平面的后方，左右两个原子或原子团位于纸平面的前方。

由于同一个分子模型摆放位置可以多种多样，所以投影后得到的费歇尔投影式也有多个。例如：

$$\equiv \begin{array}{c} CHO \\ HO - \!\!+\!\! - H \\ CH_3 \end{array} \qquad \equiv \begin{array}{c} H \\ CH_3 - \!\!+\!\! - CHO \\ OH \end{array}$$

$$\equiv \begin{array}{c} OH \\ CHO - \!\!+\!\! - CH_3 \\ H \end{array} \qquad \equiv \begin{array}{c} CHO \\ H - \!\!+\!\! - CH_3 \\ OH \end{array}$$

在判断不同的费歇尔投影式是否代表同一化合物时，为保持构型不变，投影式相互转化时必须遵守下述基本操作法则：

（1）只能在纸面上旋转180°或其整数倍，不能旋转90°或其奇数倍；也不能离开纸面翻转；

（2）允许另一个原子或原子团不动，另外三个原子或原子团的位置按顺时针方向或逆时针方向依次换位。

（3）允许费歇尔投影式中的中心碳原子上任何两个原子或原子团的位置经两次或偶数次交换。

例如：

$$\begin{array}{c} COOH \\ H - \!\!+\!\! - OH \\ CH_3 \\ \text{I} \end{array} \qquad \begin{array}{c} CH_3 \\ HO - \!\!+\!\! - H \\ COOH \\ \text{II} \end{array} \qquad \begin{array}{c} COOH \\ HO - \!\!+\!\! - H \\ CH_3 \\ \text{III} \end{array}$$

$$\begin{array}{c} COOH \\ H - \!\!+\!\! - OH \\ CH_3 \\ \text{I} \end{array} \xrightarrow{\text{纸面内旋转180°}} \begin{array}{c} CH_3 \\ HO - \!\!+\!\! - H \\ COOH \\ \text{II} \end{array}$$

投影式Ⅰ在纸面内旋转180°可得投影式Ⅱ，2个投影式为同一构型的不同表示方式。而投影式Ⅲ是投影式Ⅰ离开纸面翻转所得，两个投影式不能重合，所以投影式Ⅰ和投影式Ⅲ不是同一构型。

3. 透视式　分子模型有时也用透视式表示。透视式是中心碳原子在纸平面上，用实线表示在纸平面上的原子或原子团，用虚线表示指向纸平面后方的原子或原子团，楔形线表示伸向纸平面前方的原子或原子团。例如，乳酸的透视式为

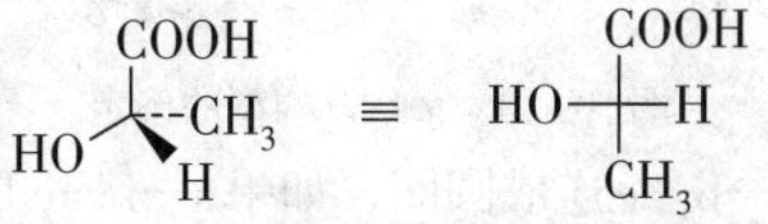

COOH（上）, HO（实线）, CH_3（虚线）, H（楔形线）	≡	COOH / HO—+—H / CH_3
透视式		费歇尔投影式

透视式表示构型比较直观，但书写不如费歇尔投影式方便。所以一般所说的投影式就是指费歇尔投影式。

（二）对映异构体的构型标记法

1. D/L-构型标记法　1950年以前，人们只知道旋光性不同的一对对映体分别属于不同的构型，但无法确定哪个是左旋体，哪个是右旋体，于是人为规定：以甘油醛为标准（甘油醛有一个手性碳原子，有两种不同的构型），规定甘油醛费歇尔投影式的羟基在右侧的为D-构型，在左侧的为L-构型，称为D/L-构型（绝对构型）。

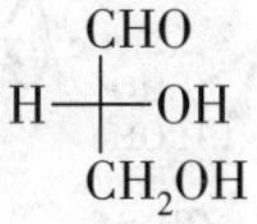

CHO / H—+—OH / CH_2OH	CHO / HO—+—H / CH_2OH
D-(+)-甘油醛	L-(−)-甘油醛

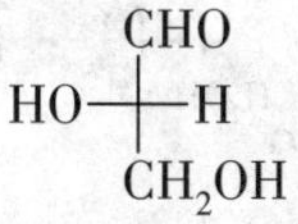

D/L-构型标记法有一定的局限性，有些化合物很难与标准化合物进行相互联系，此外，分子中若含有多个手性碳原子，进行构型标记时会得到相互矛盾的结果。但由于习惯问题，D/L-构型标记法一直沿用至今，如糖类和氨基酸的构型标记仍采用此法。需要注意的是，D/L-构型与旋光方向无关，两者没有必然的联系。

2. *R/S*-构型标记法　由于D/L-构型表示法有局限性，1970年，IUPAC建议根据绝对构型的观点，对对映异构体的构型提出了另一种表示方法，即*R/S*-构型（相对构型）表示法，这种方法不需选定什么化合物作为标准，而是直接对化合物的立体结构或其透视式甚至投影式进行处理。

R/S-构型表示法原则为：

（1）首先把手性碳原子所连的四个基团（a、b、c、d）按“顺序规则”的规定，进行排队，若a>b>c>d，即a的顺序最大，d的顺序最小。

（2）再把立体结构式或其透视式中d（顺序最小）的基团，放在离观察者最远的位置，而使a、b、c处在观察者的眼前。

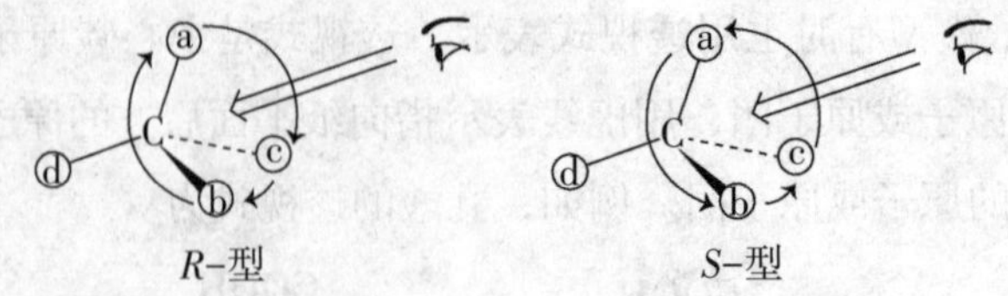

R-型　　S-型

图10-13　R、S-构型的确定

（3）然后从a开始，按a→b→c连成圆圈，如果a→b→c是按顺时针方向旋转，这种构型就用*R*表示（*R*是拉丁文“rectus”的字首，是右的意思）；反之，如a→b→c是按逆时针方向旋转，就用*S*表示（*S*是拉丁文“sinister”，是左的意思）。见图10-13。

下面分别以透视式和费歇尔投影式来说明如何判定手性分子的*R*/*S*-构型。

透视式：下面是甘油醛的透视式，手性碳原子上连有四个不同的原子和基团（H、OH、CHO、CH_2OH），H和OH在纸平面上，CHO指向纸平面的前方，CH_2OH伸向纸平面的后方。按“顺序规则”的规定排列，应是 OH>CHO>CH_2OH>H 。H的顺序最小，应放在离眼睛最远的位置进行观察（箭头是表示观察的方向）。

OH, H—C, CH_2OH, CHO　　　　OH, H—, CHO, CH_2OH

OH, C, CHO, CH_2OH　　　　OH, C, CH_2OH, CHO

S　　　　*R*

费歇尔投影式：这里要注意的是费歇尔投影式的空间排列关系：手性碳原子在纸平面上，竖键指向纸平面后方，横键伸向纸平面前方。

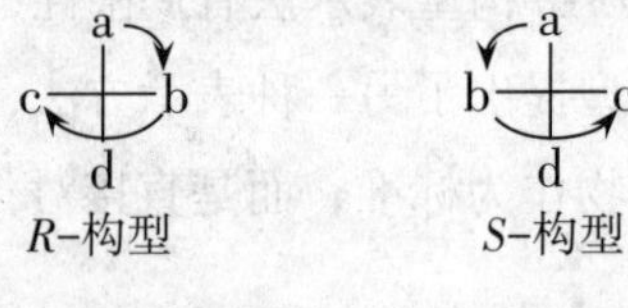

R-构型　　*S*-构型

例如：乳酸

COOH, HO—, —CH_3, H　　　　COOH, CH_3—, —OH, H

R-乳酸　　*S*-乳酸

可根据费歇尔投影式中各键的伸展方向观察（竖键向后，横键向前），仍是眼睛正视最小基团。以乳酸为例进行观察。

R-乳酸　　$OH > COOH > CH_3 > H$　　眼前

S-乳酸

还有一些简便的平面观察方法，当顺序最小的原子或基团在横键上，这时只看其他三个原子或基团的在平面上的排列顺序，如果是顺时针方向，所代表的构型是S-型，反时针方向是R型，当最小基团在竖键上时观察的结果与实际相反。

例如：

（逆时针）R　　（顺时针）S

目前比较普遍地采用R、S来表示对映体的构型，尤其在一些环状化合物或结构复杂的化合物中，需要特别指明手性中心的构型时，更为适合。

三、含两个手性碳原子化合物的对映异构

我们知道含有一个手性碳原子的化合物有一对对映体。含有n个不同手性碳原子的化合物，对映异构体的数目为2^n，有2^{n-1}对对映体。

含有两个不同的手性碳原子的化合物如2,3,4-三羟基丁醛，有四种对映异构体，即两对对映体。

Ⅰ (2R, 3R)-三羟基丁醛　　Ⅱ (2S, 3S)-三羟基丁醛　　Ⅲ (2S, 3R)-三羟基丁醛　　Ⅳ (2R, 3S)-三羟基丁醛

其中Ⅰ和Ⅱ是互为不能重合的实物与镜像关系，是一对对映体；同样Ⅲ和Ⅳ是另一对对映体。但是Ⅰ和Ⅲ、Ⅰ和Ⅳ、Ⅱ和Ⅲ、Ⅱ和Ⅳ是彼此不成镜像关系的光学异构体，称为非对映体。非对映体具有不同的物理性质，如熔点、沸点、溶解度等都不相同。

含有相同手性碳原子的化合物，其旋光异构体数目少于2^n。例如酒石酸含有两个相同的手性碳原子，只有三个旋光异构体：

$$
\begin{array}{cccc}
\begin{array}{c}COOH\\ H-\!\!\!\!+\!\!\!\!-OH\\ HO-\!\!\!\!+\!\!\!\!-H\\ COOH\end{array} &
\begin{array}{c}COOH\\ HO-\!\!\!\!+\!\!\!\!-H\\ H-\!\!\!\!+\!\!\!\!-OH\\ COOH\end{array} &
\begin{array}{c}COOH\\ H-\!\!\!\!+\!\!\!\!-OH\\ H-\!\!\!\!+\!\!\!\!-OH\\ COOH\end{array} &
\begin{array}{c}COOH\\ HO-\!\!\!\!+\!\!\!\!-H\\ HO-\!\!\!\!+\!\!\!\!-H\\ COOH\end{array}\\
\text{I} & \text{II} & \text{III} & \text{IV}
\end{array}
$$

(2*R*, 3*R*)-(+)-酒石酸　(2*S*, 3*S*)-(-)-酒石酸　(2*R*, 3*S*)-m-酒石酸　(2*S*, 3*R*)-m-酒石酸

其中Ⅰ和Ⅱ是一对对映异构体，Ⅲ和Ⅳ看来似乎也是一对对映异构体，但如果将Ⅲ在纸面上旋转180°，则Ⅲ与Ⅳ重合，因此Ⅲ和Ⅳ是同一分子，Ⅲ或Ⅳ不是手性分子，所以没有旋光性。

在Ⅲ或Ⅳ中，两个手性碳原子所连接的基团相同，但构型不同，一个是*R*-构型，另一个是*S*-构型，它们的旋光度相等，但方向相反，旋光性在分子内部相抵消，因而无旋光性，称为内消旋化合物，用m-表示。内消旋体是化合物，外消旋体是混合物。

酒石酸的立体异构体实际上只有三种，即左旋体、右旋体和内消旋体。右旋酒石酸和左旋酒石酸互为对映体，它们和内消旋体酒石酸是非对映体。等量的右旋体和左旋体混合可组成外消旋体。见表10-2酒石酸的物理性质。

表10-2　酒石酸的物理性质

酒石酸	熔点（℃）	$[\alpha]_D^{25}$ 水	溶解度（g/100g水）
(+)-	170	+12°	139
(-)-	170	-12°	139
m-	140	0°	125
(±)-	204	0°	20.6

内消旋体和外消旋体虽然都没有旋光性，但它们却有本质上的差别。前者是一个化合物，不能拆分成两部分。而后者是一种混合物（由等量对映体组成），可以用特殊的方法拆分成两个旋光异构体。

乳酸含有一个手性碳原子，分子中无对称因素，有旋光性，是手性分子。内消旋体酒石酸分子中虽然含有两个手性碳原子，却没有旋光性，因分子内部有对称因素（对称面），故不是手性分子。由此可见，含有一个手性碳原子的分子必定有手性。但是含有两个或者更多个手性碳原子的分子却不一定有手性。所以，我们决不能说凡是含有手性碳原子的分子就一定具有手性。诚然，手性碳原子是使分子具有手性的原因，但是决定一个分子是否有手性的根本原因是视其有无对称因素。

四、对映异构体在医药上的性质差异

在物理性质和化学性质上对于非对映异构体来说，物理性质如熔点、沸点、溶解度等

不同，比旋光度不同，旋光方向可能相同也可能不同；化学性质相似，但反应速度有差异；但对映异构体来说，物理性质比如熔点、沸点、溶解度等基本相同，旋光度绝对值相同，但旋光方向相反，化学性质是相似的。

在手性的生理环境下表现出不同的生理活性。一般是(–)–异构体的生理活性大于(+)–异构体。例如：(–)–莨菪碱的放大瞳孔作用比(+)–异构体的活性大20倍。D–(–)–肾上腺素的血管收缩作用为L–(+)–异构体的12~15倍。D–(–)–异丙肾上腺素的支气管扩张作用为L–(+)–异构体的800倍。一般认为，肾上腺素类药物有三部分和受体形成三点结合：①氨基；②苯环及两个酚羟基；③侧链的醇羟基。L–(+)–肾上腺素只有两个基团能与受体结合，因而生理作用很弱。根据这一理论，L–(+)–肾上腺素的羟基不起作用。如D–(–)–异丙肾上腺素除去羟基，即为去氧肾上腺素，手性消失，没有旋光性，作用和L–(+)–肾上腺素相似。

由此可知，一种药物之所以具有生理活性，应与生物体内的受体相互作用，而受体都具有一定的立体结构，药物要与受体相互作用，它的立体结构应与受体的立体结构相适应，这样才能发挥它的生理作用，产生特定的药理效应。

对映体之间在生物活性、毒性等方面有很大的差别。例如：左旋肾上腺素的血管收缩作用比其右旋体强12~20倍；左旋麻黄碱升压作用大于右旋麻黄碱四倍；左旋氯霉素治疗伤寒有效，而右旋氯霉素几乎无效。现在临床用于治疗中枢神经系统疾病帕金森症的药物是左旋多巴胺，而其对映体对此病无效。

无疗效　　　　抗帕金森症

扫一扫，做一做

复习思考

1. 指出下列化合物有无手性碳原子

（1）$CH_3CHDC_2H_5$　　（2）$BrCH_2CHDCH_2Br$

（3）$CH_2BrCH_2CH_2Cl$　　（4）$CH_3CH(CH_2CH_3)CH_2CH_2CH_3$

（5）$(CH_3)_3C—CH(CH_3)_2$　　（6）$CH_3CHClCH_2CH_3$

（7）$CH_3CDClCH_2Cl$　　（8）$CH_3CHClCHClCH_3$

2. 指出下列各对化合物属于对映体、非对映体、顺反异构体、构造异构体，还是同一物质？

（1）$\begin{array}{c} CH_3 \\ H-\!\!\!\!+\!\!\!\!-Br \\ Cl \end{array}$ 和 $\begin{array}{c} CH_3 \\ Br-\!\!\!\!+\!\!\!\!-Cl \\ H \end{array}$

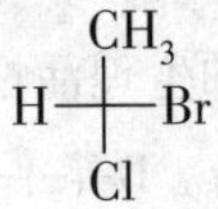

（2）$\begin{array}{c} CH_3 \\ H-\!\!\!\!+\!\!\!\!-Cl \\ H-\!\!\!\!+\!\!\!\!-Br \\ CH_3 \end{array}$ 和 $\begin{array}{c} CH_3 \\ H-\!\!\!\!+\!\!\!\!-Br \\ H-\!\!\!\!+\!\!\!\!-Cl \\ CH_3 \end{array}$

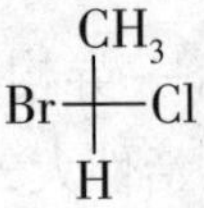

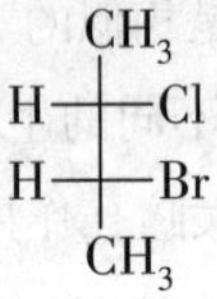

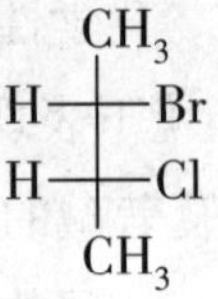

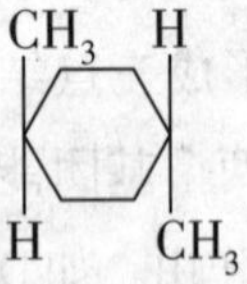

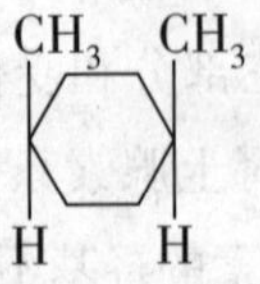

（3）CH_3 H / H CH_3 和 CH_3 CH_3 / H H

（4）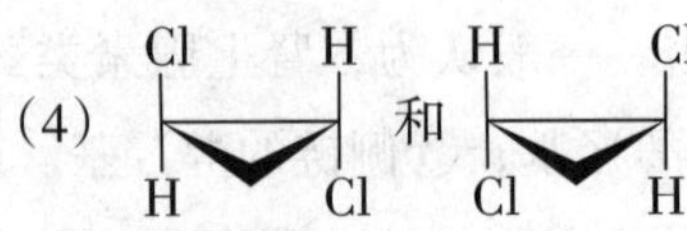

3. 画出下列化合物的构型

（1）(*R*)－$CHBrDC_2H_5$

（2）(*S*)－$CH_3CHClBr$

扫一扫，知答案

扫一扫，看课件

第十一章 有机含氮化合物

【学习目标】

1. 掌握硝基化合物和胺类化合物的定义、结构、分类、命名和化学性质。
2. 熟悉重氮化合物和偶氮化合物的定义、结构、命名和化学性质。
3. 了解常见的有机含氮化合物在医药学中的应用。

分子中含有氮元素的有机化合物，统称为有机含氮化合物（nitrogenous compound）。主要是指氮原子和碳原子直接相连所形成的有机化合物，即是指含有碳氮键的有机化合物。它们可以看作是烃分子中氢原子被含氮官能团取代的产物。

有机含氮化合物在人的生命、制药和化工生产中占有非常重要的地位，氨基酸、蛋白质与生命现象密切相关；硝基化合物、胺、酰胺、重氮化合物、偶氮化合物、含氮杂环等是合成药物、炸药、农药及高分子化合物的重要原料。临床上常用的许多药物，如局部麻醉药盐酸利多卡因、抗菌药磺胺嘧啶、中枢神经系统的镇静剂巴比妥类药物、抗高血压药物尼群地平、抗心律失常药盐酸胺碘酮等都属于有机含氮化合物。本章重点介绍硝基化合物、胺、重氮和偶氮化合物。

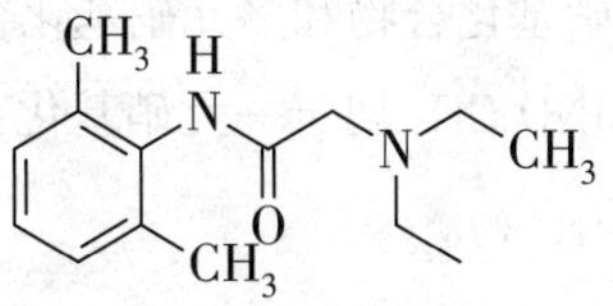

盐酸利多卡因（局部麻醉药） 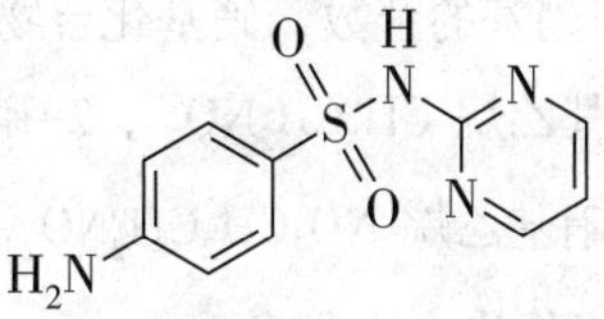　　　　磺胺嘧啶（抗菌药）

第一节　硝基化合物

分子中含有硝基（—NO_2）的有机化合物叫做硝基化合物。硝基化合物在有机合成上有着重要的应用，芳香族硝基化合物的应用更为广泛，是合成芳胺、酚类等的中间体。

一、硝基化合物的结构、分类和命名

（一）硝基化合物的结构

硝基化合物从结构上可以看作是烃分子中的1个或多个氢原子，被硝基（—NO_2）取代后所生成的化合物。通式为：R—NO_2 或 Ar—NO_2（R为烷基，Ar为芳基），其官能团是硝基（—NO_2）。

（二）硝基化合物的分类

1. 按与硝基相连的烃基的不同，硝基化合物可分为脂肪族硝基化合物（R—NO_2）和芳香族硝基化合物（Ar—NO_2）。例如：

（1）硝基甲烷 CH_3NO_2、硝基乙烷 $CH_3CH_2NO_2$、硝基异丙烷 $(CH_3)_2CHNO_2$ 属于脂肪族硝基化合物；

（2）硝基苯 [苯环—NO_2]、β-硝基萘 [萘环—NO_2] 属于芳香族硝基化合物。

2. 根据硝基所连的碳原子类型的不同，硝基化合物可分为伯硝基化合物、仲硝基化合物和叔硝基化合物。例如：

（1）硝基甲烷 CH_3NO_2、硝基乙烷 $CH_3CH_2NO_2$ 属于伯硝基化合物。

（2）2-硝基丙烷 $CH_3CHNO_2CH_3$ 属于仲硝基化合物。

（3）2-甲基-2-硝基丙烷 $CH_3C(CH_3)NO_2CH_3$ 属于叔硝基化合物。

3. 根据硝基的个数，硝基化合物可分为：一元硝基化合物和多元硝基化合物。例如：

（1）硝基乙烷 $CH_3CH_2NO_2$、2-硝基丙烷 $CH_3CHNO_2CH_3$ 属于一元硝基化合物；

（2）二硝基乙烷 $NO_2CH_2CH_2NO_2$ 属于多元硝基化合物。

（三）硝基化合物的命名

硝基化合物的命名与卤代烃的命名相似，将硝基作为取代基，以烃（或烃的衍生物）作为母体来命名。例如：

$CH_3CH_2NO_2$	$CH_3CH_2CH(NO_2)CH_3$	$CH_3C(CH_3)_2CH_2CH(NO_2)CH_3$
硝基乙烷	2-硝基丁烷	2,2-二甲基-4-硝基戊烷

硝基苯　　间二硝基苯

2,4,6-三硝基甲苯　　2,4,6-三硝基苯酚（苦味酸）　　2-硝基-4-氯苯甲酸

二、硝基化合物的物理性质

脂肪族硝基化合物大都是无色而具有香味的液体，相对密度都大于1，难溶于水，易溶于醇和醚，并能溶于浓 H_2SO_4 中而形成盐。芳香族硝基化合物，除了硝基苯是高沸点液体外，其余多是淡黄色固体，有苦杏仁气味，味苦，不溶于水，能溶于有机溶剂和浓硫酸。

硝基的强极性，使硝基化合物具有较高的沸点、熔点和密度。随着分子中硝基数目的增加，其熔点、沸点和密度增大、苦味增加，对热稳定性减少。多数硝基化合物受热易发生爆炸，使用时注意安全。如TNT和苦味酸均易爆炸，其中TNT为威力强大的工程炸药。

多数硝基化合物具有毒性，能透过皮肤而被吸收，能和血液中的血红素作用，易引起肝肾和中枢神经及血液中毒，严重时可以致死，在贮存和使用硝基化合物时应特别注意。

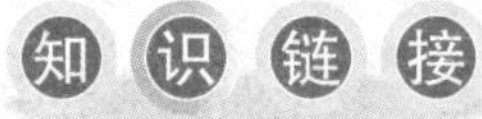

硝基苯的毒性

硝基苯，又名密斑油、苦杏仁油。无色或微黄色具有苦杏仁味的油状液体，难溶于水，易溶于乙醇、乙醚、苯等有机溶剂。主要用于制取苯胺、联苯胺、偶氮苯等。硝基苯毒性较强，吸入大量蒸气或皮肤上大量沾染，可引起急性中毒。

正常情况下，血红蛋白与 O_2 结合成氧合血红蛋白（Fe^{2+} 仍为二价）并随血液流到各组织，释放出氧，供人体内物质氧化。释放出氧后的血红蛋白，回到肺部继续输送氧气。当人体吸入硝基苯后，由于硝基苯的氧化作用，使血红蛋白变成高铁血红蛋白，阻碍了血红蛋白输送氧气的作用，从而引发中毒。临床研究表明：高铁血红蛋白含量达10%~15%时，患者黏膜和皮肤出现紫绀；达30%以上时，出现头晕、耳鸣、手指麻木、全身无力等症状；达50%~70%时，出现胸闷、恶心、心律失常甚至昏迷。经及时抢救，一般可在24小时内恢复意识，脉搏和呼吸逐渐好转，但头昏、头疼等可持续数天。

三、硝基化合物的化学性质

硝基与羰基的结构相似，是不饱和的极性基团。硝基化合物的性质主要与硝基有关，主要发生以下反应。

（一）还原反应

硝基化合物易被还原，芳香族化合物更易被还原。

脂肪族硝基化合物的还原常用活泼金属（Fe，Zn，Sn等）和盐酸的混合物将其还原成为胺类，工业上也经常采用催化加氢（H_2/Ni）还原脂肪族硝基化合物。

$$RNO_2 \xrightarrow[\text{或}H_2/Ni]{Zn（Fe、Sn）+HCl} RNH_2$$

芳香族硝基化合物被还原的产物与还原条件有关。例如：

1. 在酸性或中性介质中，硝基苯还原生成苯胺或*N*–羟基苯胺。

$$C_6H_5-NO_2 \xrightarrow[\text{或}SnCl_2+HCl]{Fe+HCl} C_6H_5-NH_2$$

苯胺

$$C_6H_5-NO_2 \xrightarrow[60℃]{Zn+NH_4Cl} C_6H_5-NHOH$$

N–羟基苯胺

2. 在碱性介质中，硝基苯的氧化能力降低，较难还原生成偶氮苯、氢化偶氮苯等中间体，这些中间体在Fe/HCl酸性条件下继续被还原为苯胺。

$$C_6H_5-NO_2 \xrightarrow[C_2H_5OH]{Zn+NaOH} C_6H_5-N{=}N-C_6H_5 \xrightarrow{Fe+HCl} C_6H_5-NH_2$$

偶氮苯（中间体）

3. 用催化氢化法还原，硝基苯生成苯胺。

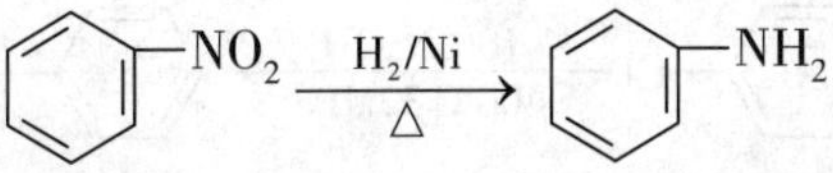

$$C_6H_5-NO_2 \xrightarrow[\triangle]{H_2/Ni} C_6H_5-NH_2$$

（二）脂肪族硝基化合物的酸性

有α-H存在的脂肪族硝基化合物中，α-氢受硝基的影响变得较为活泼，从而具有一定的酸性。

$$H_3C-NO_2+H_2O \rightleftharpoons H_2\overset{-}{C}-NO_2+H_3O^+$$

	H_3C-NO_2	$CH_3CH_2-NO_2$	$CH_3-CHNO_2-CH_3$
pK_a	10.2	8.5	7.8

硝基是强吸电子基，它能活化α－H能产生类似酮式-烯醇式的互变异构现象。烯醇式中连在氧原子上的氢较活泼，呈明显的酸性，能与NaOH溶液作用生成钠盐而溶于水，钠盐酸化后，又可重新生成硝基化合物。

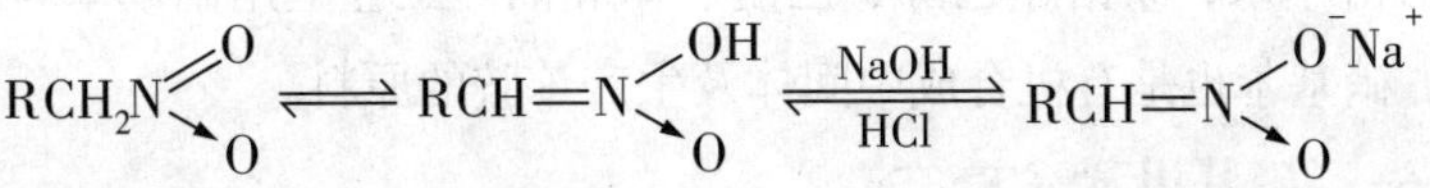

$$RCH_2N(=O)\rightarrow O \rightleftharpoons RCH=N(-OH)\rightarrow O \underset{HCl}{\overset{NaOH}{\rightleftharpoons}} RCH=N(-O^-Na^+)\rightarrow O$$

硝基式　　　　假酸式　　　　钠盐

所以含有α-氢的硝基化合物可溶于氢氧化钠溶液中，无α-氢的硝基化合物则不溶于氢氧化钠溶液。利用这个性质，可区分有α-氢的伯、仲硝基化合物和无α-氢的叔硝基化合物。

（三）硝基对苯环的影响

1. 使酚及芳香酸的酸性增强　受硝基吸电子性的影响，邻、对位的硝基酚、硝基羧酸比其间位取代物的酸性增强更为明显。苯环上硝基越多，苯环上羟基或羧基的酸性就越强。

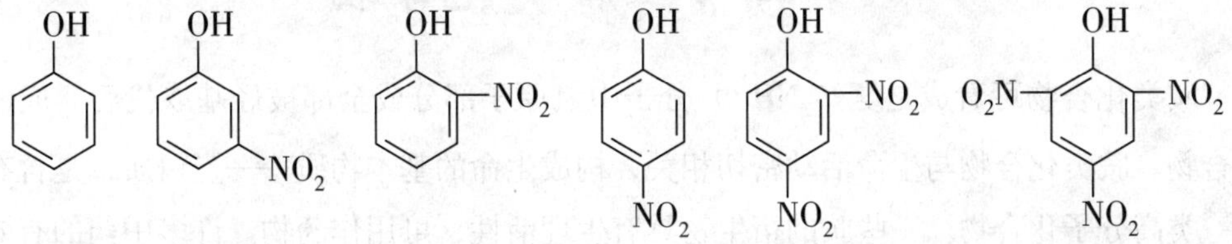

	苯酚	间硝基苯酚	邻硝基苯酚	对硝基苯酚	2,4-二硝基苯酚	2,4,6-三硝基苯酚
pK_a	9.89	8.00	7.21	7.15	4.09	0.38

2,4,6-三硝基苯酚（苦味酸）的 $pK_a=0.38$，酸性水平已接近无机强酸，它可与NaOH、Na_2CO_3 作用。

2. 能使卤苯更易水解

$$C_6H_5-Cl \xrightarrow[400℃\ 32MPa]{10\%NaOH} C_6H_5-OH$$

$$\text{邻硝基氯苯}(Cl, NO_2) \xrightarrow[130℃]{NaHCO_3溶液} \text{邻硝基苯酚钠}(ONa, NO_2) \xrightarrow{H^+} \text{邻硝基苯酚}(OH, NO_2)$$

四、与医药有关的硝基化合物

硝基化合物常带有颜色，可作为染料。硝基化合物及其衍生物是制造染料、药物的重要原料，部分人工合成药物也是硝基化合物。常见的硝基化合物有：

（一）硝基苯

硝基苯为无色或微黄色具苦杏仁味的油状液体，有毒，遇明火、高热会燃烧、爆炸。密度大于水，难溶于水，易溶于乙醇、乙醚、苯和油。工业上用硝基苯为原料生产染料、香料、炸药等，硝基苯也是有机合成中间体及生产苯胺的原料。

（二）2,4,6–三硝基甲苯（TNT）

2,4,6–三硝基甲苯为难溶于水、乙醇、乙醚，易溶于氯仿、苯、甲苯、丙酮的黄色结晶。受震动时相当稳定，须经起爆剂（雷汞）引发才猛烈爆炸，是一种优良的炸药。

（三）2,4,6–三硝基苯酚（苦味酸）

2,4,6–三硝基苯酚为黄色针状或块状结晶，无臭，味极苦，不易吸湿。难溶于冷水，易溶于热水，极易溶于沸水。能溶于乙醇、乙醚、苯和氯仿。主要用于制作炸药、火柴、染料、药物和皮革等。中药化学中，苦味酸也是常用的生物碱沉淀剂。

第二节　胺类化合物

胺类化合物可看成是氨（NH_3）分子中氢原子部分或全部被烃基取代后而成的有机化合物。胺类化合物与生命活动密切相关，构成生命的基本物质——蛋白质，是含有氨基的一类高分子化合物。一些胺的衍生物具有生理活性，可用作药物。许多中药的有效成分及合成药物分子中常含有氨基或取代氨基。

一、胺的结构和分类

（一）胺的结构

胺类化合物分子结构与氨分子相似，氮原子与周围三个原子或原子团（又称取代基）

构成三棱锥型结构，如图11-1所示。

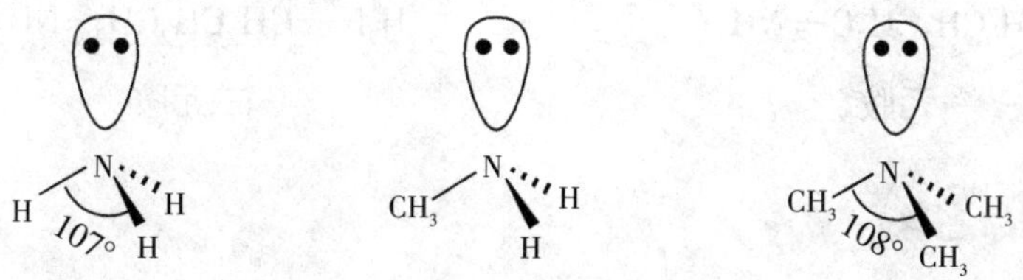

图11-1　氨、脂肪胺的结构

胺分子中，氮原子与三个取代基（—R或H）形成三个单键，分别占据着三棱锥的下边三个顶点，氮原子的上面是一对孤电子对。孤电子对的排斥作用使得N原子上各单键的键角（107°或108°）微微小于甲烷（正四面体）分子中C—H键角109°28′。

（二）胺的分类

1. 根据氮原子连接的烃基种类不同，胺可分为脂肪胺（RNH_2）和芳香胺（$ArNH_2$）。例如：

脂肪胺：$CH_3CH_2NH_2$　　$CH_3CH_2NHCH_2CH_3$　　$C_6H_5-CH_2NH_2$

芳香胺：$C_6H_5-NH_2$　　$C_6H_5-NHCH_3$　　$C_6H_5-N(CH_3)_2$

2. 根据氮原子上所连烃基的数目不同，可将胺分为伯胺（1°胺）、仲胺（2°胺）和叔胺（3°胺）。见表11-1。

表11-1　伯胺、仲胺、叔胺

分类	结构通式	官能团	官能团名称
伯胺（1°胺）	$R-NH_2$	$-NH_2$	氨基
仲胺（2°胺）	$RR'NH$	$>NH$	亚氨基
叔胺（3°胺）	$RR'N-R''$	$>N-$	次氨基

当NH_4^+的4个氢原子被烃基取代时，称为季铵盐（$R_4N^+X^-$）或季铵碱（$R_4N^+OH^-$）。季铵盐及季铵碱的离子中，四个烃基R可以相同也可以不同，R可以为脂肪烃基也可以为芳香烃基。例如：

$[(CH_3)_4N]^+Cl^-$　　　　$[(CH_3)_4N]^+OH^-$

季铵盐　　　　季铵碱

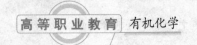

3. 根据分子中氨基的数目，胺可分为一元胺、二元胺和多元胺。例如：

$H_3CH_2CH_2C—NH_2$ 一元胺

$H_2N—CH_2CH_2CH_2—NH_2$ 二元胺

二、胺的命名

（一）简单胺的命名

采用习惯命名法。以胺为母体，烃基作为取代基，称为“某胺”。当氮原子上所连烃基相同时，用中文数字“二”“三”表示相同烃基的数目；若烃基不同时，则按基团的次序规则由小到大依次写出。例如：

$H_3C—NH_2$ 甲胺

$H_3CH_2C—NH_2$ 乙胺

$H_3C—NH—CH_3$ 二甲胺

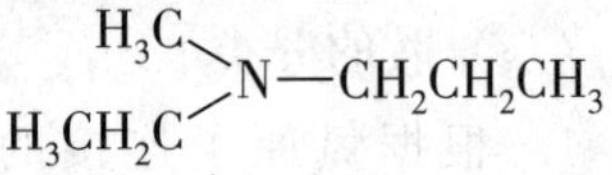

$(H_3C)(H_3CH_2C)N—CH_2CH_2CH_3$ 甲乙丙胺

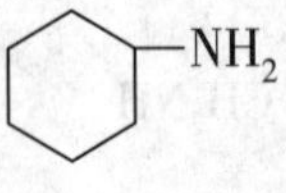

环己胺 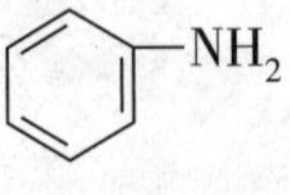　苯胺 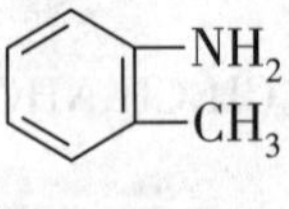　邻甲苯胺 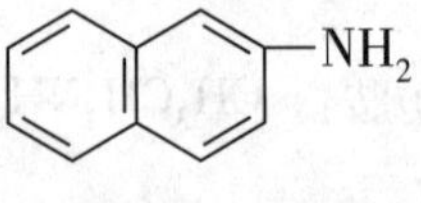　β-萘胺

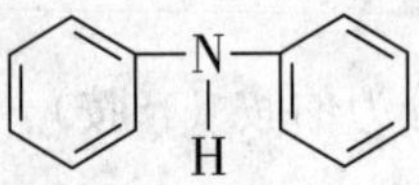

二苯胺 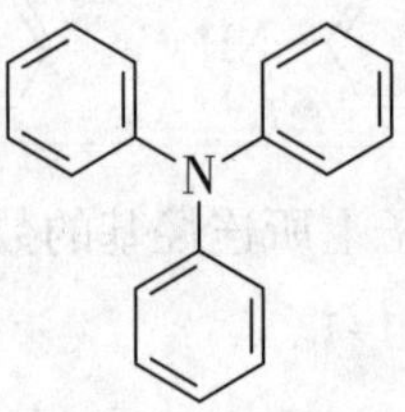　三苯胺

当芳香胺的氮原子上同时连有芳环和脂肪烃基时，以芳香胺为母体，脂肪烃基做取代基，在脂肪烃基名称前面加以“*N*”字，以表示脂肪烃基连在氮原子上，而不是连在芳环上。例如：

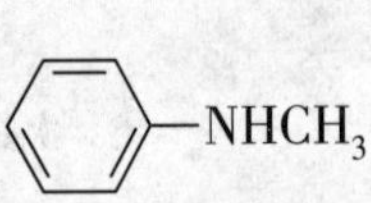

N-甲基苯胺 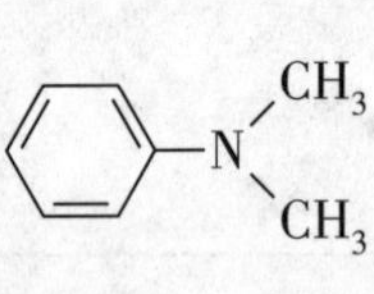　*N*,*N*-二甲基苯胺 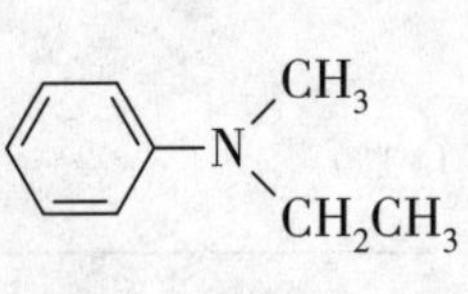　*N*-甲基-*N*-乙基苯胺

（二）复杂胺的命名

以烃基为母体，氨基作为取代基。例如：

$$\underset{\displaystyle NH_2}{CH_3CH_2\overset{|}{C}HCH_2CH_3}$$

3-氨基戊烷

$$CH_3CH_2\underset{NH_2}{\underset{|}{C}H}CH_2CH_2\overset{CH_3}{\overset{|}{C}H}CH_3$$

2-甲基-5-氨基庚烷

（三）多元胺的命名

类似于多元醇。例如：

$NH_2CH_2CH_2CH_2NH_2$

1,3-丙二胺

$$CH_3CH_2\underset{NH_2}{\underset{|}{C}H}CH_2\underset{NH_2}{\underset{|}{C}H}CH_3$$

2,4-己二胺

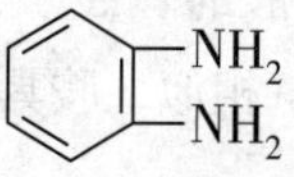

（苯环邻位-NH_2，-NH_2）

邻苯二胺

（四）季铵盐和季铵碱的命名

季铵盐和季铵碱可以看作铵的衍生物来命名。如果四个烃基相同，其命名与卤化铵和氢氧化铵相似，称为“卤化四某铵”和“氢氧化四某铵”，如果四个烃基不同，烃基名称由小到大依次排列。例如：

$[(CH_3)_4N]^+Cl^-$

氯化四甲铵

$[(CH_3)_4N]^+OH^-$

氢氧化四甲铵

三、胺的性质

（一）胺的物理性质

常温下，脂肪胺中的甲胺、乙胺、二甲胺、三甲胺为无色气体，其他低级胺为液体，高级胺为固体。低级胺有类似氨的气味，高级胺无味。

胺的沸点比与其相对分子质量相近的烃和醚要高，但比醇低。

伯、仲、叔胺都能与水形成氢键，低级胺易溶于水，如甲胺、二甲胺、乙胺和二乙胺等可与水混溶。随着相对分子质量的增加，胺的溶解度随之降低，所以中级胺、高级胺及芳香胺微溶或难溶于水，可溶于乙醇、氯仿、苯等有机溶剂。

（二）胺的化学性质

胺的主要化学性质，决定于氮原子上的氢原子和孤电子对。胺的氮原子上的未共用电子对能接受质子而显碱性；胺（特别是芳香胺）还能与酰化剂、亚硝酸和氧化剂等反应；芳香胺的芳环上还容易发生亲电取代反应。

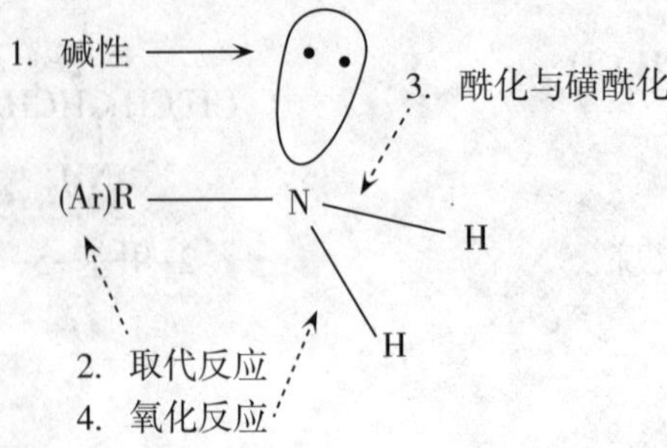

1. 胺的碱性

和氨相似，胺具有碱性，能与大多数酸作用生成铵盐。

$$NH_3+HCl \longrightarrow NH_4^+Cl^-$$

$$RNH_2+HCl \longrightarrow RNH_3^+Cl^-$$

$$RNHR'+HCl \longrightarrow RNH_2R'^+Cl^-$$

苯胺呈弱碱性，可与强酸发生中和反应生成盐而溶于水中，生成的强酸弱碱盐遇强碱会释放出原来的胺。

$$C_6H_5-NH_2 + HCl \longrightarrow C_6H_5-NH_2\cdot HCl$$

$$C_6H_5-NH_2\cdot HCl + NaOH \longrightarrow C_6H_5-NH_2 + NaCl + H_2O$$

利用这一性质可以进行胺的分离、提纯。生物碱的提取就可采用先酸溶、再加碱中和析出法。临床上常将水溶性差的胺类药物加酸制成水溶性更强的铵盐，以增强吸收。如普鲁卡因的盐酸盐水溶性大大增加，麻醉作用也相应增强。

胺类的碱性强弱，可用 K_b 或 pK_b 表示，显然，K_b 值愈大，则 pK_b 值愈小，其碱性就愈强。

胺的碱性强弱的一般规律：	脂肪胺	>	氨	>	芳香胺
对应的 pK_b：	<4.70		=4.75		>8.40

胺的碱性大小实质上是胺分子中N上的孤电子对与外来 H^+ 结合能力的大小，它主要受电子效应、空间效应和溶剂化效应三种因素的影响。从电子效应考虑，具有供电子效应的烷基能使脂肪胺的氮原子上的电子云密度增大，接受质子的能力（亦即碱性）增强，因而脂肪胺的碱性都大于氨。

芳香胺分子中氮原子上的孤电子对（又称p电子）能与苯基等芳环上的环状闭合大π键产生融合，形成如图11-2所示的p-π共轭电子体系。

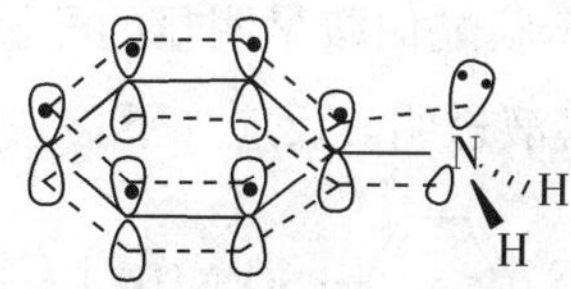

图11-2 苯胺中的p-π共轭电子体系

p-π共轭的结果是苯环对氨基N原子产生了吸电子共轭效应，使氨基N原子上的电子云密度降低，N原子接受质子的能力减弱，因此芳香胺的碱性都小于氨。

（1）脂肪胺的碱性　在水溶液中，碱性的强弱主要取决于电子效应、溶剂化效应、空间效应的协同作用，胺的水溶液碱性顺序为：$(CH_3)_2NH>CH_3NH_2>(CH_3)_3N>NH_3$。

气态时，无溶剂化效应，以烷基的供电子效应影响为主，烷基越多，供电子效应越大，碱性越强。故在气态时，碱性大小顺序为：$(CH_3)_3N>(CH_3)_2NH>CH_3NH_2>NH_3$。

（2）芳香胺的碱性　受到苯基（Ph—）吸电子共轭效应的影响，芳香胺使氨的N原子电子云密度低，其碱性也弱得多。

$$NH_3 > ArNH_2 > Ar_2NH > Ar_3N$$

例如：	NH_3	$C_6H_5NH_2$	$(C_6H_5)_2NH$	$(C_6H_5)_3N$
pK_b	4.75	9.38	13.21	中性

对取代芳胺，苯环上连供电子基（如：—OH、—CH_3 等）时，碱性会增强；连有吸电子基［如：—NO_2、—C_6H_5（即Ph—）、Ar—（芳基）等］时，则碱性降低。

2. 胺的酰化　伯胺和仲胺可以与酰卤、酸酐等酰化剂反应，生成酰胺，称为酰化反应。叔胺的氮原子上没有氢原子，不能进行酰化反应。

$$CH_3NH_2+(CH_3CO)_2O \longrightarrow CH_3CONHCH_3+CH_3COOH$$

乙酰甲胺

$$C_6H_5\text{—}NH_2+(CH_3CO)_2O \longrightarrow C_6H_5\text{—}NHCOCH_3+CH_3COOH$$

乙酰苯胺（退热冰）

酰胺在酸或碱的作用下可水解除去酰基，因此在有机合成中常利用酰基化反应来保护氨基，使其在反应中不被破坏。在药物合成中，常用酰化反应来保护芳环的氨基，如解热镇痛药扑热息痛（对乙酰氨基酚）和非那西丁（对乙酰氨基苯乙醚）的制备就是利用了胺的这一性质。

3. 胺的磺酰化　在氢氧化钠存在下，伯、仲胺能与苯磺酰氯反应生成苯磺酰胺。叔胺氮原子上无氢原子，不能发生磺酰化反应。

伯胺发生磺酰化生成的苯磺酰伯胺分子中，氮原子上的氢原子由于受到苯磺酰基强吸电子性的影响而变得十分活泼，苯磺酰伯胺呈明显的酸性，可进一步溶于氢氧化钠溶液，生成水溶性的苯磺酰伯胺钠盐，溶液透明。反应如下：

$$C_6H_5-SO_2Cl+RNH_2 \xrightarrow{NaOH} C_6H_5-SO_2NHR\downarrow \xrightarrow{NaOH} C_6H_5-SO_2NHR^-Na^+$$

苯磺酰氯　伯胺　苯磺酰伯胺　苯磺酰伯胺钠盐

仲胺也能发生苯磺酰化反应，生成的苯磺酰仲胺分子中氮原子上由于没有氢原子，没有酸性，不能与氢氧化钠溶液反应。苯磺酰仲胺不溶于氢氧化钠，常呈悬浊固体析出。

$$C_6H_5-SO_2Cl+R_2NH \xrightarrow{NaOH} C_6H_5-SO_2NR_2\downarrow +NaCl+H_2O$$

苯磺酰胺　仲胺　苯磺酰仲胺

叔胺分子中氮原子上无氢原子，不能发生磺酰化反应，不溶于氢氧化钠溶液，而出现分层现象。

磺酰化反应又称兴斯堡（Hinsberg）反应，可以用于鉴别、分离伯、仲、叔胺。

4. 胺与亚硝酸反应　不同的胺与亚硝酸反应，产物各不相同。由于亚硝酸不稳定，在反应中实际使用的是亚硝酸钠与盐酸的混合物。

（1）伯胺与亚硝酸的反应　脂肪族伯胺与亚硝酸反应，放出的氮气是定量的，该反应可用于氨基的定量分析。

$$R-NH_2+NaNO_2+HCl \longrightarrow ROH+H_2O+N_2\uparrow$$

芳香族伯胺与亚硝酸在低温下反应生成重氮盐的反应称为重氮化反应。芳香族重氮盐在0～5℃低温下及强酸水溶液中性质稳定，不分解。苯胺的重氮化反应式如下：

$$C_6H_5-NH_2+NaNO_2+HCl \xrightarrow{0\sim5℃} C_6H_5-N_2^+Cl^-+NaCl+H_2O$$

重氮盐（氯化重氮苯）

（2）仲胺与亚硝酸的反应　脂肪族仲胺和芳香族仲胺与亚硝酸反应，都生成*N*-亚硝基胺。*N*-亚硝基胺为不溶于水的黄色油状液体或固体，与稀酸共热，可分解为原来的胺，可用来鉴别或分离提纯仲胺。*N*-亚硝基胺是强致癌物质。把亚硝基连接在氮原子上的化合物称为*N*-亚硝基化合物。

$$(CH_3)_2NH+HNO_2 \longrightarrow (CH_3)_2N-NO+H_2O$$

N-亚硝基二甲胺（黄色油状液体）

$$C_6H_5-NH-CH_3 + HNO_2 \longrightarrow C_6H_5-N(NO)-CH_3 + H_2O$$

N-亚硝基-*N*-甲基苯胺（棕黄色油状固体）

（3）叔胺N原子上无氢原子，与亚硝酸不发生亚硝化反应　脂肪族叔胺因氮原子上没有氢原子，不能发生亚硝化反应，只能与亚硝酸形成不稳定的盐，该盐用碱处理，可得到游离的脂肪叔胺。芳香族叔胺与亚硝酸反应，在芳环上发生亲电取代反应导入亚硝基，生成对亚硝基胺。

$$(H_3C)_2N-C_6H_5 + HNO_2 \longrightarrow (H_3C)_2N-C_6H_4-NO + H_2O$$

对亚硝基-*N*,*N*-二甲基苯胺（绿色片状结晶）

亚硝基芳香叔胺在碱性溶液中呈翠绿色，在酸性溶液中，由于互变成醌式盐而呈橘黄色。

$$(H_3C)_2N-C_6H_4-NO \underset{OH^-}{\overset{H^+}{\rightleftharpoons}} (H_3C)_2\overset{+}{N}=C_6H_4=NOH$$

（翠绿色）　　　　（橘黄色）

综上所述，利用不同胺类与亚硝酸反应的不同现象和不同产物，可以鉴别脂肪族胺或芳香族伯、仲、叔胺。

5. 氧化反应　胺易被氧化，尤其芳香族胺更易被氧化，芳香族伯胺极易被氧化。芳胺长期暴露在空气中存放时，易被空气氧化，生成黄、红、棕色的复杂氧化物。其中含有醌类、偶氮化合物等。

在有机合成中，如果要氧化芳胺环上其他基团，则必须首先要保护氨基，否则氨基更易被氧化。

6. 芳环上的取代反应　芳环上的亲电取代反应　由于芳香族胺的氮原子上的孤电子对与芳环发生p-π共轭效应，使芳环电子云密度增加，特别是氨基的邻、对位电子云密度增加更为显著，因此芳环上的氨基（或—NHR、—NR_2）会使苯环活化，因此芳胺易发生亲电取代反应。

（1）卤代反应　苯胺与卤素（Cl_2、Br_2）的反应很迅速。例如苯胺与溴水作用，在室温下立即生成2,4,6-三溴苯胺白色沉淀。

$$C_6H_5NH_2 + 3Br_2 \longrightarrow 2,4,6\text{-}Br_3C_6H_2NH_2\downarrow + 3HBr$$

白色沉淀

此反应能定量完成，可用于苯胺的定性鉴别及定量分析。

（2）硝化反应　由于苯胺分子中氨基极易被氧化，所以芳香族胺要发生芳环上的硝化反应，就不能直接进行，而应先“保护氨基”。芳香胺的硝化反应在有机药物合成中意义重大。

如果要得到对硝基苯胺，可采用酰基化的方法，即先将苯胺酰化，然后再硝化，最后水解得到对硝基苯胺。例如：

$$C_6H_5NH_2 \xrightarrow{(CH_3CO)_2O} C_6H_5NHCOCH_3 \xrightarrow[H_2SO_4]{HNO_3} p\text{-}O_2NC_6H_4NHCOCH_3 \xrightarrow[\triangle]{H^+或OH^-} p\text{-}O_2NC_6H_4NH_2$$

如果要得到间硝基苯胺，可先将苯胺溶于浓硫酸形成苯胺硫酸盐，然后再硝化，最后用碱液处理游离出氨基，得到间硝基苯胺。例如：

$$C_6H_5NH_2 \xrightarrow{H_2SO_4} C_6H_5NH_3OSO_3H \xrightarrow{HNO_3} m\text{-}O_2NC_6H_4NH_3OSO_3H \xrightarrow{NaOH} m\text{-}O_2NC_6H_4NH_2$$

（3）磺化反应　苯胺的磺化是将苯胺溶于浓硫酸中，首先生成苯胺硫酸盐，苯胺硫酸盐在高温（200℃）加热脱水并分子内重排，即生成对氨基苯磺酸。对氨基苯磺酸是白色固体，分子内同时含有碱性的氨基和酸性磺酸基，分子内部发生质子转移形成盐，称为内盐。

$$C_6H_5NH_2 \xrightarrow{H_2SO_4} C_6H_5NH_3OSO_3H \xrightarrow[200℃]{-H_2O} C_6H_5NHSO_3H \xrightarrow{重排} p\text{-}H_2NC_6H_4SO_3H \longrightarrow p\text{-}{}^{+}H_3NC_6H_4SO_3^-$$

对氨基苯磺酸　　分子内盐

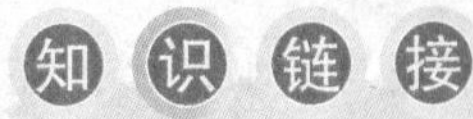

磺胺类药物

磺胺类药物是一类用于预防和治疗细菌感染性疾病的化学治疗药物。至今，磺胺类药物品种已构成了一个庞大的“家族”。它们从化学结构上都是一系列对氨基苯磺酰胺的衍生物。

对氨基苯磺酰胺，就是磺胺，是最简单的磺胺类药物。磺胺类药物为人工合成的抗菌药，对氨基苯磺酰胺抗菌的必需结构，尤其是磺胺基苯环对位上的游离氨基是抗菌活性部分，若被取代，则失去抗菌作用。磺胺药物分子中氨基上的氢往往被不同杂环取代，形成不同种类的磺胺类药（如磺胺嘧啶，SD），它们必须在体内分解后重新释放出氨基，才能恢复活性。与母体磺胺相比，具有效价高、毒性小、抗菌谱广、口服易吸收等优点。

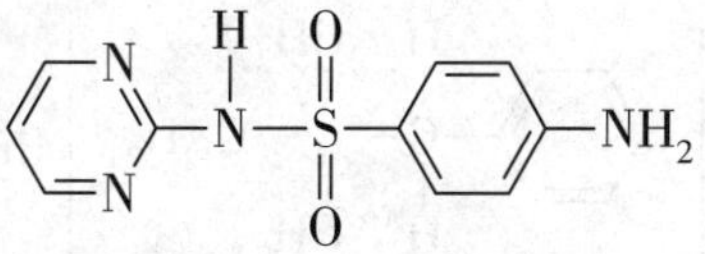

磺胺嘧啶（SD）

四、与医药有关的胺类化合物

（一）甲胺

甲胺在常温下都是无色气体，有氨气味。易溶于水，水溶液呈碱性，能与酸成盐。蛋白质腐败时往往有甲胺生成。甲胺是有机合成的重要原料，如制备甲胺磷农药、合成磺胺药物等。

（二）乙二胺

乙二胺为无色澄清黏稠液体，有氨气味。易溶于水，溶于乙醇和甲醇，微溶于乙醚，不溶于苯。易从空气中吸收二氧化碳生成不挥发的碳酸盐，应避免露置在大气中。乙二胺是制备药物、乳化剂和杀虫剂的原料，也是环氧树脂的固化剂，还可以作为原料人工合成乙二胺四乙酸（简称EDTA）。

（三）苯胺

苯胺俗称阿尼林油，无色油状液体，是最简单的一级芳香胺。熔点 -6.3℃，沸点184℃，相对密度1.02，相对分子量93.1，加热至370℃分解。常温下是无色油状液体，有强烈气味，暴露于空气或日光变棕色。苯胺微溶于水，易溶于有机溶剂，可随水蒸气挥发，工业合成中苯胺可用水蒸气蒸馏方法进行纯化。苯胺毒性比较高，仅少量就能引起中毒，苯胺蒸气主要通过皮肤、呼吸道和消化道进入人体，它能破坏血液造成溶血性贫血，损害肝脏引起中毒性肝炎，也可能导致各种癌症。

（四）胆碱

$[HOCH_2CH_2\overset{+}{N}(CH_3)_3]OH^-$

胆碱

$[CH_3COOCH_2CH_2\overset{+}{N}(CH_3)_3]OH^-$

乙酰胆碱

胆碱是卵磷脂和鞘磷脂的重要组成部分，其分子式为 $C_5H_{15}NO_2$，是白色结晶，味辛而苦，极易吸湿，易溶于水和醇，在酸性溶液中对热稳定，在空气中易吸收二氧化碳，遇热分解。乙酰胆碱是中枢及周边神经系统中常见的神经传导物质。食物中的卵磷脂经人体消化吸收可得到乙酰胆碱，它可随血液循环至大脑，其作用广泛，人体一般不缺。

（五）新洁尔灭

新洁尔灭学名为溴化二甲基十二烷基苄铵，别名溴化苄烷铵或苯扎溴铵。属于季铵盐类化合物。

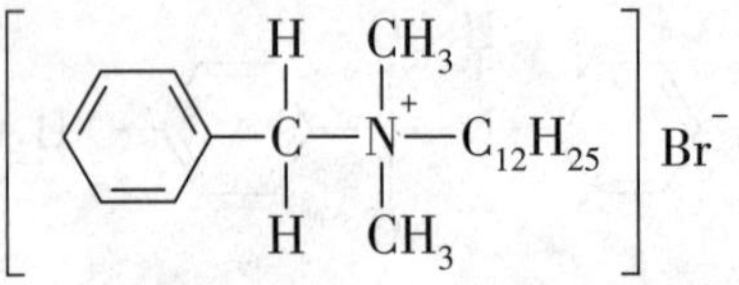

$$\left[C_6H_5-CH_2-\overset{+}{N}(CH_3)_2-C_{12}H_{25} \right] Br^-$$

新洁尔灭常温下为白色或淡黄色胶状体，低温时可能逐渐形成蜡状固体，易溶于水、醇，水溶液呈碱性。新洁尔灭兼有杀菌和去垢效力，作用强而快，对金属无腐蚀作用，医药上通常用其0.1%的溶液作为皮肤或外科手术器械的消毒剂。

（六）肾上腺素

肾上腺素学名为1-(3,4-二羟基苯基)-2-甲氨基乙醇。白色结晶性粉末，常用其盐酸盐。性质不稳定，遇光易失效，在中性或碱性溶液中迅速氧化而呈红色或棕色，活性消失，故使用时忌与碱性药物合用。

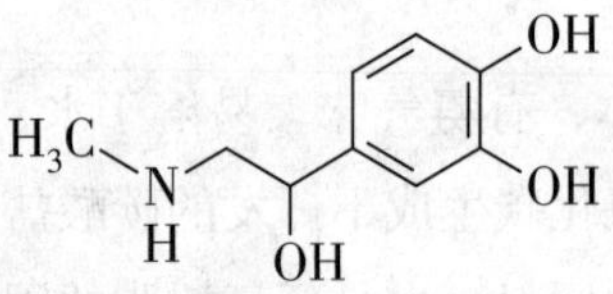

$$H_3C-NH-CH_2-CH(OH)-C_6H_3(OH)_2$$

肾上腺素

肾上腺素是一种激素和神经传送体，由肾上腺释放。当人经历某些刺激（例如兴奋、恐惧、紧张等）分泌出这种化学物质，能让人呼吸加快（提供大量氧气），心跳与血液流动加速，瞳孔放大，为身体活动提供更多能量，使人的应激反应更加快速。肾上腺素一般使心脏收缩力上升，心脏、肝脏的血管扩张，皮肤、黏膜的血管收缩，临床上是拯救濒危患者的急救用药。

第三节　重氮化合物和偶氮化合物

重氮和偶氮化合物都含有 $-N_2-$ 官能团。当官能团的一端与烃基相连，另一端与其他非碳原子或原子团相连时，称为重氮化合物。当官能团的两边都分别与烃基相连时，称为偶氮化合物。例如：

CH_2N_2

重氮甲烷

$C_6H_5-\overset{+}{N}\equiv NCl^-$

氯化重氮苯

$C_6H_5-N=N-C_6H_5$

偶氮苯

$H_3C-N=N-CH_3$

偶氮甲烷

$C_6H_5-N=N-C_6H_4-N(CH_3)_2$

对二甲氨基偶氮苯

一、重氮化合物

重氮化合物中最重要的是芳香重氮盐类，是通过重氮化反应而得到具有很高反应活性的化合物。

（一）重氮盐的生成

芳香伯胺在低温、强酸性水溶液中与亚硝酸作用生成重氮盐，此反应称为重氮化反应。例如：

$$C_6H_5-NH_2+NaNO_2+HCl \xrightarrow{0\sim5℃} C_6H_5-\overset{+}{N_2}Cl^-+NaCl+H_2O$$

重氮盐（氯化重氮苯）

重氮化反应必须在低温（0～5℃）下进行，温度高时（室温）重氮盐易分解；所加亚硝酸也不能过量（氧化性的亚硝酸将不利于重氮盐的稳定存在）；还要保持体系的强酸性条件（弱酸条件下易发生副反应）。

重氮盐是一个非常活泼的化合物，可发生多种反应，生成多种化合物，在有机合成上非常有用。归纳起来，主要反应为两类。

（二）重氮盐的性质

1. 取代反应　重氮盐在一定的条件下发生分解，重氮基可被氢原子、羟基、卤素或氰基取代，生成相应的芳香族衍生物，同时放出氮气，所以又称放氮反应。例如：

$$C_6H_5-\overset{+}{N}\equiv NCl^- \xrightarrow[\triangle]{H_3PO_2} C_6H_6 +N_2\uparrow$$

$$C_6H_5-\overset{+}{N}\equiv NCl^- \xrightarrow[\triangle]{H_2O,\ H^+} C_6H_5-OH +N_2\uparrow$$

$$C_6H_5-\overset{+}{N}\equiv NCl^- \xrightarrow[\triangle]{HCl,\ Cu_2Cl_2} C_6H_5-Cl + N_2\uparrow$$

$$C_6H_5-\overset{+}{N}\equiv NCl^- \xrightarrow[\triangle]{KI} C_6H_5-I + N_2\uparrow$$

$$C_6H_5-\overset{+}{N}\equiv NCl^- \xrightarrow[\triangle]{KCN,\ Cu_2(CN)_2} C_6H_5-CN + N_2\uparrow$$

2\. 还原反应　重氮盐可被氯化亚锡、锡和盐酸、锌和乙酸、亚硫酸钠、亚硫酸氢钠等还原成苯肼。

$$C_6H_5-\overset{+}{N}\equiv NCl^- \xrightarrow{[H]} C_6H_5-NH-NH_2$$

苯肼

3\. 偶联反应　重氮盐与芳伯胺或酚类化合物作用，生成颜色鲜艳的偶氮化合物的反应称为偶联反应。

偶联反应是亲电取代反应，是重氮阳离子（弱的亲电试剂）进攻苯环上电子云密度较大的碳原子而发生的反应。重氮阳离子是一个弱亲电试剂，只能与活泼的芳环（酚、胺）偶联，其他的芳香族化合物不能与重氮盐偶联。在重氮基的邻对位连有吸电子基时，对偶联反应有利。

偶联反应总是优先发生在羟基或氨基的对位，若对位被占，则在邻位上反应，间位不能发生偶联反应。

（1）与胺的偶联　在中性或弱酸性溶液中，重氮盐能与芳伯胺反应生成有色物质。如

$$NaO_3S-C_6H_4-N_2Cl + C_6H_5-N(CH_3)_2 \xrightarrow{CH_3COOH} NaO_3S-C_6H_4-N=N-C_6H_4-N(CH_3)_2$$

4-磺酸基-4′-二甲胺基偶氮苯（甲基橙）

（2）与酚的偶联　在弱碱性介质中，重氮盐也能与酚类化合物反应产生有色物质。

$$C_6H_5-\overset{+}{N}\equiv NCl^- + C_6H_5-OH \xrightarrow{弱碱性} C_6H_5-N=N-C_6H_4-OH$$

对羟基偶氮苯（橘黄色）

二、偶氮化合物

偶氮化合物是重氮盐在弱酸、中性或碱溶液中与芳胺或酚类作用生成的产物。一般不溶或难溶于水，溶于有机溶剂。

多数偶氮化合物具有各种鲜艳的颜色，常用作染料，称为偶氮染料。

有的偶氮化合物在不同的pH介质中因结构的变化而呈现不同的颜色，常用作酸、碱指示剂。

常见的偶氮化合物有：

1. 对位红　亦称对硝基苯胺红，常温下呈固态，通常被用于纺织物的染色，也被用于生物学试验中的染色。对位红对眼睛、皮肤和呼吸系统有刺激性，与苏丹红相似，都是工业上使用的化学物质，都被禁止在食品染色剂中使用。

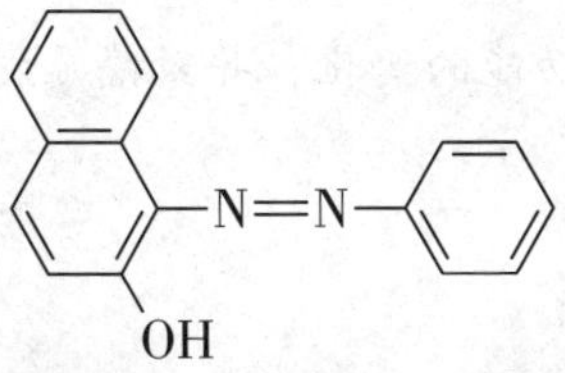

1-苯基偶氮-2-萘酚（苏丹红Ⅰ） 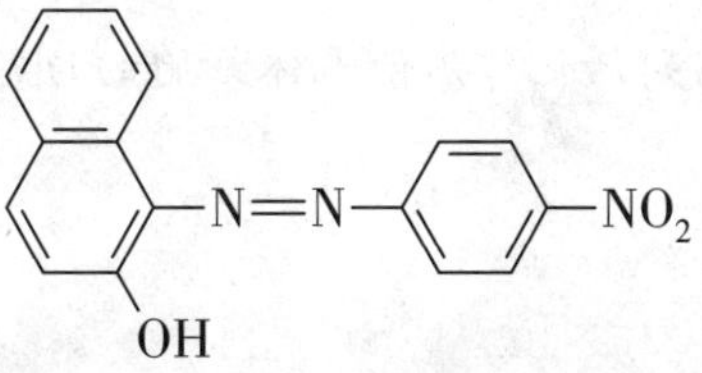　　4-硝基-1-苯基偶氮-2-萘酚（对位红）

2. 甲基橙　为橙红色鳞状晶体或粉末。微溶于水，较易溶于热水，不溶于乙醇。显碱性。0.1%的水溶液是常用的酸碱指示剂，pH值变色范围3.1（红）~4.4（黄），碱式色为黄色，酸式色为红色，可用作酸碱滴定时的指示剂。

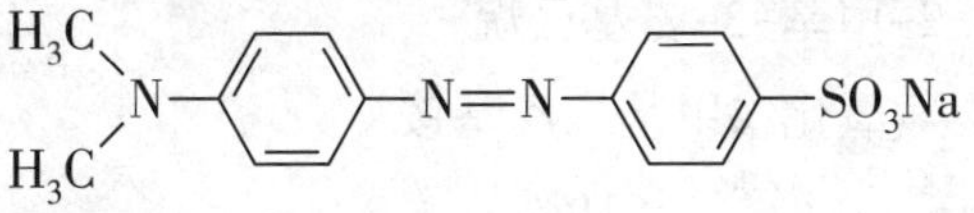

甲基橙（黄色） 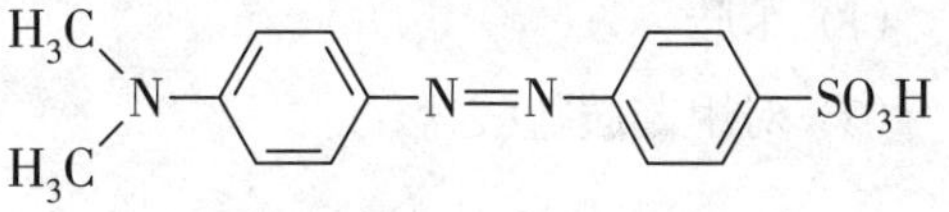　　甲基橙（红色）

3. 刚果红　棕红色粉末，溶于水呈黄红色，溶于醇呈橙色。用于作为酸碱指示剂，变色范围为3.5~5.2，碱式色为红色，酸式色为蓝紫色。也用于诊断淀粉样病变。可染色，但不是很好的染料。

偶氮染料用于各类纤维的染色和印花，并用于皮革、纸张、肥皂、蜡烛、木材、麦秆、羽毛等染色以及油漆、油墨、塑料、橡胶、食品等的着色。

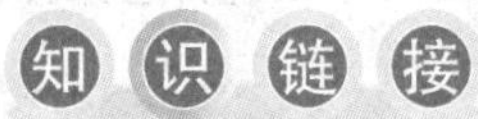

偶氮染料

分子结构中含有偶氮基（—N═N—）的染料称为偶氮染料。它们多是采用重氮化反应或偶合反应制得。由于合成方法简单，结构多变，因而是染料中品种最多的一类染料。目前使用的偶氮染料有3000多种。偶氮染料用于各类纤维的染色和印花，并用于皮革、纸张、肥皂、蜡烛、木材、麦秆、羽毛等染色以及油漆、油墨、塑料、橡胶、食品等的着色。

苏丹红就是一种人工合成的偶氮染料，有苏丹红Ⅰ、Ⅱ、Ⅲ和Ⅳ多种分子。1995年欧盟（EU）国家已禁止其作为色素在食品中进行添加，对此我国也有明文禁止。但由于其染色鲜艳，早先印度等一些国家在加工辣椒粉的过程中还容许添加苏丹红Ⅰ，后来在我国也有一些检测报告称在辣椒粉中检出了苏丹红Ⅰ。

类似苏丹红Ⅰ的100多种偶氮染料由于因为环保问题受到了禁用，这些用受禁偶氮染料染色的服装或其他消费品与人体皮肤长期接触后，会与代谢过程中释放的成分混合，并产生还原反应，形成20多种芳香胺类，它们被人体吸收，经过一系列活化作用使人体细胞的DNA发生结构与功能的变化，导致癌症发生。

扫一扫，做一做

复习思考

1. 写出下列化合物的名称或结构式

（1）苄胺　（2）2-甲基-3-氨基己烷

（3）对甲苯胺盐酸盐　（4）氢氧化二甲基二乙基铵

（5）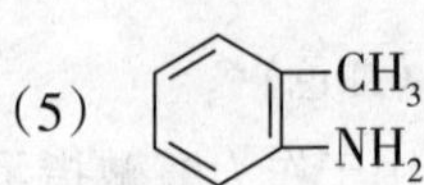

（6）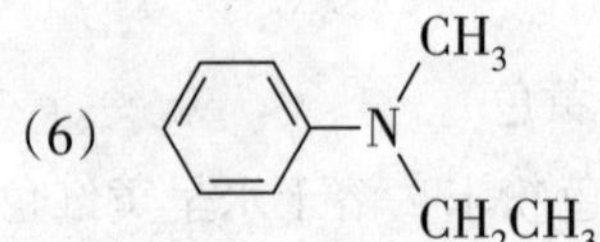

2. 用化学方法鉴别下列各组化合物

（1）苯胺、苯酚和苯甲酸

（2）苄醇、苄胺和*N*-甲基苯胺

3. 化合物A的分子式为 C_7H_9N ，显碱性。A的盐酸盐与 HNO_3 作用生成B（ $C_7H_7N_2Cl$ ），B加热后能放出 N_2 生成对甲苯酚。在弱碱性溶液中，B与苯酚作用生成具有颜色的化合物C（ $C_{13}H_{12}ON_2$ ）。试写出A、B、C的结构式。

扫一扫，知答案

扫一扫，看课件

第十二章
杂环化合物和生物碱

【学习目标】

1. 掌握杂环化合物的定义、结构、分类、命名和化学性质。
2. 熟悉重要的杂环化合物及其衍生物在医药学上的应用。
3. 了解生物碱的定义、性质及与医药有关的生物碱。

杂环化合物及其衍生物在自然界分布极广，数量很大，种类繁多，大都具有生理活性。如植物体中的叶绿素、动物体中的血红素、组成核苷酸的碱基以及临床应用的一些有显著疗效的天然药物和合成药物等，都含有杂环化合物的结构。生物碱通常都具有显著的生理活性，多是中草药的有效成分，绝大多数是含氮的杂环衍生物。

第一节　杂环化合物

在环状化合物中，组成环的原子除碳原子外，还有其他非碳原子时，这类化合物称为杂环化合物。这些非碳原子叫做杂原子，常见的杂原子有氮、氧、硫。

杂环化合物主要分为两类，一类是没有芳香性的杂环化合物；另一类是环系比较稳定，并且有不同程度芳香性的杂环化合物，本章主要讨论这一类杂环化合物。

一、杂环化合物的结构、分类和命名

（一）杂环化合物的结构

1. 五元杂环化合物的结构　五元杂环化合物如呋喃、噻吩、吡咯的结构和苯相类似。构成环的5个原子均为 sp^2 杂化状态，它们各以2个 sp^2 杂化轨道通过σ键相连形成一个平面的五元环。每个碳原子余下的1个p轨道有1个电子，杂原子（N，S，O）的p轨道

上有一对未共用电子对。这5个p轨道都垂直于五元环的平面，相互平行重叠，构成一个有6个π电子的闭合共轭体系，即组成杂环的原子都在同一平面内，而p电子云则分布在环平面的上下方，如图12-1所示。

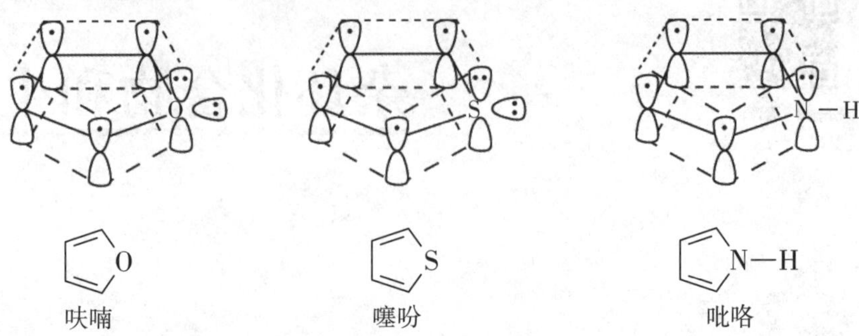

图12-1　呋喃、噻吩和吡咯的分子结构示意图

由图可看出，呋喃、噻吩、吡咯的结构和苯结构相似，都是由6个π电子组成的闭合共轭体系。因此，它们都具有一定的芳香性，即不易氧化，不易进行加成反应，而易发生亲电取代反应。并且由于共轭体系中的6个π电子分散在5个原子上，使环上碳原子的电子云密度较苯大，比苯更容易发生亲电取代反应。

2. 六元杂环化合物的结构　六元杂环的结构可以吡啶为例来说明。5个碳原子和1个氮原子都是sp^2杂化状态，处于同一平面上，相互以σ键连接成环状结构。每个原子各有1个电子在p轨道上，p轨道与环平面垂直，彼此“肩并肩”重叠形成6个π电子的闭合共轭体系。但要注意氮原子上的一对未共用电子对在sp^2杂化轨道上，它与环共平面，因而不参与环的共轭体系，不是6电子大π键体系的组成部分，而是以未共用电子对形式存在，如图12-2所示。

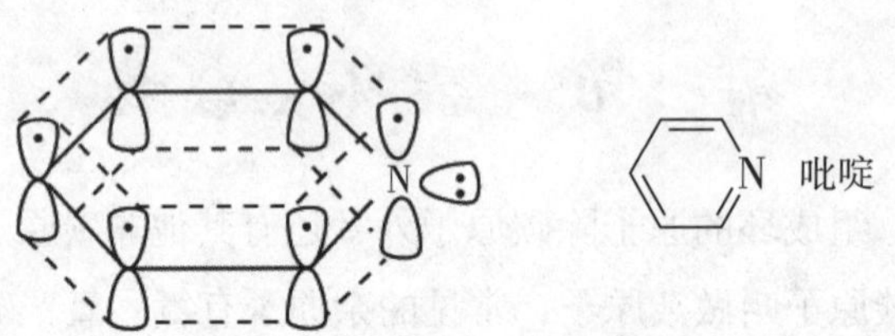

图12-2　吡啶的分子结构示意图

可见，吡啶也具有芳香性。然而又由于吡啶环中氮原子的电负性大于碳原子，所以环上的电子云密度因向氮原子转移而降低，亲电取代比苯困难。

（二）杂环化合物的分类

杂环化合物可按杂环的骨架分为单杂环和稠杂环。单杂环按环的大小主要分为五元杂环和六元杂环；稠杂环按其稠合环形式分为苯稠杂环和杂环稠杂环。与苯稠合称为苯稠杂环，与杂环稠合称为杂环稠杂环。

（三）杂环化合物的命名

1. 杂环化合物的命名　命名方法较为复杂，我国现采用译音法，即按英文名称译音，并加“口”字旁命名，例如：

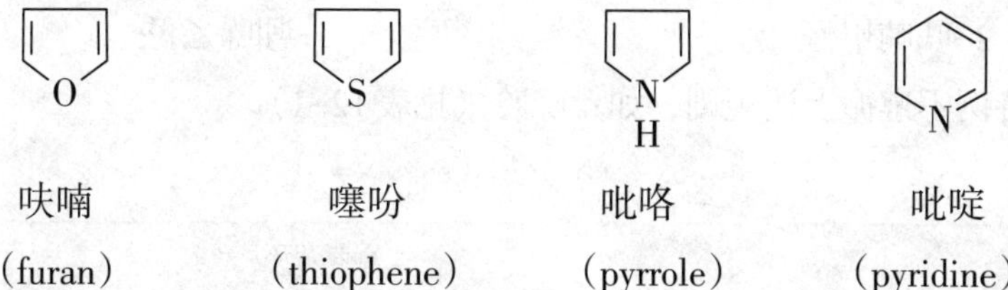

2. 杂环化合物的编号

（1）当杂环化合物中有一个杂原子时，从杂原子开始编号；或从杂原子旁边的碳原子开始，依次用希腊字母α、β、γ……编号。

呋喃　　　　2,5-二甲基呋喃

（2）当杂环化合物有多个相同的杂原子时，有取代基或氢原子的杂原子优先编号为1，并使所有杂原子所在位次的数字之和最小。

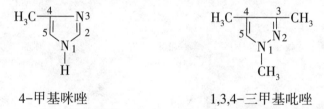

4-甲基咪唑　　　　1,3,4-三甲基吡唑

（3）当环上有多个不同的杂原子时，按O、S、N的次序编号。

噁唑　　　　5-甲基噻唑

（4）当杂环化合物结构中含有—R、—X、—OH、—NO_2、—NH_2等取代基时，以杂环为母体命名；当杂环化合物结构中含有—SO_3H、—CHO、—COOH等基团时，把杂环作为取代基命名。

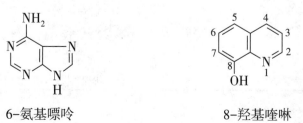

6-氨基嘌呤　　　　8-羟基喹啉

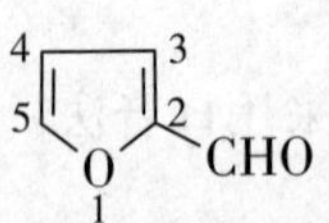

2-呋喃甲醛

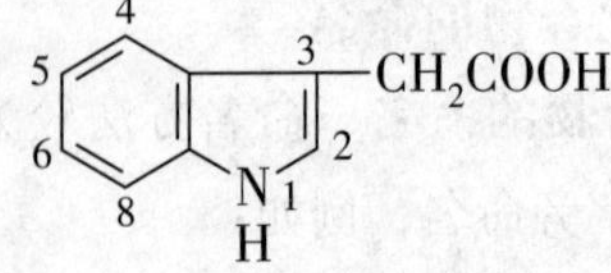

3-吲哚乙酸

（5）另有特例不遵循上述规则，如：嘌呤（见表12-1）。

表12-1 杂环化合物的分类和名称

杂环分类			重要杂环			
单杂环	五元杂环	一个杂原子	呋喃（furan）	噻吩（thiophene）	吡咯（pyrrole）	
		两个杂原子	咪唑（imidazole）	噻唑（thiazole）	吡唑（pyrazole）	噁唑（oxazole）
	六元杂环	一个杂原子	吡啶（pyridine）	吡喃（pyrane）		
		两个杂原子	哒嗪（pyridazine）	嘧啶（pyrimidine）	吡嗪（pyrazine）	
稠杂环	苯稠杂环		喹啉（quinoline）	吲哚（indole）	吖啶（acricine）	
	稠杂环		嘌呤（purine）			

二、杂环化合物的性质

（一）物理性质

呋喃存在于松木焦油中，无色易挥发的液体，沸点31.4℃，难溶于水，易溶于乙醇、乙醚等有机溶剂。噻吩与苯共存于煤焦油中，为无色有特殊气味的液体，沸点84.2℃，不易与苯分离。噻吩在加浓硫酸条件下与靛红作用呈蓝色，用于检验苯中的噻吩。吡咯最初从骨油中分离得到，为无色液体，沸点130～131℃，在空气中迅速变黄。吡啶为无色液体，具有胺类气味，沸点115℃，有毒，吸入蒸气易损伤神经系统。

（二）化学性质

1. 亲电取代反应

（1）卤代反应　呋喃、噻吩、吡咯均属芳杂环，具有芳香性，可以像苯一样发生亲电取代反应，且反应活性都较苯强。由于α-位的电子云密度较大，所以发生亲电取代反应时，亲电试剂一般先进攻α-位，如果α-位已有取代基，则发生在β-位。而吡啶环上由于氮原子吸电子效应，所以吡啶比苯难发生亲电取代反应，且取代多发生在β-位

呋喃 $+Br_2$ $\xrightarrow{\text{二氧六环}}$ 2-溴呋喃 $+HBr$

噻吩 $+Br_2$ $\xrightarrow[CH_3COOH]{\text{室温}}$ 2-溴噻吩 $+HBr$

吡咯 $+Br_2$ $\xrightarrow[0℃]{\text{乙醚}}$ 2,3,4,5-四溴吡咯 $+HBr$

吡啶 $\xrightarrow[300℃]{Br_2}$ 3-溴吡啶 $+HBr$

（2）硝化反应　呋喃、噻吩、吡咯易被强氧化剂硝酸氧化，因此不能采用混酸直接硝化，而应采用性质较温和的试剂硝酸乙酰酯进行硝化。吡啶的硝化可直接用混酸硝化。

呋喃 $\xrightarrow[-5\sim-30℃]{CH_3COONO_2}$ 2-硝基呋喃 $+CH_3COOH$

噻吩 $\xrightarrow[CH_3COONO_2]{(CH_3CO)_2O}$ 2-硝基噻吩 $+CH_3COOH$

吡咯 $\xrightarrow[(CH_3CO)_2O,\ -10℃]{CH_3COONO_2}$ 2-硝基吡咯 $+CH_3COOH$

$$\text{吡啶} \xrightarrow[300℃\ 24小时]{浓H_2SO_4\ 浓HNO_3} \text{3-硝基吡啶}(-NO_2) + H_2O$$

（3）磺化反应　呋喃和吡咯的磺化反应也不能直接采用浓硫酸，而应选择比较温和的磺化试剂如吡啶-三氧化硫。

$$\text{呋喃} + \text{吡啶}\overset{+}{N}SO_3^- \xrightarrow{100℃} \text{2-呋喃}-SO_3H$$

$$\text{吡咯} + \text{吡啶}\overset{+}{N}SO_3^- \xrightarrow{100℃} \text{2-吡咯}-SO_3H$$

$$\text{噻吩} + 浓H_2SO_4 \xrightarrow{室温} \text{2-噻吩}-SO_3H$$

$$\text{吡啶} \xrightarrow[HgSO_4,\ 230℃]{发烟H_2SO_4} \text{3-吡啶}-SO_3H$$

2. 加成反应　呋喃、吡咯、吡啶在加热或催化剂的条件下，可与氢加成，噻吩中因含有硫原子，易发生催化剂中毒，因此，催化氢化较难。

$$\text{吡咯} \xrightarrow[200℃]{Ni\ H_2} \text{四氢吡咯}$$

$$\text{呋喃} \xrightarrow[80\sim140℃\ 5MPa]{兰尼-Ni\ H_2} \text{四氢呋喃}$$

四氢呋喃

$$\text{吡啶} \xrightarrow[75℃]{Pt,\ H_2,\ CH_3COOH} \text{六氢吡啶}$$

六氢吡啶（哌啶）

3. 氧化反应　呋喃、吡咯不太稳定，易被氧化，酸或氧化剂均能破坏其环状结构；噻吩相对较为稳定。吡啶环不易被氧化，当吡啶环上有侧链时，只有侧链被氧化。

$$\text{3-甲基吡啶}(-CH_3) \xrightarrow{KMnO_4,\ H^+} \text{吡啶}-COOH$$

γ-吡啶甲酸或异烟酸

4. 酸碱性

（1）吡咯的酸碱性

①弱酸性：由于N上未共用电子对参加了杂环的共轭体系，使得吡咯具有弱酸性，能与干燥的氢氧化钾固体形成盐。

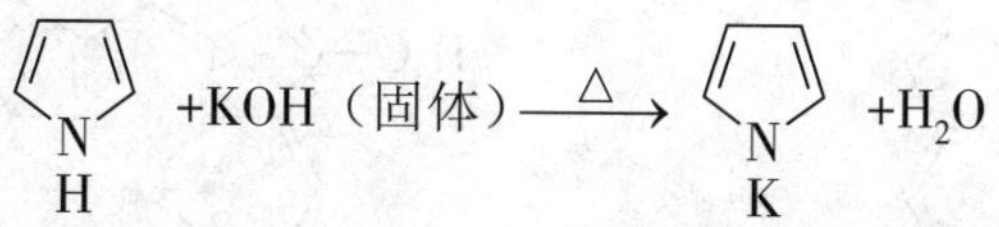

吡咯(N–H) +KOH（固体）$\xrightarrow{\triangle}$ 吡咯钾(N–K) $+H_2O$

②弱碱性：吡咯具有弱碱性（$pK_b=13.60$），这是由于杂原子参与了环的共轭体系，使其电子云密度降低，降低了其接受质子的能力，所以吡咯的碱性很弱。

（2）吡啶的碱性　吡啶环上氮原子上的一对未共用电子对未参与环上的共轭体系，因此具有与氢质子结合的能力，表现出一定的碱性。它的碱性比脂肪胺和氨弱，接近芳胺。

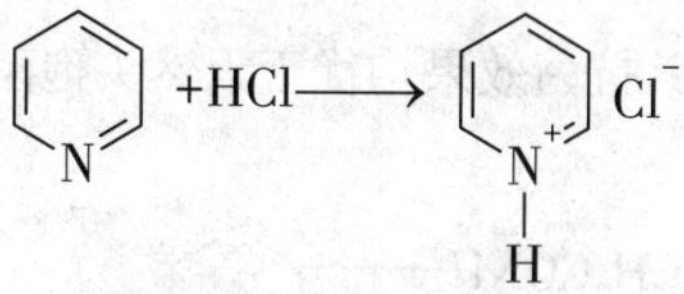

吡啶 +HCl⟶ 吡啶鎓(N⁺–H) Cl^-

吡啶盐酸盐

5. 显色反应　呋喃、噻吩、吡咯遇到酸浸润过的松木片，能显示出不同的颜色，可用于三种杂环化合物的鉴别。呋喃和吡咯遇到盐酸浸润过的松木片分别显深绿色和鲜红色；噻吩遇硫酸浸润过的松木片显蓝色。

三、与医药有关的杂环化合物及其衍生物

（一）含有一个杂原子的五元杂环化合物及其衍生物

呋喃、噻吩、吡咯本身并无太大实际用途，但它们的衍生物却极其重要。

1. 呋喃衍生物　最重要的呋喃衍生物是糠醛，糠醛是α-呋喃甲醛，纯糠醛为无色、有毒液体，沸点161.8℃，可溶于水，易溶于有机溶剂。在光、热、空气中易聚合而变色。糠醛遇苯胺醋酸盐溶液显深红色，这是鉴别糠醛常用的方法。

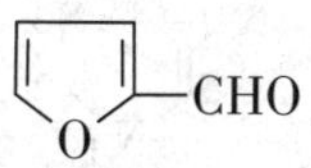

呋喃环(O)–CHO

糠醛

2. 吡咯衍生物　吡咯的衍生物广泛分布于自然界，植物体中的叶绿素、动物体中的血红素、维生素 B_{12} 及许多生物碱都是吡咯的衍生物。

吡咯衍生物卟吩是由四个吡咯环的α-碳原子通过次甲基相连构成的共轭体系，其衍生物叫做卟啉。

血红素是卟吩环与亚铁离子形成的一种络合物，其吡咯环β位上可以有不同的取代基。血红素可与蛋白质结合成血红蛋白，存在于人和动物的细胞中，参与生物体中氧的传递和氧化还原作用。

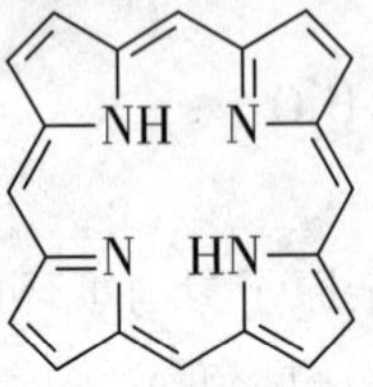

卟吩

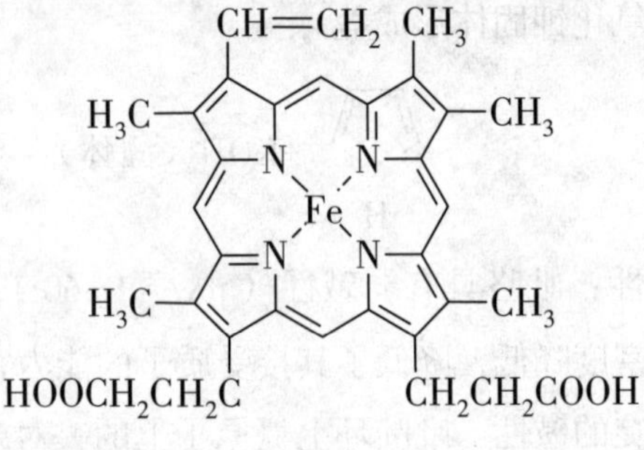

血红素

3. 噻吩衍生物　很多合成药物中都有噻吩环，如头孢噻吩和头孢噻啶，由于噻吩环的引入，增强了其抗菌活性，其抗菌效果均优于天然头孢菌素。

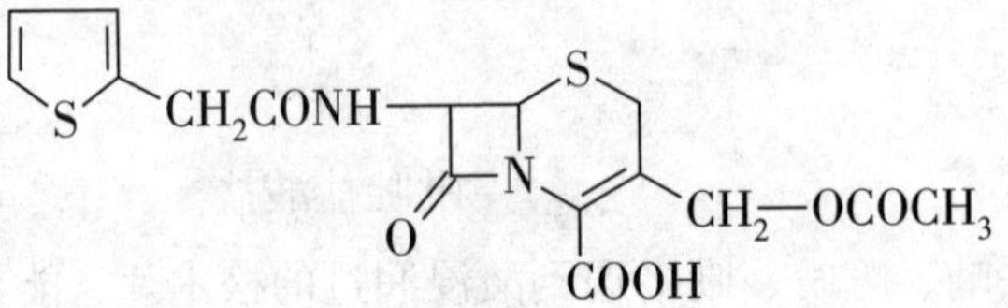

头孢噻吩

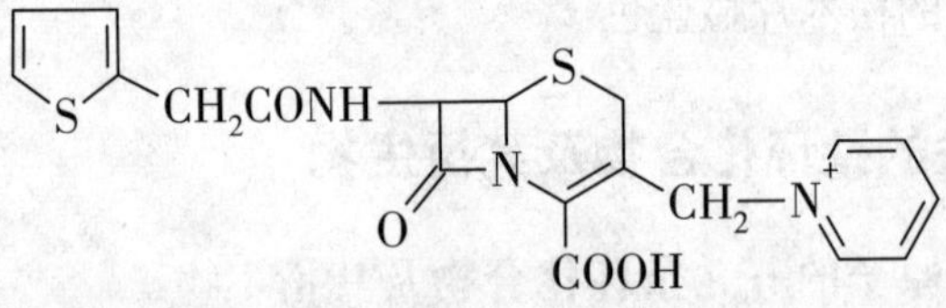

头孢噻啶

（二）含有两个杂原子的五元杂环化合物及其衍生物

五元杂环中含有两个杂原子的体系称为唑，其中必有一个氮原子，根据杂原子的相对位置，又可分为1,2-唑和1,3-唑。如：

1,3-唑

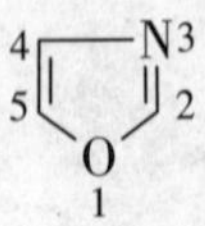

噁唑

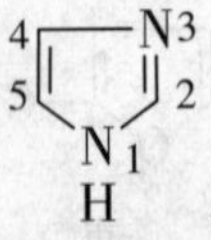

咪唑

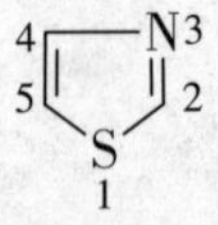

噻唑

1,2-唑

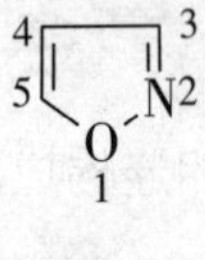

异噁唑

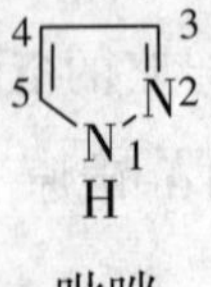

吡唑

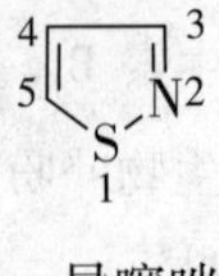

异噻唑

1. 咪唑类衍生物　咪唑分子的 pK_a 值为7.2，与生理pH值7.35接近，这使得咪唑在生物体内可以发挥传递质子的作用，被广泛应用于药物。如：

甲硝唑　　　　毛果芸香碱

毛果芸香碱是毛果芸香中存在的一种咪唑衍生物，临床作为缩瞳剂用于眼病治疗，主要作为治疗青光眼的药物使用。

2. 噻唑类衍生物　噻唑最有价值的衍生物是青霉素，青霉素是一类使用非常广泛的抗生素，其分子中含有氢化噻唑环。这类抗生素有天然青霉素（如青霉素G）和半合成青霉素（如氨苄西林）之分。其中青霉素G疗效最好，含量最高，缺点是个别病人有严重过敏反应，使用时需要皮试。

青霉素G

氨苄西林

（三）含有一个杂原子的六元杂环化合物及其衍生物

比较重要的含有一个杂原子的六元杂环化合物有吡喃、吡啶。

1. 吡喃及其衍生物　吡喃是含O原子的六元杂环，根据亚甲基的位置不同，存在两种不同的形式：

4*H*–吡喃　　　　2*H*–吡喃

吡喃与苯稠合形成的苯并吡喃衍生物，是中药中的活性成分，如香豆素、色原酮和黄体酮等。

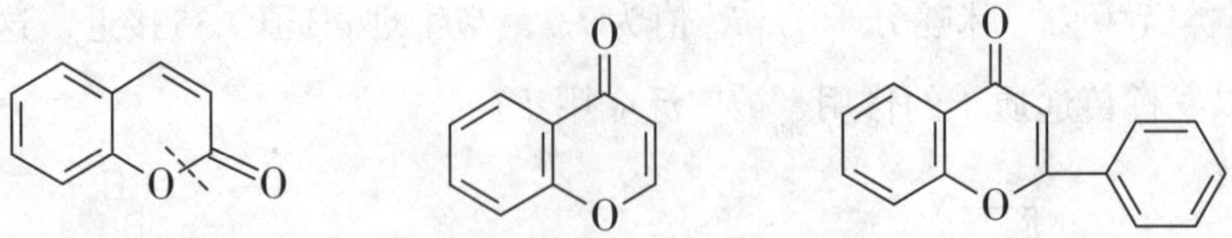

香豆素　　色原酮　　黄酮

2．吡啶衍生物

（1）维生素 B_6　B族维生素之一，包括吡哆醇、吡哆醛、吡哆胺，其广泛存在于牛乳、肉、肝、蛋黄、谷物和蔬菜等多种食物中。维生素 B_6 与氨基酸代谢密切相关，如缺乏维生素 B_6 会出现呕吐、中枢神经系统兴奋等症状。

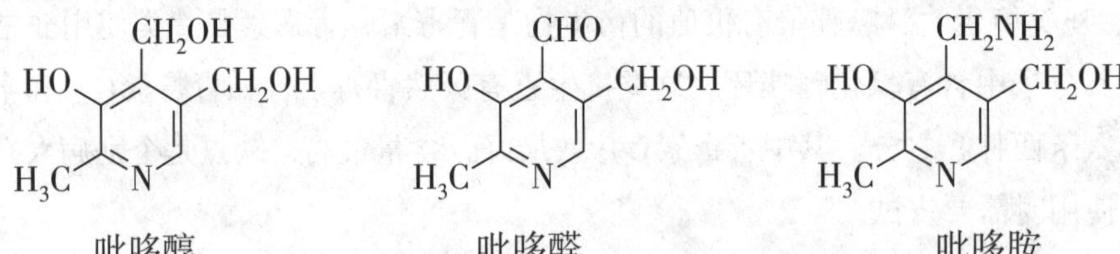

吡哆醇　　吡哆醛　　吡哆胺

（2）异烟肼　商品名雷米封，是一种常用的抗结核药物，对结核杆菌有抑菌杀菌的作用。

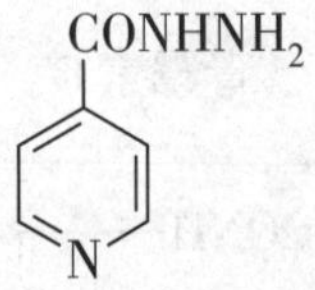

异烟肼（雷米封）

（四）含有两个杂原子的六元杂环化合物及其衍生物

含有两个杂原子的六元杂环主要有嘧啶、吡嗪和哒嗪。

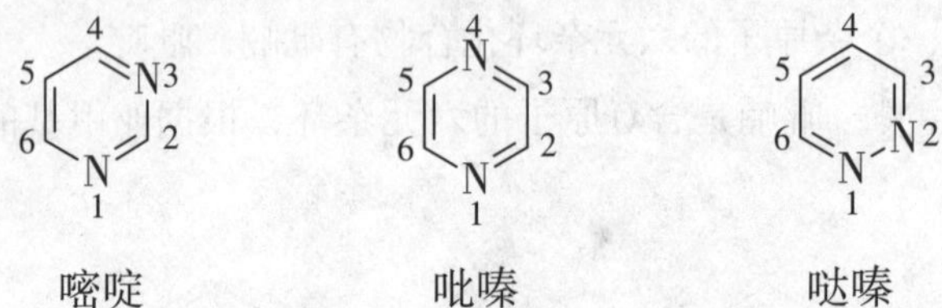

嘧啶　　吡嗪　　哒嗪

嘧啶的衍生物主要有胞嘧啶、尿嘧啶、胸腺嘧啶等，都是核酸的重要成分。

此外，嘧啶的很多衍生物还可作为临床上药物使用，例如：

巴比妥类药物是2,4,6-三羟基嘧啶的衍生物，具有镇静、安神、催眠等功效。巴比妥酸存在酮式-烯醇式互变异构现象，一般写成酮式结构。

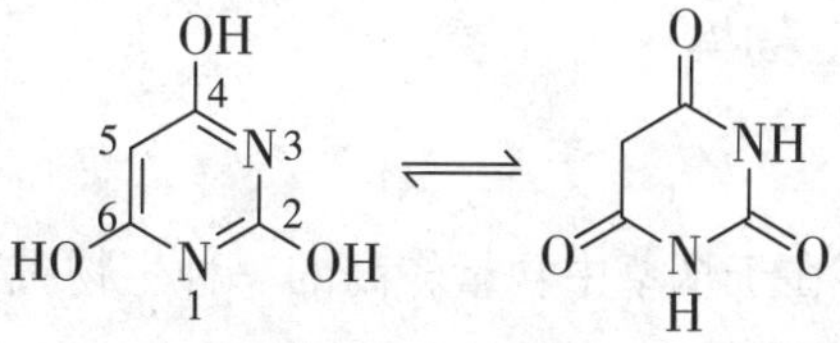

烯醇式　　酮式

巴比妥酸

吡嗪和哒嗪都是嘧啶的异构体，其衍生物也具有一定的生理活性，可作为药物在临床上使用，例如四氢哒嗪类药物可用于治疗心力衰竭。

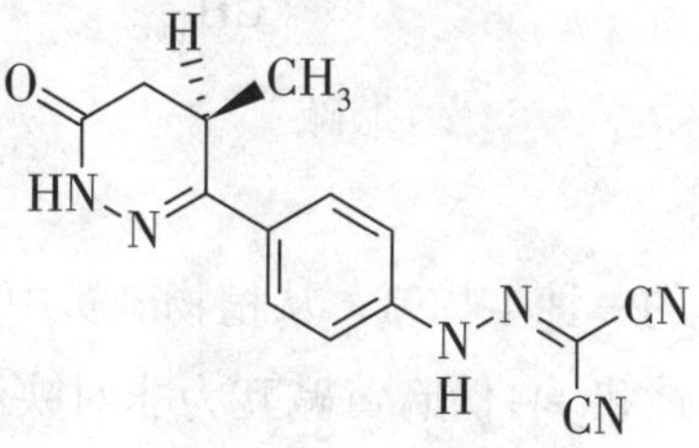

四氢哒嗪类药物

第二节　生物碱

一、生物碱的概念

生物碱是指存在于生物体内的一类具有生理活性的含氮碱性有机化合物。生物碱广泛存在于动植物中，大多具有药用价值，中草药的药效大多来源于生物碱。生物碱在植物中的含量较低，一般不高于1%，但黄连中的黄连素的含量却高达9%。生物碱具有较强的生理活性，很多可供临床使用，例如黄连素、麻黄碱、烟碱等。

二、生物碱的一般性质

生物碱多为无色有苦味的晶形固体，多具有旋光性。游离的生物碱一般难溶于水，能溶于氯仿、乙醇、乙醚等有机溶剂，它们所形成的盐类一般均易溶于水。

生物碱分子结构中大多含有氮原子，氮原子上的一对未共用电子对，对氢离子具有吸引力，能与酸作用生成盐类，因而呈现碱性。

生物碱与某些试剂作用能生成沉淀或显色，这类试剂称为生物碱沉淀试剂，可利用此性质来鉴别生物碱。常用的生物碱沉淀试剂有碘化汞钾（K_2HgI_4）、碘化铋钾（$BiI_3 \cdot KI$）、磷钨酸（$H_3PO_4 \cdot 12WO_3 \cdot H_2O$）等。

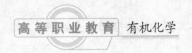

三、与医药有关的生物碱

（一）烟碱

烟碱又名尼古丁，是存在于烟草中含量较高的一种生物碱，烟碱是一种毒性较强的液体，少量吸入可刺激人的中枢神经，大量吸入会抑制中枢神经系统，使心脏停搏以致死亡。

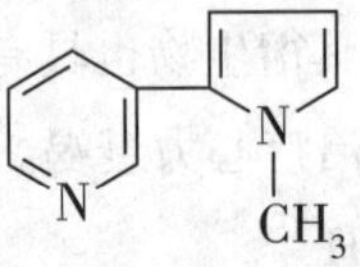

烟碱

（二）麻黄碱

麻黄碱是存在于植物体中的一种生物碱。从植物麻黄中可提取六种生物碱，常见的有麻黄碱和伪麻黄碱。(−)−麻黄碱和(+)−伪麻黄碱互为非对映体，一般常用的麻黄碱是指左旋麻黄碱，具有止咳、平喘、治疗低血压症的功效。右旋的麻黄碱临床上都用它们的盐酸盐，具有升压、利尿的作用。

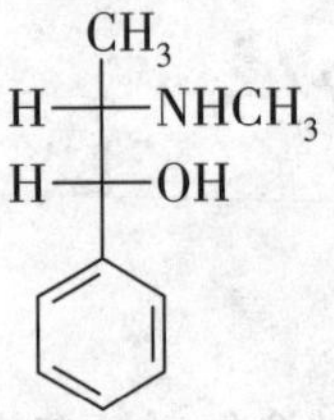

(−)−麻黄碱 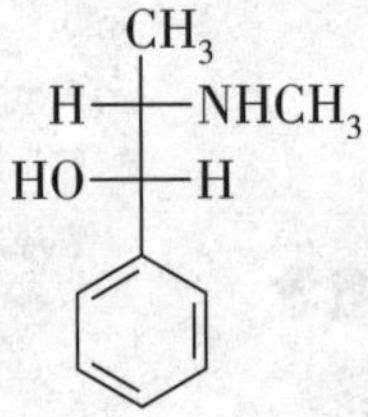 (+)−伪麻黄碱

（三）黄连素

黄连素是存在于植物黄连中的一种生物碱，又名小檗碱，黄色针状晶体，溶于水，难溶于有机溶剂。黄连素对溶血性链球菌、淋球菌、志贺痢疾杆菌、结核杆菌都具有抑制作用。

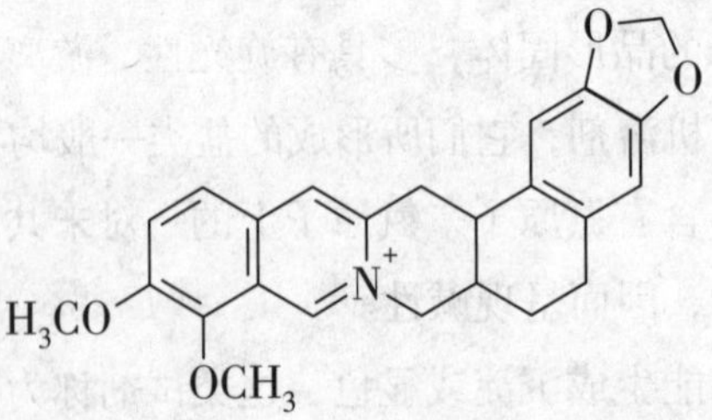

黄连素（小檗碱）

（四）喜树碱

喜树碱是从喜树中提取的一种生物碱，浅黄色针状晶体，属于植物抗癌药物，特别是对肠胃道和头颈部癌等有较好的疗效，但对少数病人有尿血的副作用。

（五）吗啡碱

鸦片是罂粟果实中流出的汁经干燥后得到的物质，吗啡碱是鸦片中含量最高的一种生物碱。其为白色晶体，味苦，在多数溶剂中均难溶，具有镇痛、麻醉、止咳、抑制肠蠕动的作用，因此在医药中有广泛应用，但容易成瘾，需严格控制使用。

扫一扫，做一做

复习思考

1. 写出下列化合物的名称

（1）（结构式：5-氯-3-甲基呋喃环，取代基 Cl、CH_3，环中 O）　（2）（结构式：吡唑环，取代基 CH_3，环中 NH、N）

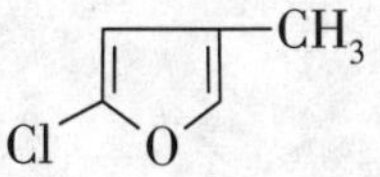

（3）（结构式：吲哚环，取代基 OCH_3，环中 NH）　（4）（结构式：噻唑环，取代基 HO、CH_3，环中 N、S）

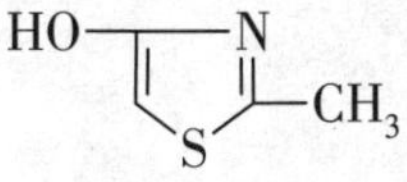

2. 完成下列反应

（1）呋喃 $+Br_2 \xrightarrow[0℃]{二氧六环}$

（2）吡咯 $\xrightarrow[(CH_3CO)_2O，-10℃]{CH_3COONO_2}$

（3）3-乙基吡啶（$-C_2H_5$）$\xrightarrow[H^+]{KMnO_4}$

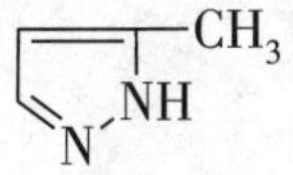

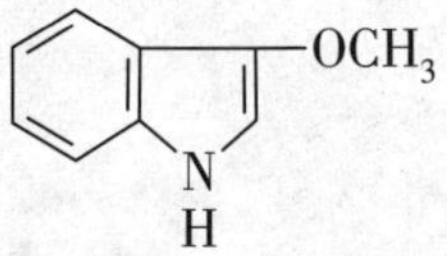

（4）吡啶 $\xrightarrow{HNO_3，H_2SO_4}$

（5）呋喃 $\xrightarrow{H_2，Pd}$

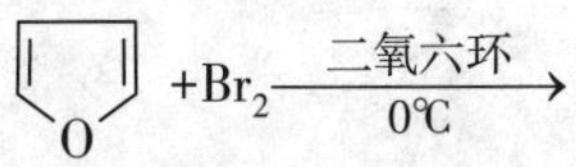

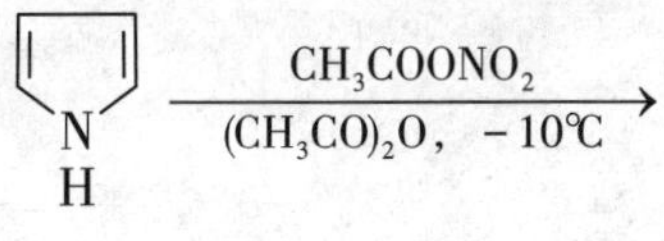

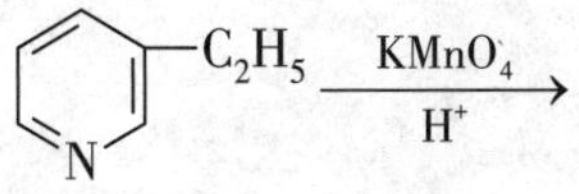

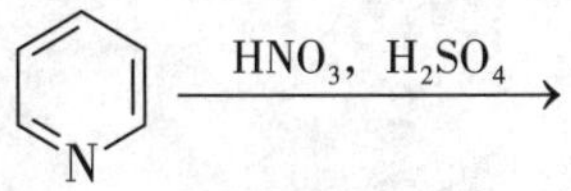

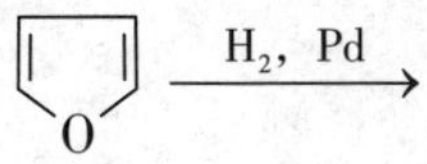

3. 用适当的方法除去下列混合物中的杂质

（1）苯中混有少量噻吩　　　　　（2）甲苯中混有少量吡啶

4. 简述生物碱的一般性质。

扫一扫，知答案

扫一扫，看课件

第十三章
糖类化合物

【学习目标】

1. 掌握糖类化合物的定义、结构和分类。
2. 熟悉单糖、二糖、多糖的化学性质。
3. 了解常见糖类化合物在医药学上的应用。

糖类和我们的日常生活关系密切，它是构成动植物体的重要成分，如动物乳汁中的乳糖、肌肉和肝脏中的糖原、植物体中的果糖、蔗糖、淀粉、纤维素等，这些都是人类必需的物质。糖除了是人体中能量的主要来源，还有许多生理功能，在体内可转化为脂肪和某些氨基酸等。还有一些糖类化合物是人类使用的重要药物，如病人输液用的葡萄糖、右旋糖酐作血浆制剂等；中药中糖多以苷类化合物存在，如苦杏仁苷具有止咳作用。所以糖类在人类生命活动中起着非常重要的作用。

糖类是由C、H、O三种元素组成的一类有机化合物。糖类也叫碳水化合物，它们的化学组成大多符合通式 $C_n(H_2O)_m$。后来发现某些糖类化合物如脱氧核糖 $C_5H_{10}O_4$ 等的分子组成不符合上述通式，而一些非糖类物质如醋酸 $C_2H_4O_2$ 等符合上述通式，因此"碳水化合物"这个名称显然不恰当。"碳水化合物"只是一种历史沿用的习惯称呼。

从化学结构看，糖类化合物是多羟基醛或多羟基酮以及它们的脱水缩合物。如核糖是多羟基醛，果糖是多羟基酮，蔗糖是葡萄糖和果糖的脱水缩合物。

糖类常根据其能否水解及水解产物的情况分为三类：

（1）单糖：是不能水解的多羟基醛或多羟基酮。重要的单糖有葡萄糖等。

（2）低聚糖：也称寡糖，是水解后产生2～10个单糖分子的糖类。重要的双糖有蔗糖等。

（3）多糖：是水解后产生10个以上单糖分子的糖类。重要的多糖有淀粉等。

第一节　单　糖

单糖是多羟基醛或多羟基酮。依据分子中所含不同的官能团，单糖可分为醛糖和酮糖；一般单糖含有3~6个碳原子，故又可根据分子中的碳原子数目不同分为：丙糖、丁糖、戊糖和己糖。在实际应用过程中，以上可以结合使用，如含酮基的6个碳原子的糖可称为己酮糖。

自然界中所发现的单糖，大多数是戊糖和己糖。其中核糖和脱氧核糖是重要的戊糖，葡萄糖和果糖是重要的己糖。

一、单糖的结构

（一）葡萄糖的结构

1. 开链式结构　葡萄糖是含6个碳原子的五羟基醛的结构，分子式为 $C_6H_{12}O_6$ ，结构式为：

$$
\begin{array}{ccccc}
 & H & \diagdown & & O \\
 & & C & = & \\
 & & | & & \\
H & - & \overset{*}{C} & - & OH \\
 & & | & & \\
HO & - & \overset{*}{C} & - & H \\
 & & | & & \\
H & - & \overset{*}{C} & - & OH \\
 & & | & & \\
H & - & \overset{*}{C} & - & OH \\
 & & | & & \\
 & & CH_2OH & &
\end{array}
$$

它具有4个手性碳原子，应有16个旋光异构体。单糖的构型常用D/L标记法表示,以甘油醛的构型作为比较标准来确定。在单糖分子中离羰基最远的手性碳原子的构型与D-甘油醛构型相同的，属于D-型，反之，属于L-型。天然葡萄糖的 C_5 构型与D-甘油醛相同，所以它是D-葡萄糖。在葡萄糖的16个旋光异构体中，有8个是D-型的，有8个是L-型的，形成8对对映体。8种葡萄糖的D-型费歇尔投影式如下：

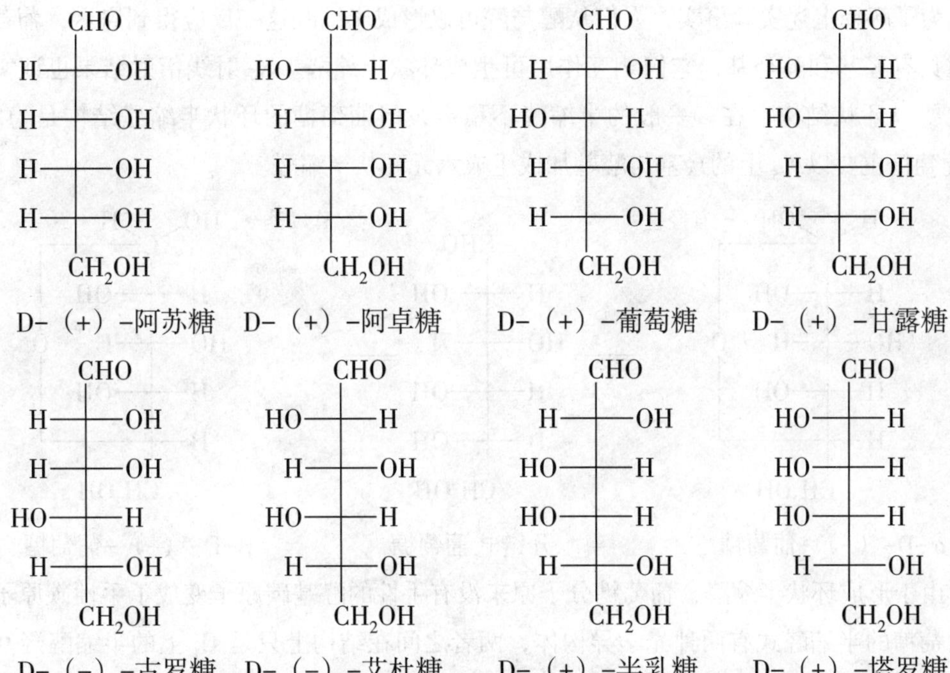

糖类化合物的开链结构一般都用费歇尔投影式表示，有两种更简便的书写方式：一是将碳链垂直放置，醛基或酮基放在上方，其中竖线代表碳链，每一个横线代表一个羟基，标在羟基所在的一侧；二是主链不变，用："△"代表醛基，"○"代表羟甲基（$—CH_2OH$）。如葡萄糖的开链结构费歇尔投影式如下：

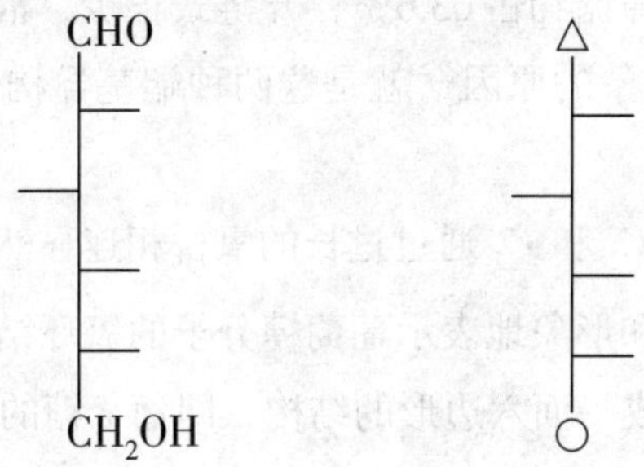

2. 葡萄糖的环状结构和变旋光现象　葡萄糖的开链结构可以说明许多反应，但还有葡萄糖的部分性质不能加以解释。例如：①葡萄糖的醛基不能与品红亚硫酸试剂发生显色反应。②1分子葡萄糖在无水的干燥氯化氢存在下只能与1分子的醇发生缩合反应生成稳定的化合物。③葡萄糖在不同条件下结晶，可得到两种晶体：一种是从冷乙醇溶液中析出的晶体，熔点为146℃，比旋光度为+112°；另一种是从热吡啶溶液中分离出来的，熔点为150℃，比旋光度为+18.7°。将上述两种晶体分别溶于水，放置后比旋光度会发生改变，但都在+52.5°时恒定不变。像葡萄糖这样新配制的溶液，随着时间变化，比旋光度逐渐减小或增大，最后达到恒定值的现象称为变旋光现象。

为了解释上述实验事实，人们从醇与醛可以形成半缩醛这一反应得到启示，葡萄糖分子内具有醛基和醇羟基，它们相互作用可生成环状半缩醛。X-射线衍射结果也证实了单糖主要以环状结构存在。一般的半缩醛不稳定，但葡萄糖的环状半缩醛结构是稳定的。D-葡萄糖主要以 C_5 上的羟基与醛基加成生成六元环状半缩醛。

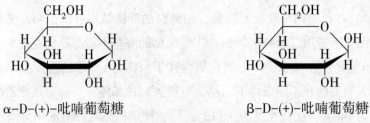

α-D-（+）-葡萄糖　　开链式葡萄糖　　β-D-（+）-葡萄糖

由于形成环状半缩醛，葡萄糖分子原来没有手性的醛基碳原子变成了手性碳原子，使得葡萄糖的半缩醛式有两种光学异构体，两者之间在结构上只是 C_1 上的半缩醛羟基（又称苷羟基）的位置不同，其他构型相同，故称为端基异构体。通常将苷羟基与 C_5 上的羟基处于同侧的称为α-型葡萄糖，其比旋光度为+112°；将苷羟基与 C_5 上的羟基处于异侧的称为β-葡萄糖，其比旋光度为+18.7°。在水溶液中，两种环状结构可以通过开链式相互转化，最后达到3种结构按一定比例同时存在的平衡状态，其中α-D-（+）-葡萄糖约占36.4%，β-D-（+）-葡萄糖约占63.6%，开链式很少，混合物的比旋光度为+52.5°。D-葡萄糖溶液发生变旋光现象的原因，就是这两种端基异构体与开链结构之间处于动态平衡。

在葡萄糖环状结构中，C_1 和 C_5 通过过长的氧桥相连显然是不合理的，碳原子也不能直线排列。为了更接近真实和形象地表示葡萄糖分子的氧环结构，英国学者哈沃斯把葡萄糖的直立的环状投影式改写成平面六边形的结构，即葡萄糖的哈沃斯式。

α-D-(+)-吡喃葡萄糖　　β-D-(+)-吡喃葡萄糖

因为葡萄糖的六元环状结构和杂环化合物吡喃环相似，故称为吡喃糖。书写葡萄糖的哈沃斯式时，其直立氧环结构中的 C_1 在右边，C_2 和 C_3 在前面，C_4 在左边，C_5 和氧原子在后面，成环的碳原子可省略不写但氧原子要写出；C_2 和 C_3 之间用粗实线连接，表示在纸平面之前，C_5 和氧原子之间用细实线连接，表示在纸平面之后，C_1 和 C_2 、C_3 和 C_4 之间用由粗渐细的实线连接，表示不能完全看到并表示立体结构，其他的原子之间用细实线连接。然后把氧环结构中碳链上左侧的氢原子和羟基（C_5 上不包括氢原子，包括羟甲基）写在环平面之上，右侧的氢原子（包括 C_5 上的氢原子）和羟基（不包括 C_5 上的羟甲基）写在环平面之下。

α-D-吡喃葡萄糖和β-D-吡喃葡萄糖也可简称为α-D-葡萄糖和β-D-葡萄糖。葡萄糖的哈沃斯式比费歇尔投影式能更加合理地表达葡萄糖的化学性质，但它不能解释为什么在水溶液中β-D-葡萄糖含量比α-D-葡萄糖高，因而葡萄糖的哈沃斯式仍不能完全表达出D-葡萄糖的真实结构。更符合实际情况的是吡喃葡萄糖的结构与环己烷类似，成环的各原子并不都是在一个平面上，稳定的六元环应是椅式结构，α-D-葡萄糖和β-D-葡萄糖的构象式如下：

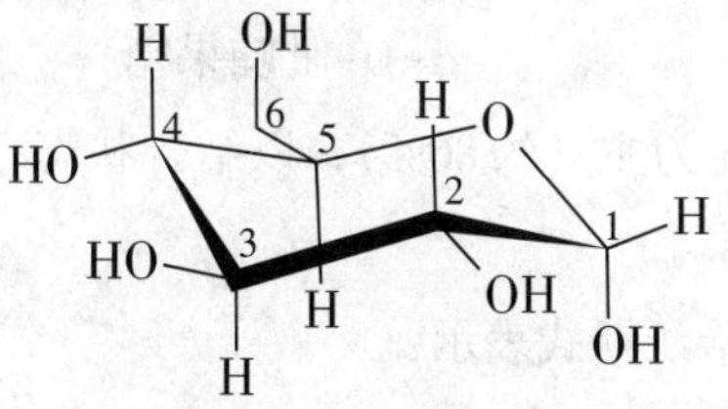

α-D-葡萄糖 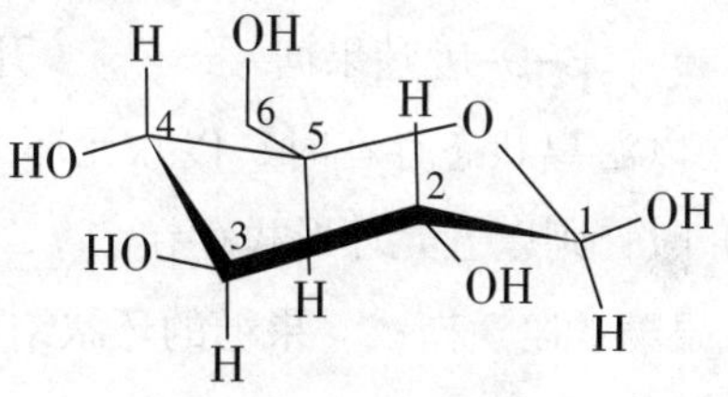　　　　β-D-葡萄糖

在β-D-吡喃葡萄糖中，因其 C_1 上的苷羟基在e键位置，α-D-吡喃葡萄糖的 C_1 上的苷羟基在a键位置，前者比后者能量低，故构象更稳定。所以在葡萄糖的变旋光混合物平衡体系中，β-型的比例（约63%）大于α-型（约37%）

（二）果糖的结构

1. 开链式结构　果糖的分子式是 $C_6H_{12}O_6$，属己酮糖，与葡萄糖互为同分异构体。两种结构从 C_3 到 C_6 碳原子上羟基的空间位置相同，果糖的 C_2 为酮基，果糖的开链结构式如下：

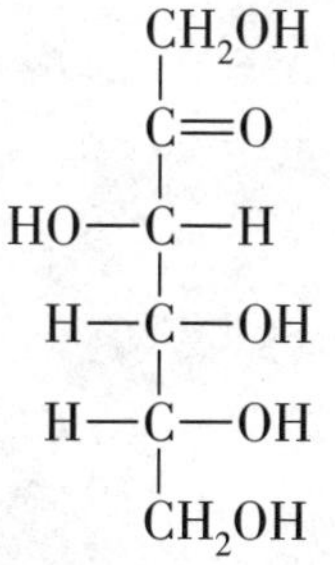

$$
\begin{array}{c}
CH_2OH \\
| \\
C{=}O \\
| \\
HO-C-H \\
| \\
H-C-OH \\
| \\
H-C-OH \\
| \\
CH_2OH
\end{array}
$$

果糖分子中有3个手性碳原子，编号最大的手性碳原子 C_5 上的羟基与D-甘油醛的羟基在同侧，属于D-型糖，它具有左旋性，所以称为D-(-)-果糖。

2. 氧环式结构　果糖开链结构中的 C_5 或 C_6 上的羟基可与羰基形成环状半缩酮结构，因而形成呋喃环果糖（果糖的五元环状类似杂环化合物呋喃，故称为呋喃糖）或吡喃环果糖。这两种环状结构果糖都有各自的α-和β-两种构型，它们在水溶液中也可以通过开链结构互相转变，并处于平衡状态，因此果糖也具有变旋光现象，达到平衡时，其比旋光度为-92°。其环状结构及其互变可表示为：

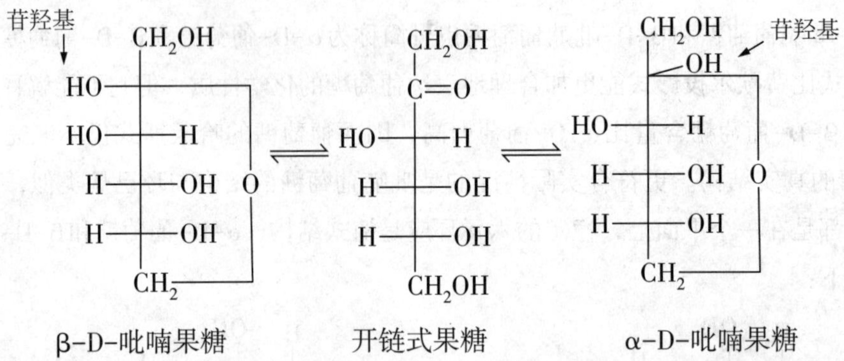

β-D-吡喃果糖　　开链式果糖　　α-D-吡喃果糖

果糖以游离状态存在时，以六元环的形式存在为主（约80%），以结合状态存在（如蔗糖中）时，则以五元环形式存在。

3. 果糖的哈沃斯式　果糖的环状结构也可用哈沃斯式表示：

α-D-吡喃果糖　　β-D-吡喃果糖

（三）戊醛糖的结构

1. 核糖、脱氧核糖的开链式　核糖的分子式为 $C_5H_{10}O_5$，脱氧核糖分子式为 $C_5H_{10}O_4$，它们都是戊醛糖。在结构上的差异在于核糖的 C_2 上有羟基，而脱氧核糖的 C_2 上没有羟基。它们的开链式结构如下：

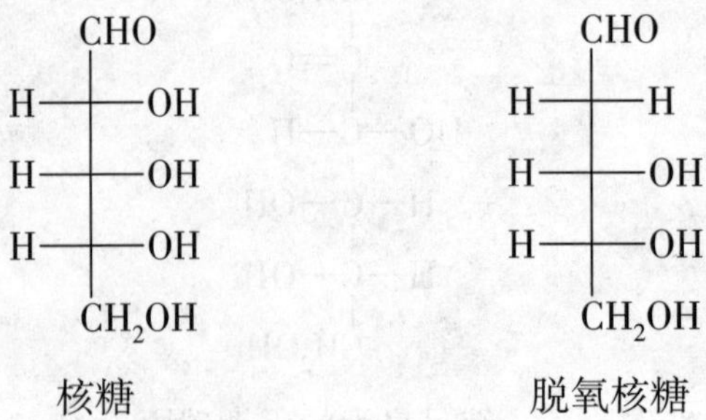

核糖　　脱氧核糖

2. 氧环式　核糖和脱氧核糖在生物体内多以环状结构存在，它们是以 C_1 和 C_4 连接成环状结构的，其氧环式结构如下：

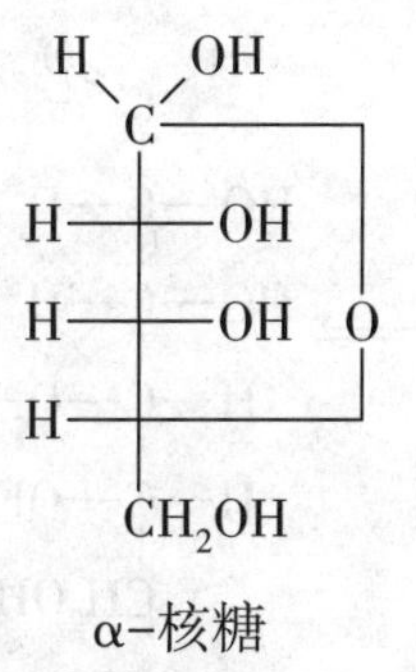

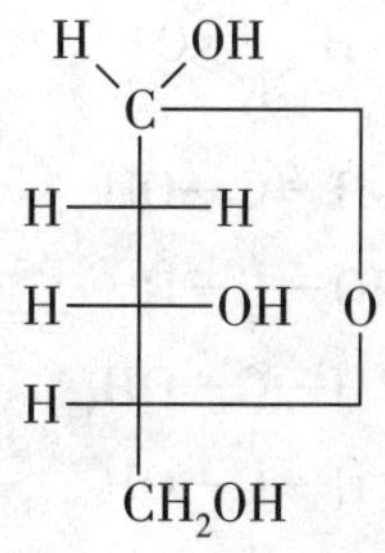

α-核糖　　　　α-脱氧核糖

氧环式结构的哈沃斯式为：

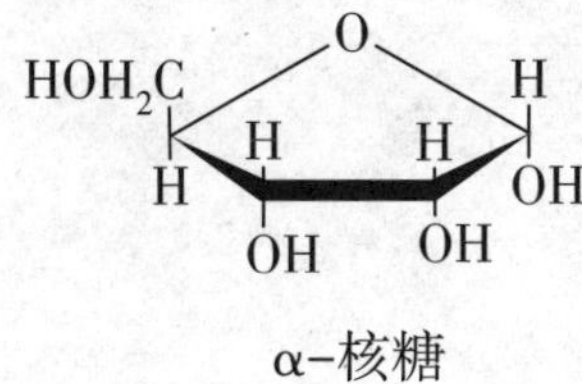

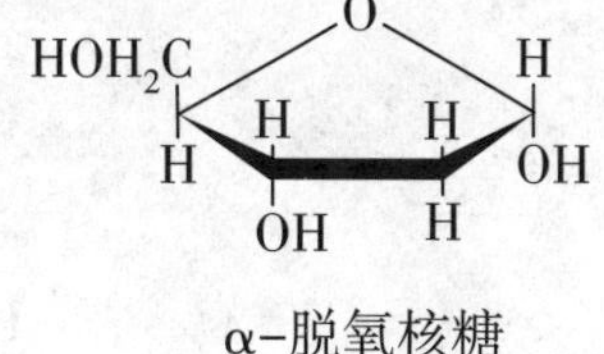

α-核糖　　　　α-脱氧核糖

二、单糖的物理性质

单糖都是结晶性固体，易溶于水，浓缩单糖溶液易得到黏稠的糖浆，不容易结晶。难溶于乙醇等有机溶剂。单糖有甜味，不同的单糖甜味差异很大。单糖一般都有旋光性，并有变旋光现象。

三、单糖的化学性质

1. 氧化反应

（1）与碱性弱氧化剂的反应　单糖虽然具有环状半缩醛或半缩酮结构，但在溶液中能与开链结构处于动态平衡，因而醛糖可与一些碱性弱氧化剂发生反应，如与托伦试剂反应生成银镜，与班氏试剂（由硫酸铜、碳酸钠和柠檬酸钠配制成的蓝色溶液）、斐林试剂反应，生成砖红色沉淀。

$$\text{葡萄糖} + \text{托伦试剂} \xrightarrow{\triangle} Ag\downarrow + \text{复杂的氧化产物（银镜反应）}$$

$$\text{葡萄糖} + \text{斐林试剂} \xrightarrow{\triangle} Cu_2O\downarrow\text{（砖红色）} + \text{复杂的氧化产物}$$

$$\text{葡萄糖} + \text{班氏试剂} \xrightarrow{\triangle} Cu_2O\downarrow\text{（砖红色）} + \text{复杂的氧化产物}$$

酮糖（如果糖）在上述条件下，也能被氧化，因为在试剂的碱性条件下，D-葡萄糖、D-甘露糖、D-果糖三种糖中的任何一种糖，可通过中间体-烯二醇相互转化，即酮糖可转化生成醛糖，而在溶液中建立以下平衡：

$$\begin{array}{c}\text{H}\diagdown\text{C}=\text{O} \\ | \\ \text{H}-\text{C}-\text{OH} \\ | \\ \text{HO}-\text{C}-\text{H} \\ | \\ \text{H}-\text{C}-\text{OH} \\ | \\ \text{H}-\text{C}-\text{OH} \\ | \\ \text{CH}_2\text{OH} \\ \text{D-葡萄糖}\end{array} \rightleftharpoons \begin{array}{c}\text{H}\diagdown\text{C}-\text{OH} \\ \| \\ \text{C}-\text{OH} \\ | \\ \text{HO}-\text{C}-\text{H} \\ | \\ \text{H}-\text{C}-\text{OH} \\ | \\ \text{H}-\text{C}-\text{OH} \\ | \\ \text{CH}_2\text{OH} \\ \text{烯二醇}\end{array} \rightleftharpoons \begin{array}{c}\text{H}\diagdown\text{C}=\text{O} \\ | \\ \text{HO}-\text{C}-\text{H} \\ | \\ \text{HO}-\text{C}-\text{H} \\ | \\ \text{H}-\text{C}-\text{OH} \\ | \\ \text{H}-\text{C}-\text{OH} \\ | \\ \text{CH}_2\text{OH} \\ \text{D-甘露糖}\end{array}$$

$$\Updownarrow$$

$$\begin{array}{c}\text{CH}_2\text{OH} \\ | \\ \text{C}=\text{O} \\ | \\ \text{HO}-\text{C}-\text{H} \\ | \\ \text{H}-\text{C}-\text{OH} \\ | \\ \text{H}-\text{C}-\text{OH} \\ | \\ \text{CH}_2\text{OH} \\ \text{D-果糖}\end{array}$$

在两个含有多个手性碳原子的立体结构中，若只有一个手性碳原子的构型相反，而其他手性碳原子的构型完全相同，互称为差向异构体。如D-葡萄糖和D-甘露糖中只有 C_2 的构型不同，它们互称差向异构体。在稀碱溶液中差向异构体的相互转化过程称为差向异构化。

在生物体内酶的催化下也可以进行上述异构化，如在糖酵解反应中，6-磷酸果糖是6-磷酸葡萄糖在酶的催化下形成的。

凡能被托伦试剂、斐林试剂及班氏试剂等弱氧化剂氧化的糖称为还原性糖，反之为非还原糖，单糖都是还原性糖。此反应可用于还原性糖和非还原性糖的鉴别。

（2）与酸性弱氧化剂的反应　在醛糖中加入酸性弱氧化剂如溴水，稍加热后，能将醛糖中的醛基氧化成羧基，溴水的红棕色褪去。而酮糖（由于在酸性条件下，酮糖不发生差向异构化）与溴水无作用，故可用溴水来区别醛糖和酮糖。

$$\begin{array}{c}\text{CHO} \\ | \\ \text{H}-\text{C}-\text{OH} \\ | \\ \text{HO}-\text{C}-\text{H} \\ | \\ \text{H}-\text{C}-\text{OH} \\ | \\ \text{H}-\text{C}-\text{OH} \\ | \\ \text{CH}_2\text{OH}\end{array} \xrightleftharpoons[\text{H}_2\text{O}]{\text{Br}_2} \begin{array}{c}\text{COOH} \\ | \\ \text{H}-\text{C}-\text{OH} \\ | \\ \text{HO}-\text{C}-\text{H} \\ | \\ \text{H}-\text{C}-\text{OH} \\ | \\ \text{H}-\text{C}-\text{OH} \\ | \\ \text{CH}_2\text{OH}\end{array}$$

若用更强的氧化剂来氧化，则醛糖、酮糖均可被氧化成糖二酸，比如葡萄糖，当用硝酸氧化时，得到葡萄糖二酸，反应式如下：

$$\begin{array}{c}\mathrm{CHO}\\ |\\ \mathrm{H-C-OH}\\ |\\ \mathrm{HO-C-H}\\ |\\ \mathrm{H-C-OH}\\ |\\ \mathrm{H-C-OH}\\ |\\ \mathrm{CH_2OH}\end{array} \xrightleftharpoons{\text{稀}HNO_3} \begin{array}{c}\mathrm{COOH}\\ |\\ \mathrm{H-C-OH}\\ |\\ \mathrm{HO-C-H}\\ |\\ \mathrm{H-C-OH}\\ |\\ \mathrm{H-C-OH}\\ |\\ \mathrm{COOH}\end{array}$$

此外，人体内的葡萄糖可在酶的催化下氧化成葡萄糖醛酸，葡萄糖醛酸是很好的解毒剂，在肝中与有毒物质，如醇、酚等结合成无毒化合物由尿排出体外。

$$\begin{array}{c}\mathrm{CHO}\\ |\\ \mathrm{H-C-OH}\\ |\\ \mathrm{HO-C-H}\\ |\\ \mathrm{H-C-OH}\\ |\\ \mathrm{H-C-OH}\\ |\\ \mathrm{CH_2OH}\end{array} \xrightleftharpoons{\text{酶}} \begin{array}{c}\mathrm{CHO}\\ |\\ \mathrm{H-C-OH}\\ |\\ \mathrm{HO-C-H}\\ |\\ \mathrm{H-C-OH}\\ |\\ \mathrm{H-C-OH}\\ |\\ \mathrm{COOH}\end{array}$$

2. 还原反应　单糖的羰基可经催化氢化（如镍的催化下）或硼氢化钠还原得到相应的醇，如D-葡萄糖的还原产物为葡萄糖醇，又称为山梨醇；D-果糖的还原产物为甘露醇。

$$\begin{array}{c}\mathrm{CHO}\\ |\\ \mathrm{H-C-OH}\\ |\\ \mathrm{HO-C-H}\\ |\\ \mathrm{H-C-OH}\\ |\\ \mathrm{H-C-OH}\\ |\\ \mathrm{CH_2OH}\\ \text{D-葡萄糖}\end{array} \xrightleftharpoons[\text{或}NaBH_4]{H_2\text{，}Pd} \begin{array}{c}\mathrm{CH_2OH}\\ |\\ \mathrm{H-C-OH}\\ |\\ \mathrm{HO-C-H}\\ |\\ \mathrm{H-C-OH}\\ |\\ \mathrm{H-C-OH}\\ |\\ \mathrm{CH_2OH}\\ \text{D-山梨醇}\end{array}$$

$$\begin{array}{c}\mathrm{CH_2OH}\\ |\\ \mathrm{C=O}\\ |\\ \mathrm{HO-C-H}\\ |\\ \mathrm{H-C-OH}\\ |\\ \mathrm{H-C-OH}\\ |\\ \mathrm{CH_2OH}\\ \text{D-果糖}\end{array} \xrightleftharpoons[\text{或}NaBH_4]{H_2\text{，}Pd} \begin{array}{c}\mathrm{CH_2OH}\\ |\\ \mathrm{HO-C-H}\\ |\\ \mathrm{HO-C-H}\\ |\\ \mathrm{H-C-OH}\\ |\\ \mathrm{H-C-OH}\\ |\\ \mathrm{CH_2OH}\\ \text{D-甘露醇}\end{array}$$

药用甘露醇能降低颅内压和眼内压，并有利尿作用；山梨醇是合成维生素C的原料。

3. 成脎反应　单糖与苯肼作用，首先生成苯腙，苯腙与过量的苯肼反应，生成不溶于水的黄色结晶，称为糖脎。葡萄糖、果糖的成脎反应为：

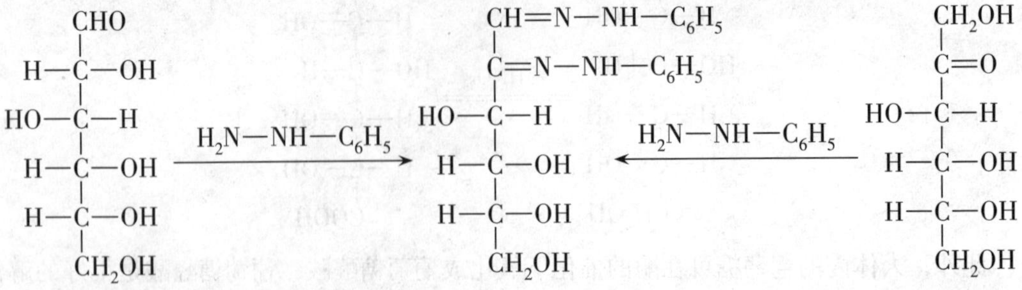

```
     CHO                                   CH=N—NH—C6H5                          CH2OH
     |                                     |                                     |
 H—C—OH                                   C=N—NH—C6H5                           C=O
     |                                     |                                     |
HO—C—H                                HO—C—H                                HO—C—H
     |       H2N—NH—C6H5                   |         H2N—NH—C6H5                 |
 H—C—OH    ——————————————→              H—C—OH    ←——————————————            H—C—OH
     |                                     |                                     |
 H—C—OH                                 H—C—OH                                H—C—OH
     |                                     |                                     |
     CH2OH                                 CH2OH                                 CH2OH

 D-葡萄糖                                  糖脎                                 D-果糖
```

不同的糖脎结晶形状不同，成脎所需时间不同，熔点不同，常用成脎反应来鉴别不同的糖及帮助测定糖的构型。

4. 成酯反应　单糖分子中的羟基能和酸作用生成酯。如人体内的葡萄糖在酶的作用下，可以和磷酸作用生成1-磷酸葡萄糖酯、6-磷酸葡萄糖酯或1,6-二磷酸葡萄糖酯。它们是糖代谢的中间产物，在生命过程中具有重要作用。其化学反应式为：

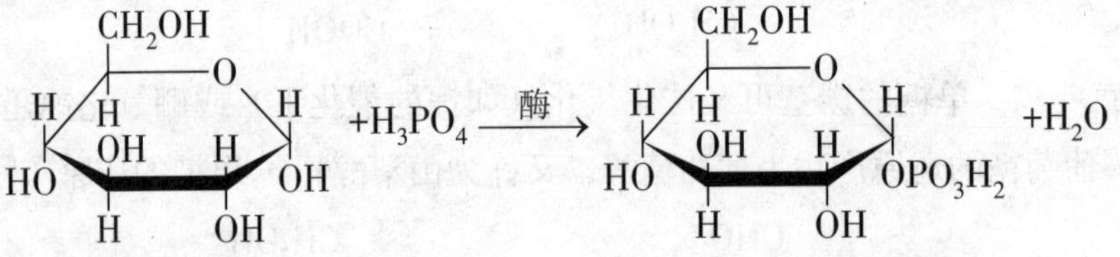

```
        CH2OH                                       CH2OH
     H  |     O      H                           H  |     O      H
      H            H                +H3PO4  酶    H             H          +H2O
   HO   OH    H      OH            ————→       HO   OH    H      OPO3H2
        H     OH                                    H     OH
     α-葡萄糖                                     α-葡萄糖-1-磷酸酯

        CH2OH                                       CH2OPO3H2
     H  |     O      H                           H  |     O      H
      H            H                +H3PO4  酶    H             H          +H2O
   HO   OH    H      OH            ————→       HO   OH    H      OH
        H     OH                                    H     OH
     α-葡萄糖                                     α-葡萄糖-6-磷酸酯
```

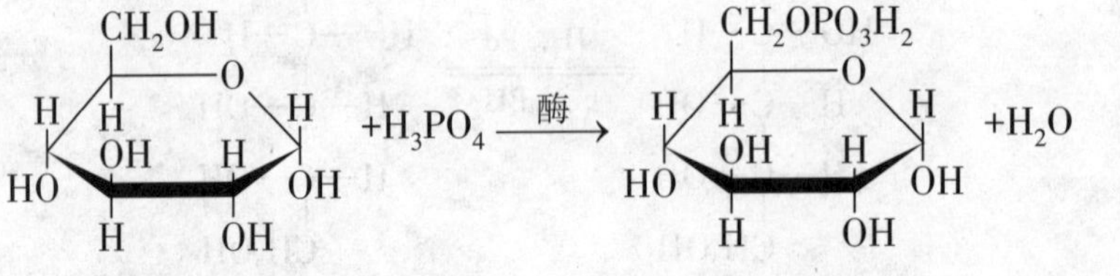

5. 成苷反应　单糖环状结构中的半缩醛羟基（苷羟基）比较活泼，在适当的条件下可与醇、酚等化合物缩合失去一个小分子，生成具有缩醛结构的化合物，称为糖苷。如葡萄糖在干燥HCl的催化下，能和甲醇反应脱去一分子水生成葡萄糖甲苷。

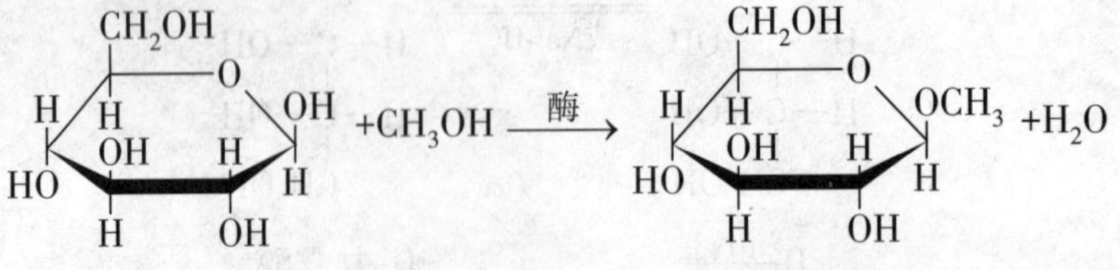

```
        CH2OH                                       CH2OH
     H  |     O      OH                          H  |     O      OCH3
      H            H                +CH3OH  酶    H                        +H2O
   HO   OH    H      H             ————→       HO   OH    H      H
        H     OH                                    H     OH
     β-葡萄糖                                     β-葡萄糖甲苷
```

糖苷由糖和非糖两部分组成。糖的部分称为糖苷基，非糖部分称为配糖基或苷元。糖苷基和配糖基之间连接的键称为苷键，大多数天然糖苷中的配糖基为醇类或酚类，它们与糖苷基之间是由氧连接的，所以称为氧苷键。除氧苷键外，还有氮苷键、硫苷键等。

糖苷分子中没有苷羟基，不再具有还原性，也没有变旋光现象。糖苷键在碱性条件下稳定，但在酸或酶的作用下很易水解，生成原来的糖和非糖部分。

糖苷在自然界分布广泛，多数具有生理活性，是许多中草药的有效成分。如水杨苷有止痛作用，苦杏仁苷有止咳作用等。

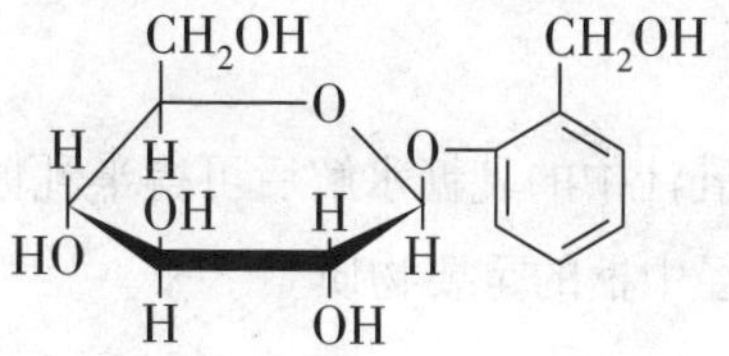

水杨苷 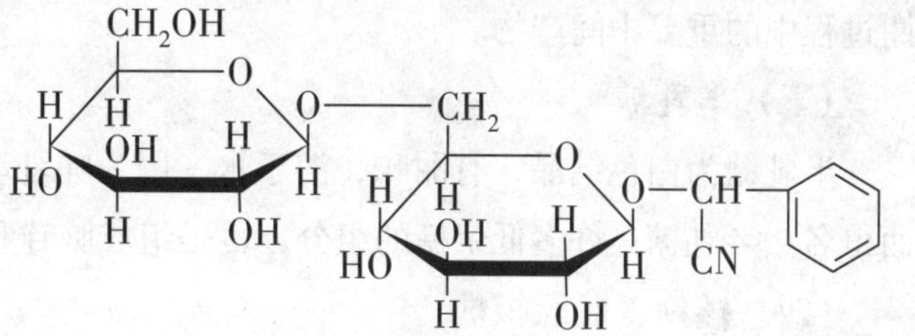　　　　苦杏仁苷

6. 颜色反应

（1）莫立许（Molisch）反应　在糖的水溶液中加入α-萘酚的酒精溶液，然后沿管壁慢慢地加入浓硫酸，不要振摇，密度较大的浓硫酸会沉到管底，在浓硫酸与糖溶液的交界面很快出现紫色环，这个反应称为莫立许反应。

所有的糖都能发生此反应，而且反应很灵敏，常用于糖类物质的鉴定。

（2）塞利凡诺夫（Seliwanoff）反应　塞利凡诺夫试剂是间苯二酚的盐酸溶液。在酮糖（游离的酮糖或双糖分子中的酮糖，例如果糖和蔗糖）的溶液中，加入塞利凡诺夫试剂，加热，很快出现红色。在相同的时间内，醛糖反应速率很慢，以至观察不出它的变化。所以，用此实验可以鉴别酮糖和醛糖。

四、与医药有关的单糖及其衍生物

（一）葡萄糖

D-葡萄糖是自然界分布最广的单糖，因最初从葡萄汁中分离得到而得名。葡萄糖为白色结晶粉末，有甜味，甜度不如蔗糖，熔点146℃，易溶于水，难溶于乙醇等有机溶剂。D-葡萄糖为右旋体，所以也称为右旋糖。

人体血液中的葡萄糖称为血糖。正常人血糖浓度为3.9～6.1mmol/L。保持血糖浓度的恒定具有重要的生理意义。长期低血糖会导致头昏、恶心及营养不良等症状。

葡萄糖是一种重要的营养物质，它不需消化就可以直接被人体吸收利用。葡萄糖注射液有解毒、利尿作用，在临床上可用于治疗水肿、血糖过低、心肌炎等。在人体失水、失血时用于补充体液，增加人体能量。50g/L葡萄糖溶液是临床上常用的等渗溶液。

在工业上葡萄糖可作为合成维生素C和制造葡萄糖酸钙等药物的原料。

（二）果糖

D-果糖广泛分布于植物体中。它以游离态存在于水果和蜂蜜中，以结合态存在于蔗糖中。它是最甜的一种天然糖，纯净的果糖是棱柱形晶体，熔点103～105℃。它不易结晶，通常为黏稠的液体，易溶于水。

人体内果糖也能与磷酸形成磷酸酯（如1-磷酸果糖、1,6-二磷酸果糖），它们是糖代谢过程中的重要中间产物。

（三）半乳糖

半乳糖为白色结晶，有甜味，溶于水，因为哺乳动物乳汁中的乳糖水解后可得半乳糖而得名。半乳糖是许多低聚糖的组分，也是组成脑苷和神经中枢的重要物质。

（四）核糖、脱氧核糖

核糖和脱氧核糖是生物体内重要的单糖，是组成核糖核酸（RNA）和脱氧核糖核酸（DNA）的重要成分之一。核糖核酸参与蛋白质和酶的生物合成过程，脱氧核糖核酸存在于绝大多数活的细胞中，是遗传密码的主要物质。

（五）维生素C

维生素C也称L-抗坏血酸，存在于蔬菜及水果中，人体缺少它就会得坏血症，维生素C易溶于水，是一种强还原剂，维生素C是糖的衍生物。

第二节 二 糖

水解生成两分子单糖的糖称为二糖,又称双糖，是最简单的低聚糖。也可看成是两分子单糖脱水缩合而成的糖苷。

根据二糖分子中是否含有苷羟基，可分为还原性二糖和非还原性二糖。常见的二糖有麦芽糖、乳糖、蔗糖和纤维二糖等，它们的分子式均为 $C_{12}H_{22}O_{11}$。

一、麦芽糖

麦芽糖主要存在于麦芽中，麦芽中的淀粉酶将淀粉水解而生成麦芽糖。

麦芽糖是由一分子α-D-(+)-葡萄糖的苷羟基与另一分子葡萄糖 C_4 上的醇羟基之间脱水缩合而成的糖苷，苷键的形式为α-1,4-苷键。其结构式为：

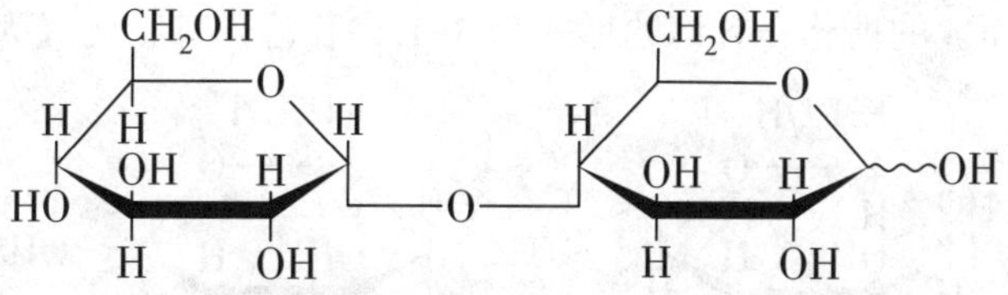

α-D-(+)-葡萄糖部分　　　　葡萄糖部分

从结构上看，麦芽糖分子中仍有1个自由的苷羟基，因此具有还原性，属还原糖，能与托伦试剂等氧化剂作用，也能发生成苷反应和成酯反应。其水溶液具有变旋光现象，形成α-型、β-型两种环状结构和开链式的互变平衡，达平衡时的比旋光度为+136°。在酸或酶的作用下，1分子的麦芽糖能水解生成2分子葡萄糖。

$$C_{12}H_{22}O_{11} + H_2O \xrightarrow{H^+或酶} 2C_6H_{12}O_6$$

麦芽糖为白色晶体，易溶于水，熔点102～103℃。甜度约为蔗糖的1/3，有营养价值，是食用饴糖的主要成分。可用作甜味剂和细菌培养基。

二、纤维二糖

纤维二糖是纤维素部分水解的产物。

纤维二糖是由一分子β-D-(+)-葡萄糖的苷羟基和另一分子D-(+)-葡萄糖 C_4 上的醇羟基之间脱水缩合而成的糖苷，苷键的形式为β-1,4-苷键。其结构式为：

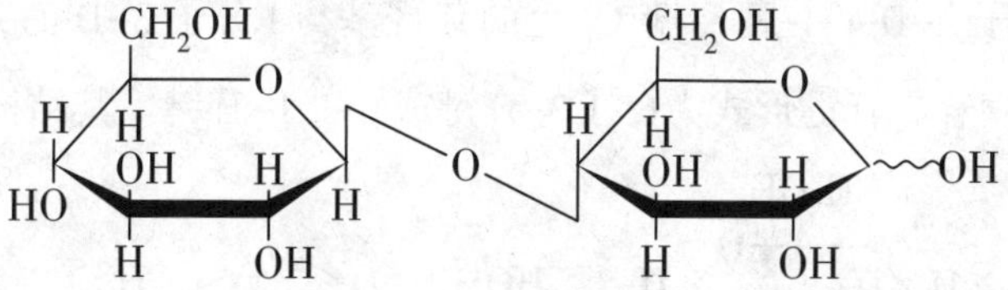

β-D-(+)-葡萄糖部分　　　　葡萄糖部分

化学性质与麦芽糖相似，为还原糖，有变旋光现象。水解后生成两分子的D-(+)-吡喃葡萄糖。纤维二糖是以β-1,4糖苷键相连，只能被苦杏仁酶水解，此酶是专一性断裂β-糖苷键的酶。

纤维二糖与麦芽糖虽只是苷键的构型不同，但生理上却有很大差别。麦芽糖有甜味，可在人体内分解消化，而纤维二糖既无甜味，也不能被人体消化吸收。

三、乳糖

乳糖存在于人和哺乳动物的乳汁中，人乳中含7%～8%，牛乳中含4%～5%。它是婴儿发育必需的营养品。乳糖是奶酪工业的副产品。

乳糖是由一分子β-D-(+)-半乳糖 C_1 上的苷羟基与另一分子D-(+)-葡萄糖 C_4 上的醇

羟基之间脱水缩合而成的糖苷，苷键的形式为β-1,4-苷键。其结构式为：

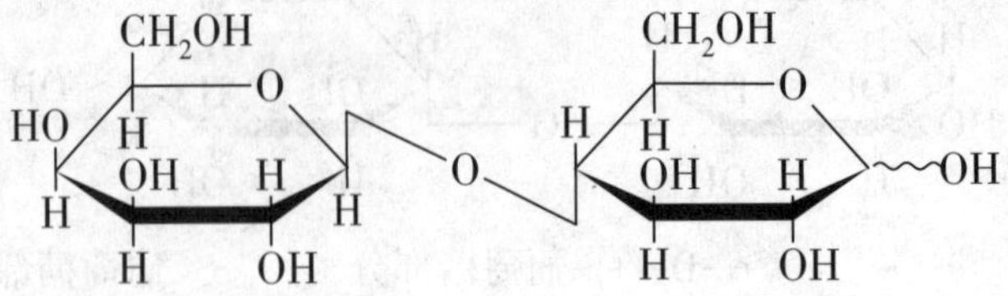

β-D-(+)-半乳糖部分　　D-(+)-葡萄糖部分

乳糖分子中有自由的苷羟基，因此有还原性，是还原糖。能与托伦试剂等弱氧化剂作用，也能发生成苷反应和成酯反应，有变旋光现象，达到平衡时比旋光度为+53.5°。在酸或酶的作用下乳糖水解生成半乳糖和葡萄糖。

$$C_{12}H_{22}O_{11} + H_2O \xrightarrow{H^+或酶} C_6H_{12}O_6 + C_6H_{12}O_6$$

半乳糖　葡萄糖

乳糖为白色晶体，水溶性较小，其甜味不大。在医药上常利用其吸湿性小作为药物的稀释剂以配制散剂和片剂。

四、蔗糖

蔗糖是自然界分布最广的双糖，主要存在于甘蔗和甜菜中，食用糖中的白糖、红糖的主要成分是蔗糖。

蔗糖是由一分子α-D-(+)-葡萄糖 C_1 上的苷羟基与1分子β-D-(+)-果糖 C_2 上的苷羟基脱水缩合而成的糖苷，苷键形式为α-1,2-苷键或β-2,1-苷键。其结构式为：

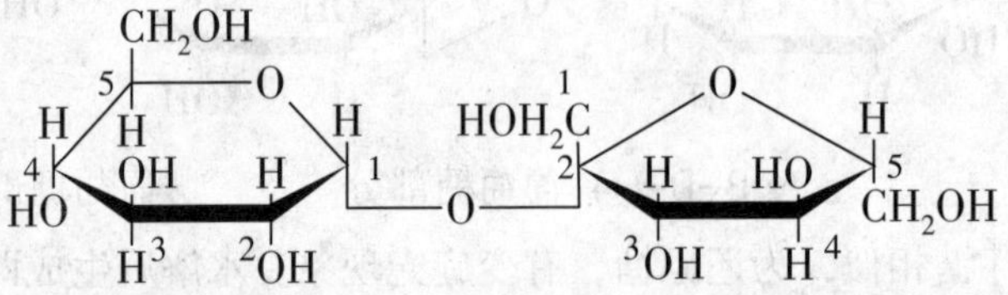

α-D-(+)-葡萄糖部分　　β-D-(+)-果糖部分

蔗糖分子中不存在苷羟基，没有还原性，是非还原糖。它不能与托伦试剂等氧化剂作用，不能发生成苷反应，也无变旋光现象。蔗糖水溶液是右旋的，在酸或酶的作用下，蔗糖水解生成葡萄糖和果糖的混合物，具有左旋性。因此蔗糖的水解过程又称为蔗糖的转化，水解的产物又称为转化糖，这种转化糖比蔗糖更甜。蜂蜜中大部分是转化糖。

$$C_{12}H_{22}O_{11} + H_2O \xrightarrow{H^+或酶} C_6H_{12}O_6 + C_6H_{12}O_6$$

葡萄糖　果糖

纯净的蔗糖是白色晶体，熔点186℃，易溶于水，难溶于乙醇，甜度仅次于果糖，蔗糖水溶液的比旋光度为+66.7°。医药上常用作矫味剂和配制糖浆。

第三节　多　糖

多糖是由许多个单糖分子脱水缩合而成的高分子化合物。由于在缩合过程中失去了绝大部分半缩醛羟基，所以多糖的性质和单糖、双糖有较大的区别。

多糖大多数为无定形粉末，没有甜味，大多不溶于水，少数能与水形成胶体溶液。多糖无还原性和变旋光现象。多糖在酸或酶的催化下，能水解而成的最终产物是多个单糖分子。

一、淀粉

淀粉是绿色植物进行光合作用的产物，主要存在于植物的种子、块根等部位，谷类中含量较多，如大米中约含淀粉80%，小麦中约含70%，土豆中约含20%。淀粉是人类获取糖类的主要来源。

根据结构不同，淀粉可分为直链淀粉和支链淀粉。天然淀粉主要由直链淀粉和支链淀粉组成。

1. 直链淀粉　直链淀粉在淀粉中约占20%，存在于淀粉的内层。直链淀粉一般由250～300个D-葡萄糖通过α-1,4-苷键结合成的直链化合物，很少或没有分支。

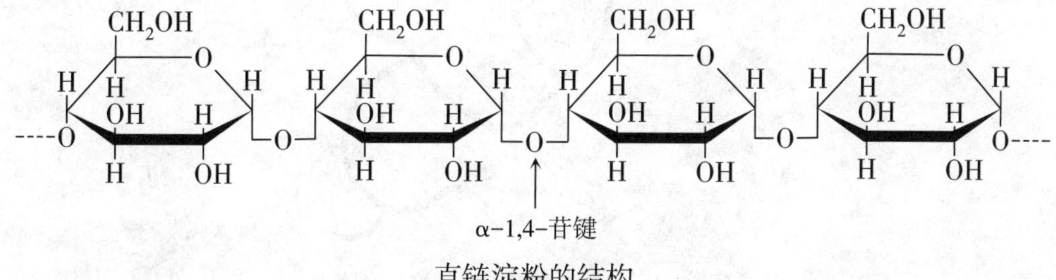

直链淀粉的结构

直链淀粉的形状并不是伸展状态的直链，由于分子内氢键的作用，而是有规律的卷曲成螺旋状，每一螺旋圈约有六个葡萄糖结构单位，见图13-1。

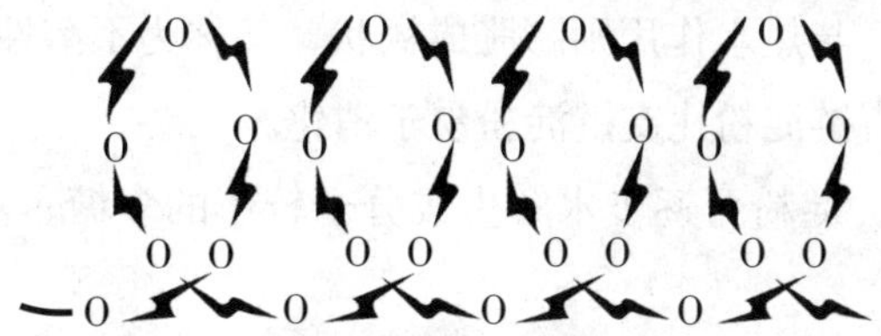

图13-1　直链淀粉的螺旋状结构示意图

直链淀粉与碘作用呈蓝色，加热蓝色消失，冷却后又重新变蓝。目前认为显色的原因是由于碘分子嵌入直链淀粉的螺旋空隙中依靠分子间引力使碘和淀粉形成一种蓝色的复合物，这个反应很灵敏，常作为直链淀粉的定性鉴别反应。

直链淀粉能溶于热水，又叫可溶性淀粉或糖淀粉。一般的大米中含有较多的直链淀粉。

2. 支链淀粉　支链淀粉在淀粉中的含量约占80%，主要存在于淀粉的外层。支链淀粉一般含6000~40000个D-葡萄糖单元，通过α-1,4-苷键连接成主链，每隔20~25个葡萄糖单位便分出一个支链，支链上还有分支，分支处为α-1,6-苷键，因此支链淀粉比直链淀粉的结构复杂，分子形状呈分支状，见图13-2。

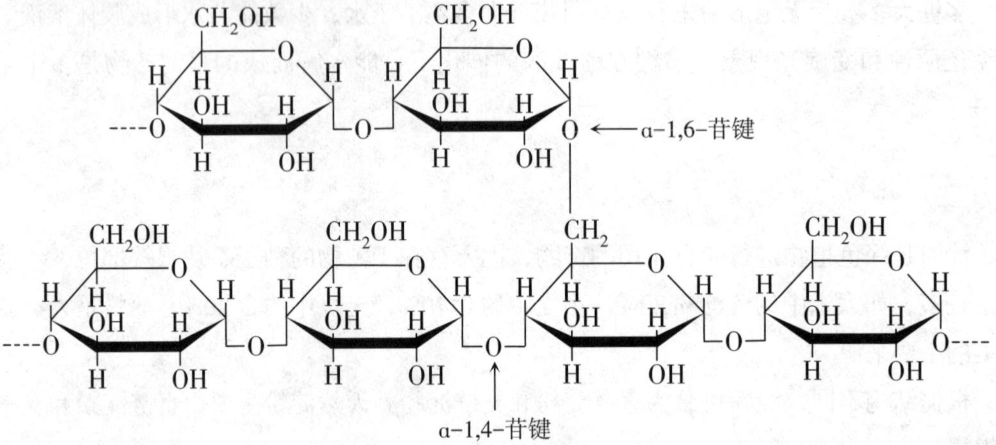

CH_2OH CH_2OH α-1,6-苷键 CH_2 CH_2OH CH_2OH CH_2OH α-1,4-苷键

支链淀粉的结构

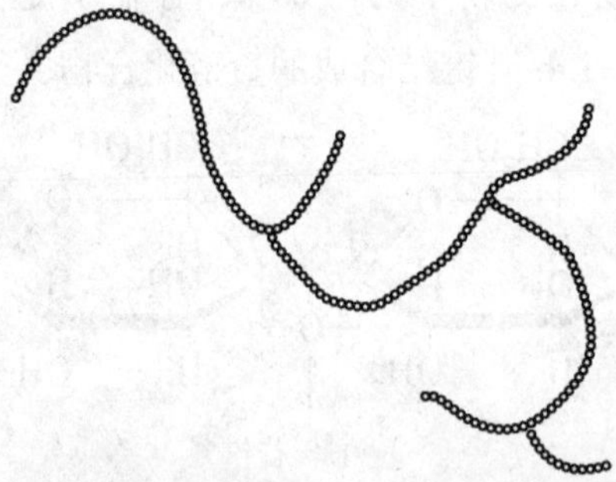

图13-2　支链淀粉分支状结构示意图

支链淀粉与碘作用呈紫色，而天然淀粉是直链淀粉与支链淀粉的混合物，故淀粉遇碘显蓝紫色。

支链淀粉不溶于水，与热水作用则膨胀成糊状，又称为不溶性淀粉或胶淀粉。糯米中含有较多的支链淀粉。直链淀粉比支链淀粉易于消化。

在酸或酶的作用下，淀粉可逐步水解生成分子较小的多糖、双糖，最终得到D-葡萄糖。

$$\underset{\text{淀粉}}{(C_6H_{10}O_5)_n} \longrightarrow \underset{\text{糊精}}{(C_6H_{10}O_5)_m} \longrightarrow \underset{\text{麦芽糖}}{C_{12}H_{22}O_{11}} \longrightarrow \underset{\text{葡萄糖}}{C_6H_{12}O_6}$$

糊精是淀粉水解的最初产物，仍是多糖。能溶于水，有黏性，可作黏合剂。

淀粉是酿酒、制醋、制造葡萄糖等的原料，在制药上淀粉常用作赋形剂。

二、糖原

糖原是储存于人和动物体内的一种多糖，又称动物淀粉，主要存在于肝脏和肌肉中，故又有肝糖原和肌糖原之分。

糖原的结构与支链淀粉相似，也是由D-葡萄糖单元以α-1,4-苷键和α-1,6-苷键连接而成。但支链更多，每隔8～10个葡萄糖残基就出现一个α-1,6-苷键，支链也更短，相对分子质量更大，见图13-3。

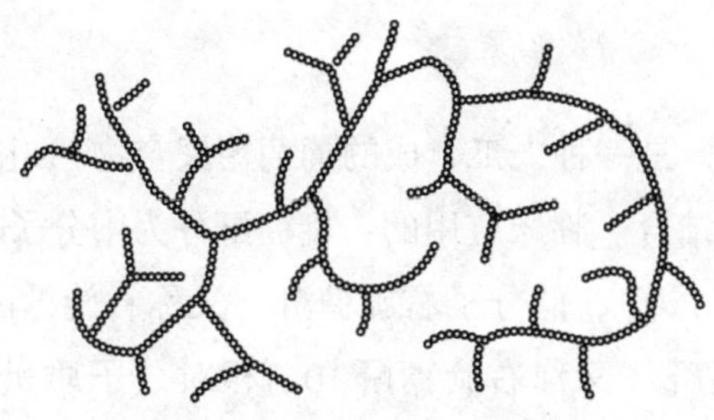

图13-3　糖原结构示意图

糖原是白色的无定形粉末，不溶于冷水，溶于热水中成为胶体溶液，与碘作用呈紫红色。

食物中的淀粉经消化水解成葡萄糖，吸收后，一部分转变成糖原储存于肝脏和肌肉中。当血液中的葡萄糖含量增高时，肝脏就把多余的葡萄糖变成糖原储存起来；当血液中的葡萄糖含量降低时，肝糖原就分解为葡萄糖，进入血液以维持血糖浓度，因此，糖原在人体新陈代谢中对维持血糖浓度起着重要的作用。

三、纤维素

纤维素是自然界分布最广的多糖。它是构成植物细胞壁的主要成分。一般木材中含纤维素50%，棉花中含90%以上，蔬菜中也含有丰富的纤维素。

纤维素的结构与直链淀粉相似，由很多D-葡萄糖通过β-1,4-苷键连接而成。一般无支链。分子链之间因氢键的作用而扭成绳索状。

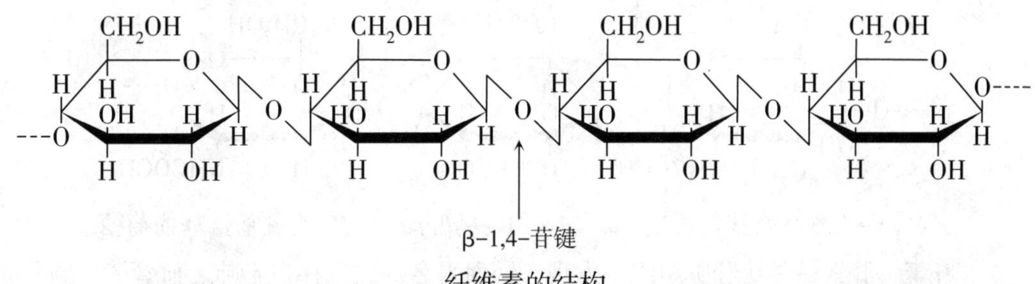

纤维素的结构

纤维素是白色、无臭、无味的物质，不溶于水和有机溶剂。在高温、高压下和无机酸共热能水解，最终产物是β-D-葡萄糖。人的消化道中无水解β-1,4-苷键的酶，所以纤维素不能作为人的营养物质。但食物中的纤维素能促进肠蠕动，因此食入富含纤维素的食品有利于健康。牛、羊等食草动物的消化道中存在一些微生物，能分泌水解β-1,4-苷键的酶，可将纤维素水解成葡萄糖，所以纤维素可作为食草动物的饲料。

纤维素的用途很广，可用来制造各种纺织品和纸张，还用于制造人造丝、火棉胶、微晶纤维素等；在医药上常用作脱脂棉、纱布等；在药物制剂中，纤维素经处理后，可用作片剂的填充剂、润滑剂等。

四、右旋糖酐

右旋糖酐也称葡聚糖，是一种人工合成的葡萄糖聚合物，组成右旋糖酐的葡萄糖单元之间主要以α-1,6-苷键相结合。临床应用的右旋糖酐分为中分子右旋糖酐（又称右旋糖酐70，相对分子质量平均为7万）、低分子右旋糖酐（又称右旋糖酐40，相对分子质量平均为4万）和小分子右旋糖酐（又称右旋糖酐10，相对分子质量平均为1万）。右旋糖酐70，主要用作血浆代用品，供出血及外伤休克时急救之用，其在体内可以水解产生葡萄糖而具有营养作用；低、小分子右旋糖酐，能降低血液黏滞度，有防止血栓形成及改善微循环作用。

右旋糖酐为白色或类白色无定形粉末，无臭，无味，易溶于热水，不溶于乙醇。

五、黏多糖

黏多糖是由糖醛酸、氨基己糖等作为结构单位组成的高分子化合物。黏多糖很多具有黏性，故称为黏多糖。它是结缔组织、软骨等的一种成分。黏多糖有透明质酸、肝素等。

1. 透明质酸　透明质酸存在于眼球的玻璃体、角膜及关节腔内，与蛋白质结合后，是构成细胞间质的主要物质。它有很大的黏性，能黏合和保护细胞。

透明质酸是由D-葡萄糖醛酸及*N*-乙酰基氨基葡萄糖组成的二糖结构单位聚合而成，其结构如下：

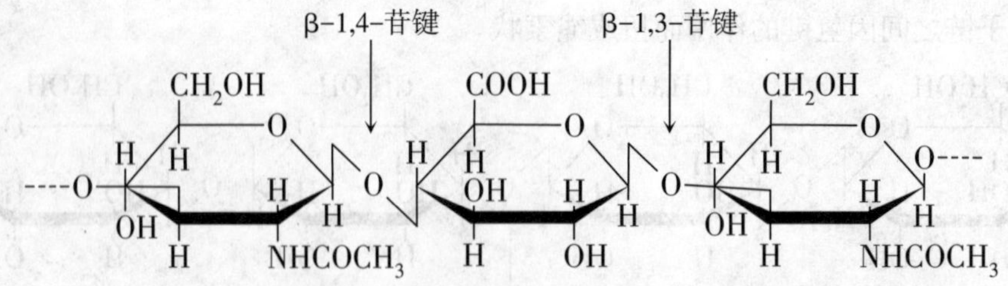

N-乙酰基氨基葡萄糖　　D-葡萄糖醛酸　　*N*-乙酰基氨基葡萄糖

2. 肝素　肝素最早从肝脏组织中发现，因而得名。它也存在于肺、血管壁、肠黏膜等组织中，是动物体内一种天然抗凝血物质。临床上用作输血的抗凝剂，也常用于防止血栓的形成。

肝素的结构单位可能是L-艾杜糖醛酸-2-硫酸酯、D-葡萄糖醛酸和*N*-磺酰胺基-D-葡萄糖-6-硫酸酯组成，由L-艾杜糖醛酸-2-硫酸酯或D-葡萄糖醛酸分别与*N*-磺酰基-D-氨基葡萄糖-6-硫酸酯以β-1,4-苷键连接成二种二糖单位，它们交替地以α-1,4-苷键连接成肝素。其结构可表示如下：

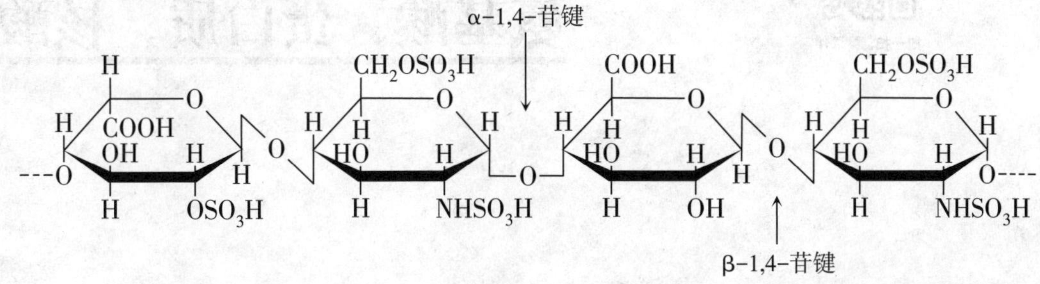

L-艾杜糖醛酸-2-硫酸酯　　D-葡萄糖醛酸　*N*-磺酰胺基-D-葡萄糖-6-硫酸酯

扫一扫，做一做

复习思考

1. 用化学方法鉴别下列各组化合物

（1）葡萄糖和蔗糖

（2）麦芽糖、蔗糖和果糖

（3）葡萄糖、淀粉和苯酚溶液

（4）蔗糖和淀粉

2. 完成下列反应

（1）CHO（Fischer投影式）…CH_2OH $\xrightarrow[H_2O]{Br_2}$

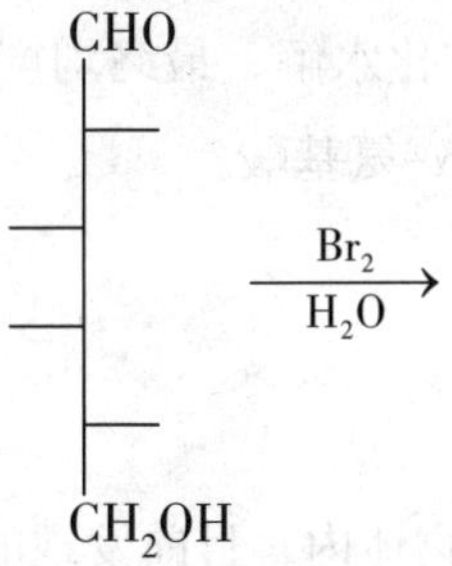

（2）CHO（Fischer投影式）…CH_2OH $\xrightarrow{稀HNO_3}$

（3）（CH_2OH，OH，HO，OH，OH 吡喃糖环） $+CH_3CH_2OH \xrightarrow{干燥HCl}$

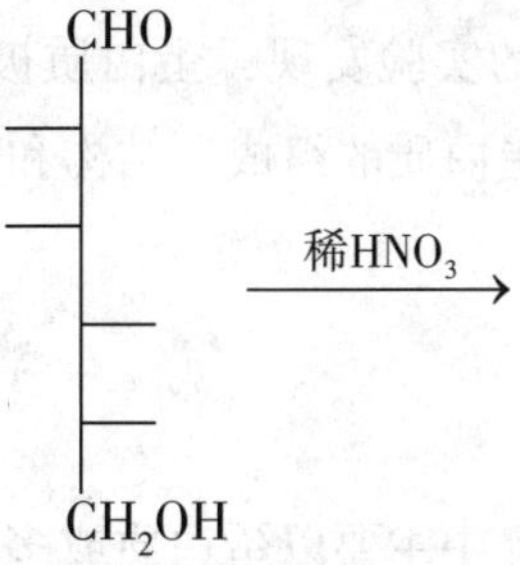

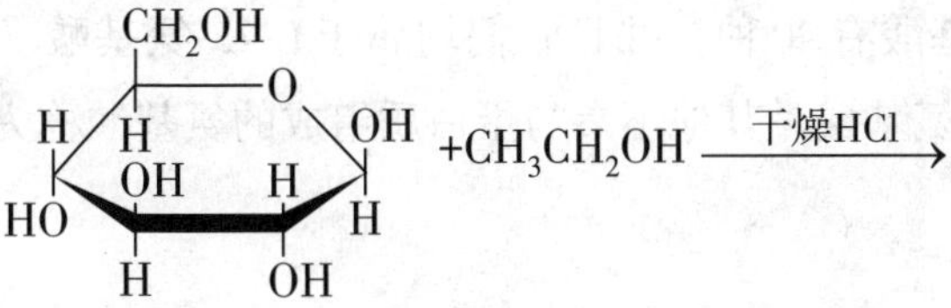

扫一扫，知答案

第十四章

扫一扫，看课件

氨基酸、蛋白质、核酸

【学习目标】

1. 掌握氨基酸的定义、结构、分类、命名和化学性质。
2. 熟悉蛋白质的定义、结构和化学性质。
3. 了解核酸的组成成分、结构及应用。

蛋白质是一切生物体细胞的主要组成成分，是生物体形态结构的物质基础，肌肉、毛发、皮肤、指甲、血清、血红蛋白、神经、激素、酶等都是由不同蛋白质组成；也是生命活动所依赖的物质基础，一切基本的生命活动过程几乎都离不开蛋白质的参与，它们供给肌体营养、输送氧气、防御疾病、控制代谢过程、传递遗传信息、负责机械运动等。核酸是生物遗传的物质基础，它作为合成蛋白质的模型，通过指导蛋白质的合成而使生物自身的性状代代相传。病毒是仅由蛋白质和核酸组合而成的一种生命形式，亚病毒只含蛋白质或核酸，表现出生命的特征。因此，蛋白质和核酸都是生命的物质基础。

人们通过长期的实验发现：蛋白质被酸、碱或蛋白酶催化水解，最终均产生α-氨基酸。因此，要了解蛋白质的组成、结构和性质，必须先讨论α-氨基酸。

第一节　氨基酸

氨基酸在自然界中主要以蛋白质或多肽形式存在于动植物体内，目前发现的天然氨基酸约有300种，构成蛋白质的氨基酸有20种，并且它们均属于L-α-氨基酸（甘氨酸除外），人们把这些氨基酸称为蛋白氨基酸。其他不参与蛋白质组成的氨基酸称为非蛋白氨基酸。

一、氨基酸的结构

氨基酸是含有氨基和羧基的一类化合物的统称，即羧酸分子中烃基上的氢原子被氨基取代而生成的化合物。例如：

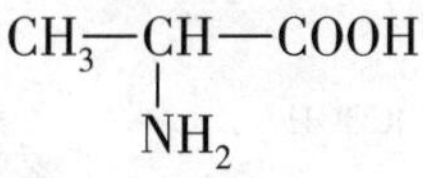

$$CH_3-\underset{\underset{NH_2}{|}}{CH}-COOH \qquad C_6H_5-CH_2-\underset{\underset{NH_2}{|}}{CH}-CH_3 \qquad CH_3-\underset{\underset{NH_2}{|}}{CH}-CH_2-COOH$$

α-氨基丙酸 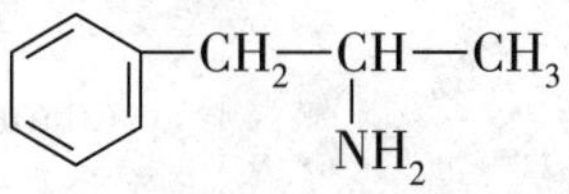　　α-氨基-β-苯基丙酸 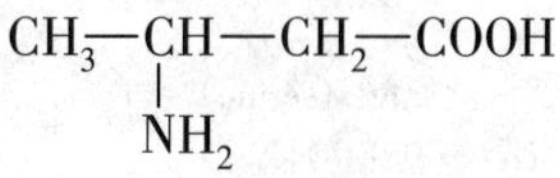　　β-氨基丁酸

氨基酸的种类很多。根据分子中氨基和羧基的相对位置不同可分为α-氨基酸、β-氨基酸、γ-氨基酸等。组成人体蛋白质的20余种氨基酸几乎都是L-型的α-氨基酸，即属于L-α-氨基酸，其结构通式和费歇尔投影式如下：

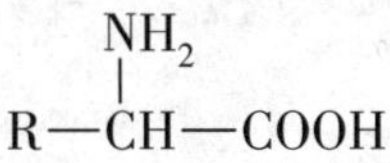

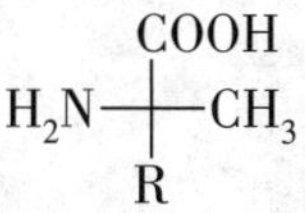

$$R-\overset{\overset{NH_2}{|}}{CH}-COOH \qquad \begin{array}{c} COOH \\ H_2N-\!\!\!+\!\!\!-CH_3 \\ R \end{array}$$

式中R代表侧链基团，不同的α-氨基酸的区别只是R不同。本节重点介绍α-氨基酸。

氨基酸的构型也可用*R*、*S*标记法表示。

表14-1列出了蛋白质水解后的20种α-氨基酸，其中标有“*”号的8种氨基酸在人体内不能合成，必须由食物提供，这些氨基酸称为必需氨基酸。

二、氨基酸的分类和命名

氨基酸可根据R基团的结构分为脂肪族氨基酸、芳香族氨基酸和杂环氨基酸；根据R-基团的极性不同，α-氨基酸又可分为非极性氨基酸和极性氨基酸；还可根据分子中所含氨基和羧基的相对数目不同而分为中性氨基酸（氨基和羧基数目相同）、酸性氨基酸（羧基多于氨基）和碱性氨基酸（氨基多于羧基）。

氨基酸的系统命名法与羟基酸相同，即以羧酸为母体，氨基为取代基称为“氨基某酸”。氨基的位次习惯上用希腊字母α、β、γ等表示。但氨基酸通常是根据其来源或性质用俗名，例如天冬氨酸源于天门冬植物的幼苗，甘氨酸因具有甜味而得名。有时还用中文或英文缩写符号表示，例如甘氨酸可用Gly或G或“甘”字来表示其名称，见表14-1。

表14-1　常见的α-氨基酸

名称	缩写符号		结构式	等电点
中性氨基酸				
甘氨酸（glycine） （氨基乙酸）	甘	Gly	$CH_2(NH_2)COOH$	5.97

续表

名称	缩写符号		结构式	等电点
丙氨酸（alanine） （α-氨基丙酸）	丙	Ala	$CH_3CH(NH_2)COOH$	6.00
丝氨酸（serine） （α-氨基-β-羟基丙酸）	丝	Ser	$CH_2(OH)CH(NH_2)COOH$	5.68
半胱氨酸（cysteine） （α-氨基-β巯基丙酸）	半胱	Cys	$CH_2(SH)CH(NH_2)COOH$	5.05
*苏氨酸（threonine） （α-氨基-β-羟基丁酸）	苏	Thr	$CH_3CH(OH)CH(NH_2)COOH$	5.70
*蛋氨酸（methionine） （α-氨基-γ-甲硫基丁酸）	蛋	Met	$CH_3SCH_2CH_2\underset{NH_2}{\underset{\mid}{C}}HCOOH$	5.74
*缬氨酸（valine） （α-氨基-β-甲基丁酸）	缬	Val	$(CH_3)_2CHCH(NH_2)COOH$	5.96
*亮氨酸（leucine） （α-氨基-γ-甲基戊酸）	亮	Leu	$(H_3C)_2CHCH_2\underset{NH_2}{\underset{\mid}{C}}HCOOH$	6.02
*异亮氨酸（isoleucine） （α-氨基-β-甲基戊酸）	异亮	Ile	$CH_3CH_2\underset{CH_3}{\underset{\mid}{C}}HCH(NH_2)COOH$	5.98
*苯丙氨酸（phenylalanine） （α-氨基-β-苯基丙酸）	苯丙	Phe	$C_6H_5CH_2CH(NH_2)COOH$	5.48
酪氨酸（tyrosine） （α-氨基-β-对羟苯基丙酸）	酪	Tyr	$p\text{-}HOC_6H_4CH_2\underset{NH_2}{\underset{\mid}{C}}HCOOH$	5.66
脯氨酸（proline） （α-四氢吡咯甲酸）	脯	Pro	N–H, COOH	6.30
*色氨酸（tryptophan） [α-氨基-β-(3-吲哚)丙酸]	色	Trp	$CH_2CH(NH_2)COOH$, N–H	5.80
天冬酰胺（asparagine） （α-氨基丁酰氨酸）	天胺	Asn	H_2N, O, O, OH, NH_2	5.41
谷氨酰胺（glutamine） （α-氨基戊酰氨酸）	谷胺	Gln	NH_2, O, O, OH, NH_2	5.65

续表

名称	缩写符号		结构式	等电点
酸性氨基酸				
天冬氨酸（aspartic acid）（α-氨基丁二酸）	天	Asp	$HOOCCH_2CH(NH_2)COOH$	2.77
谷氨酸（glutamic acid）（α-氨基戊二酸）	谷	Glu	$HOOCCH_2CH_2CH(NH_2)COOH$	3.22
碱性氨基酸				
精氨酸（arginine）（α-氨基-δ-胍基戊酸）	精	Arg	$H_2NC(=NH)NH(CH_2)_3CH(NH_2)COOH$	10.76
*赖氨酸（lysine）（α,ε-二氨基已酸）	赖	Lys	$H_2N(CH_2)CH(NH_2)COOH$	9.74
组氨酸（histidine）[α-氨基-β-(4-咪唑)丙酸]	组	His	咪唑环-4-$CH_2CH(NH_2)COOH$	7.59

三、氨基酸的物理性质

α-氨基酸一般为无色晶体，熔点比相应的羧酸或胺类要高，一般在200~300℃之间，许多氨基酸在熔化的同时分解并放出 CO_2 。各种α-氨基酸在水中的溶解度差别很大，它们都能溶于强酸和强碱溶液中，而不溶于乙醇、乙醚、苯等有机溶剂。除甘氨酸外，其他的α-氨基酸都有旋光性。

四、氨基酸的化学性质

氨基酸分子中因同时含有氨基和羧基，所以氨基酸具有氨基和羧基的典型化学性质；同时，由于氨基与羧基之间相互影响及分子中R基团的某些特殊结构，又显示出一些特殊的性质。

（一）两性电离和等电点

氨基酸是一类两性电解质，其分子中同时含有碱性的氨基和酸性的羧基，因此氨基酸既能与酸、碱反应成盐，而且其分子内碱性基团和酸性基团相互作用（质子转移）也能形成盐，这种盐称为内盐。

$$\underset{\displaystyle |\atop \displaystyle NH_2}{R-CH-COOH} \rightleftharpoons \underset{\displaystyle |\atop \displaystyle NH_3^+}{R-CH-COO^-}$$

内盐分子中正电荷和负电荷部分共存，所以又称其为两性离子或偶极离子。实验证明，固体氨基酸以偶极离子形式存在，静电引力大，具有很高的熔点，可溶于水而难溶于有机溶剂。

氨基酸分子是偶极离子，在酸性溶液中它的羧基负离子可接受质子，发生碱式电离带正电荷；而在碱性溶液中铵根正离子给出质子，发生酸式电离带负电荷。

溶液的pH值减小，碱性电离增大，有利于氨基酸以阳离子的形式存在；溶液的pH值增大时，酸性电离增大，氨基酸的阴离子逐渐增加。通过调节溶液的pH值，使氨基酸的酸性与碱性电离程度相同，此时氨基酸以两性离子的形式存在，氨基酸呈电中性。这种使氨基酸处于电中性状态的溶液的pH值称为氨基酸的等电点，用pI表示。

$$\underset{\displaystyle |\atop \displaystyle NH_2}{R-CH-COOH}$$

$$\Updownarrow$$

$$\underset{\substack{\displaystyle |\\ \displaystyle NH_2 \\ pH>pI \\ \text{阴离子}}}{R-CH-COO^-} \underset{OH^-}{\overset{H^+}{\rightleftharpoons}} \underset{\substack{\displaystyle |\\ \displaystyle NH_3^+ \\ pH=pI \\ \text{两性离子}}}{R-CH-COO^-} \underset{OH^-}{\overset{H^+}{\rightleftharpoons}} \underset{\substack{\displaystyle |\\ \displaystyle NH_3^+ \\ pH<pI \\ \text{阳离子}}}{R-CH-COOH}$$

当溶液的$pH<pI$时，氨基酸主要以阳离子形式存在，在电场中向负极移动；当溶液的$pH>pI$时，氨基酸主要以阴离子形式存在，在电场中向正极移动。处于等电状态（$pH=pI$）的氨基酸，在电场中不向任何电极移动。应当指出，在等电点时，氨基酸的pH值不等于7。各种氨基酸由于其组成和结构不同，因此具有不同的等电点。等电点是氨基酸的一个特征常数，常见氨基酸的pI值见表14-1。由于羧基的电离略大于氨基，中性氨基酸的pI略小于7，一般在5~6.3之间。而酸性氨基酸的pI在2.7~3.2之间，碱性氨基酸的pI在7.6~10.8之间。

氨基酸在等电点时溶解度最小。根据氨基酸的pI值不同，可以通过调节溶液的pH值，使不同氨基酸在各自的等电点结晶析出；在同一pH缓冲溶液中，各种氨基酸电泳的方向和速率不同，利用此特性可以分离、提纯和鉴定氨基酸。

（二）热反应

由于氨基酸分子中氨基和羧基相对位置的不同，氨基酸受热发生的反应也不同。α-氨基酸受热时，两分子间的氨基和羧基交叉脱水，生成环状交酰胺。

$$\underset{\alpha\text{-氨基酸}}{\mathrm{R{-}CH(NH{-}H){-}C(=O){-}OH}} + \underset{\alpha\text{-氨基酸}}{\mathrm{H{-}NH{-}CH(R){-}C(=O){-}OH}} \xrightarrow{\triangle} \underset{\text{交酰胺}}{\text{(R-CH-C(=O)-NH-CH(R)-C(=O)-NH 环)}} + 2H_2O$$

（三）脱羧反应

α-氨基酸与 $Ba(OH)_2$ 共热，即脱去羧基生成伯胺。

$$\mathrm{R{-}CH(NH_2){-}COOH} \xrightarrow[\triangle]{Ba(OH)_2} \mathrm{R{-}CH_2{-}NH_2} + CO_2$$

脱羧反应也可因某些细菌的脱羧酶作用而发生，例如蛋白质腐败时鸟氨酸转变为腐胺（1,4-丁二胺），赖氨酸转变为毒性强且有强烈气味的尸胺（1,5-戊二胺）。

（四）亚硝酸反应

氨基酸中的氨基与亚硝酸作用时，氨基被羟基置换，同时放出氮气。反应可用于定量分析。

$$\mathrm{CH_3{-}CH(NH_2){-}COOH} + HNO_2 \xrightarrow{\triangle} \mathrm{CH_3{-}CH(OH){-}COOH} + N_2\uparrow$$

由反应所得氮气的体积，可计算出氨基酸和蛋白质分子中氨基的含量，这一方法称为范斯莱克（Van Slyke）氨基测定法，可用于氨基酸定量和蛋白质水解程度的测定。

（五）水合茚三酮反应

α-氨基酸和茚三酮水合物在水溶液中共热，经过一系列反应，最终生成蓝紫色的化合物，称为罗曼紫，并放出 CO_2 。此反应非常灵敏，可用于氨基酸的定性鉴定或定量分析。

$$2\ \underset{\text{水合茚三酮}}{\text{(茚-1,3-二酮-2,2-二醇)}} + \mathrm{H_2N{-}CH(R){-}COOH} \xrightarrow{\triangle}$$

$$\underset{\text{罗曼紫}}{\text{(3-羟基-1-氧代茚-2-基)-N=(1,3-二氧代茚-2-亚基)}} + CO_2\uparrow + \mathrm{R{-}CHO} + H_2O$$

（六）成肽反应

两分子或多分子的α-氨基酸分子间的氨基和羧基相互脱水缩合,形成的化合物称为肽。

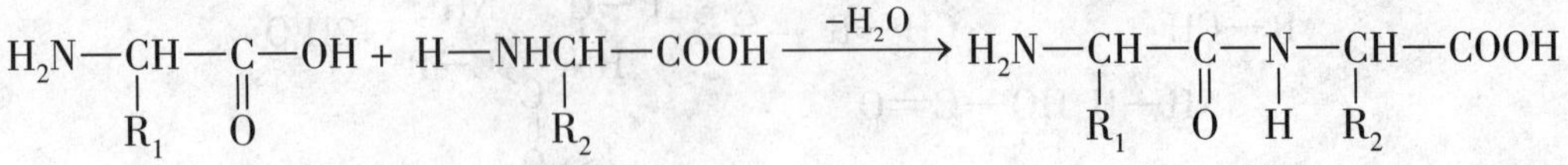

$$H_2N-\underset{R_1}{\underset{|}{CH}}-\underset{O}{\underset{\|}{C}}-OH + H-NH\underset{R_2}{\underset{|}{CH}}-COOH \xrightarrow{-H_2O} H_2N-\underset{R_1}{\underset{|}{CH}}-\underset{O}{\underset{\|}{C}}-\underset{H}{\underset{|}{N}}-\underset{R_2}{\underset{|}{CH}}-COOH$$

肽分子中的酰胺键（ $-\overset{O}{\overset{\|}{C}}-\overset{H}{\overset{|}{N}}-$ ）又称为肽键。由2个氨基酸分子形成的肽为二肽。二肽分子中仍含有自由的氨基和羧基，因此可以继续与氨基酸脱水缩合成三肽、四肽、五肽等，由较多的氨基酸按上述方式脱水缩合形成的肽称为多肽，多肽的链状结构称为多肽链。

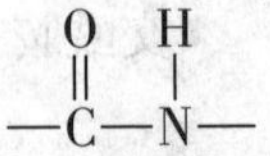

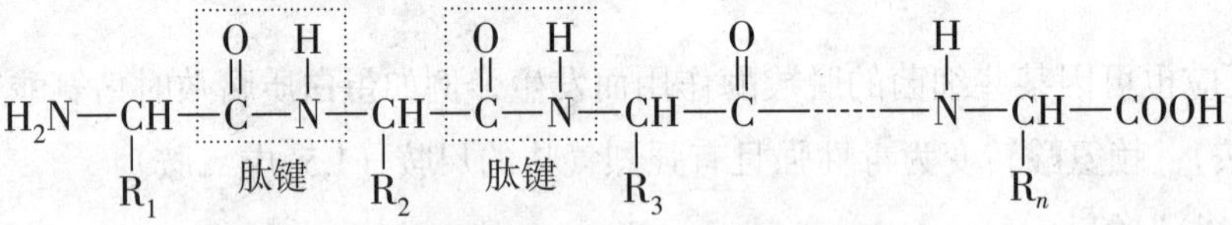

$$H_2N-\underset{R_1}{\underset{|}{CH}}-\underbrace{\overset{O}{\overset{\|}{C}}-\overset{H}{\overset{|}{N}}}_{\text{肽键}}-\underset{R_2}{\underset{|}{CH}}-\underbrace{\overset{O}{\overset{\|}{C}}-\overset{H}{\overset{|}{N}}}_{\text{肽键}}-\underset{R_3}{\underset{|}{CH}}-\overset{O}{\overset{\|}{C}}-\cdots\cdots-\overset{H}{\overset{|}{N}}-\underset{R_n}{\underset{|}{CH}}-COOH$$

多肽链

在多肽链中，每个氨基酸单位都不是完整的分子，称为氨基酸残基。多肽链两端的残基称为末端残基，保留着游离氨基的一端称为氨基末端或N-端；保留着游离羧基的另一端称为羧基末端或C-端。习惯上把N-端写在左边，C-端写在右边。

肽的结构不仅取决于组成肽链的氨基酸种类，也与肽链中各氨基酸的排列顺序有关。由于各氨基酸的排列顺序不同，一定数目的不同氨基酸可以形成多种不同的肽。例如由甘氨酸和丙氨酸所形成的二肽有两种异构体。由3种不同氨基酸可形成6种不同的三肽，由4种不同氨基酸可形成24种不同的四肽；由多种氨基酸按不同顺序结合，可形成若干不同类型的多肽。

五、与医药有关的氨基酸类化合物

氨基酸在医药上主要用来制备复方氨基酸注射液，也用作治疗药物和用于合成多肽药物。目前用作药物的氨基酸有一百几十种，其中包括构成蛋白质的氨基酸有20种和构成非蛋白质的氨基酸有100多种。

谷氨酸、精氨酸、天门冬氨酸、胱氨酸、L-多巴等氨基酸单独作用，可以治疗一些疾病，主要用于治疗肝脏疾病、消化道疾病、脑病、心血管病、呼吸道疾病以及用于提高肌肉活力、儿科营养和解毒等。

氨基酸衍生物作为治疗药用于临床目前相当活跃，无论在治疗肝脏疾病、心血管疾病，还是溃疡病、神经系统疾病、消炎等方面都已广泛使用，用于治疗的氨基酸衍生物不下数百种。

如4-羟基脯氨酸在治疗慢性肝炎、防止肝硬化方面都很有效。精氨酸阿司匹林、赖氨酸阿司匹林，既保持了阿司匹林镇痛作用，又能降低副作用。*N*-乙酰半胱氨酸甲酯盐酸对支气管炎有很好疗效。

氨基酸衍生物还可作为抗生素和抗菌增效剂，如用长链脂肪酸酰化而成的*N*-酰化氨基酸、由高级醇经酯化而成的氨基酸酯、用低级醇把*N*-酰化氨基酸酯化成的*N*-酰基氨基酸酯，对革兰氏阳性和革兰氏阴性菌有广谱的抗菌活性，对霉菌也有作用，广泛用作活性剂和防腐剂。再如青霉素G和溶菌酶中加入氨基酸衍生物，特别是加入氨基酸酯，青霉素G和溶菌酶表现出强烈的抗菌力和溶菌力。

左旋多巴，是生物体内一种重要的生物活性物质。左旋多巴是治疗常见老年病——帕金森病的主要药物。临床上还用来治疗腿多动综合征、肝昏迷、CO中毒、锰中毒、精神病、心力衰竭、溃疡病、脱毛症以及调节人的性功能等。此外，还发现它有抗衰老的神奇功效。随着我国人口老龄化速度的加快，对左旋多巴的需求将迅速增加。

第二节　蛋白质

蛋白质是由多种α-氨基酸按一定顺序，以“脱水缩合”结合形成一条多肽链，再由一条或一条以上的多肽链按照其特定方式结合而成的高分子化合物。其中一定含有碳、氢、氧、氮元素。通常将相对分子质量低于一万的称为多肽，高于一万至数千万的称为蛋白质。蛋白质的种类繁多，结构复杂，功能特异。要学习蛋白质的性质和生物学功能就必须认识蛋白质的结构，即蛋白质分子中氨基酸的种类、数目、排列顺序和空间结构。

一、蛋白质的元素组成和分类

经过对蛋白质的元素分析，组成蛋白质的元素并不多，含量较多的元素主要有C（50%~55%）、H（6%~7%）、O（20%~23%）、N（15%~17%）4种，大多数蛋白质还含有少量的S（0%~4%），另外P、Fe、Cu、Mn、Zn、I等元素也存在于某些蛋白质中。

由于生物组织中绝大部分氮元素都来自蛋白质，且各种蛋白质的含氮量都接近于16%，即每克氮相当于6.25g蛋白质，6.25称为蛋白质系数F。因此生物样品的测定中只要测出其含氮量，就可推算出其中蛋白质的大致含量。

蛋白质种类繁多，结构复杂，目前只能根据蛋白质的形状、溶解性及化学组成进行分类。蛋白质根据其形状可分为球状蛋白质（如卵清蛋白）和纤维蛋白质（如角蛋白）；根据化学组成又可分简单蛋白质和结合蛋白质。

1. **简单蛋白质**　仅由氨基酸组成的蛋白质称为简单蛋白质。

2. **结合蛋白质**　由简单蛋白质与非蛋白质成分（称为辅基）结合而成的复杂蛋白

质，称为结合蛋白质。结合蛋白质又可根据辅基不同进行分类。

二、蛋白质的结构

蛋白质分子的基本结构是多肽链，其多肽链不仅有严格的氨基酸组成及排列顺序，而且在三维空间上具有独特的复杂而精细的结构，这种结构是蛋白质理化性质和生物学功能的基础。为了表示蛋白质不同层次的结构，通常将蛋白质的结构分为一级结构、二级结构、三级结构和四级结构。二级以上的结构又总称为空间结构或高级结构。

（一）蛋白质的一级结构

蛋白质多肽链中各种α-氨基酸残基的排列顺序，称为蛋白质的一级结构。其中肽键是各氨基酸残基之间的主要连接方式（主键），在某些蛋白质分子的一级结构中尚含有少量的二硫键。有些蛋白质就是一条多肽链，有的则由数条多肽链构成。例如，核糖核酸酶分子含1条多肽链，124个氨基酸残基；血红蛋白质含4条多肽链，共有574个氨基酸残基。

任何特定的蛋白质都有其特定的氨基酸排列顺序，研究蛋白质的结构，首先就是确定其多肽链中氨基酸的排列顺序。目前已有数万种蛋白质的氨基酸排列顺序得到确定，其中胰岛素是首先被阐明一级结构的蛋白质。

（二）蛋白质的二级结构

蛋白质分子的多肽链并不是以线型的形式随机伸展的结构，而是卷曲、折叠成特有的空间结构。蛋白质分子多肽链的主链骨架借助肽键之间的氢键所形成的空间结构，包括α-螺旋、β-折叠、β-转角等形式，称为蛋白质的二级结构。α-螺旋是蛋白质中最常见最典型的二级结构。其结构特点是：

1. 由α-氨基酸构成的多肽链旋转、折叠，呈螺旋状上升，绝大多数形成稳定的右手螺旋。

2. α-螺旋一周（旋转360°）含3.6个氨基酸残基，每个氨基酸残基高度为0.15nm，螺旋上升一圈的高度（螺距）为0.54nm。

3. 相邻两个螺旋中的α-氨基酸残基之间形成链内氢键，氢键的方向与螺旋的中心轴大致平行。氢键是多肽链内第一个氨基酸残基上N—H的氢与它后面的第4个氨基酸残基上 C=O 的氧之间形成的。氢键是维持稳定α-螺旋结构的主要副键。

4. 肽链中氨基酸残基的侧链R基均伸向螺旋外侧，其空间形状、大小及电荷对α-螺旋的形成和稳定有一定的影响。酸性或碱性氨基酸集中的区域，由于同电相斥，不利α-螺旋形成。较大的侧链R基团（如苯丙氨酸、色氨酸、异亮氨酸）集中的区域空间位阻较大，也妨碍α-螺旋的形成。脯氨酸是亚氨基酸，N原子上不存在H原子，故不能参与链内氢键的形成，致使α-螺旋中断，多肽链发生转折。

纤维状蛋白质主要是α-螺旋，例如毛发、指甲、皮肤中的角蛋白，肌肉中的肌球蛋白以及血凝块中的纤维蛋白，它们的多肽链几乎全都卷曲成α-螺旋。球状蛋白质中有的含有较多的α-螺旋，如血红蛋白和肌红蛋白，有的只含有少量α-螺旋，如溶菌酶和糜蛋白酶。

（三）蛋白质的三级结构

蛋白质的多肽链在主链借助肽键之间的氢键形成二级结构基础上，其相隔较远的氨基酸残基侧链（R—）之间还可借助于多种副键而进行范围广泛的卷曲、折叠，所形成的特定整体排列称为蛋白质的三级结构。

蛋白质三级结构的形成和维持主要是靠侧链之间的副键，包括氢键、盐键（离子键）、二硫键、酯键、疏水键和范德华力。蛋白质分子中的非极性侧链基团（疏水基），具有避开水相互集合而藏于分子内部的自然趋势，这种结合力称为疏水键。疏水键由于数量多，是维持蛋白质三级结构的主要作用力。在球状蛋白质分子中，疏水基总是埋藏在分子内部，而亲水基团则趋向水而暴露或接近于分子的表面，所以球状蛋白质如血红蛋白、肌红蛋白都能溶于水。

研究证明具有三级结构的蛋白质才具有生物功能，三级结构一旦破坏，蛋白质的生物功能便丧失。

（四）蛋白质的四级结构

许多蛋白质是由两条或多条具有独立三级结构的多肽链构成，这些多肽链称为亚基。由亚基构成的蛋白质称为寡聚蛋白。寡聚蛋白中各亚基借助于各种副键（氢键、盐键、疏水键和范德华力等）形成的空间排列方式称为蛋白质的四级结构。分散的亚基一般没有生物活性，只有完整的四级结构才有生物活性。相对分子质量在55000以上的蛋白质几乎都有亚基，各亚基可以相同，也可以不同，数目从两个到上千个不等。例如Hb（血红蛋白）是由4个亚基构成，其中两条α-链，两条β-链。α-链含141个氨基酸残基，β-链含146个氨基酸残基。α-链和β-链的三级结构十分相似，并和仅含有一条多肽链的肌红蛋白相似。每个亚基的多肽链都卷曲成球状把一个血红素包裹其中，4个亚基通过侧链间副键两两交叉紧密镶嵌形成一个球状的血红蛋白。

蛋白质的结构非常复杂，人类在探索生命奥秘的过程中虽然对蛋白质的结构有一定认识，但对多数蛋白质的结构还有待进一步研究。

三、蛋白质的性质

（一）蛋白质的两性电离和等电点

蛋白质分子多肽链中总有游离的氨基和羧基存在，其侧链上也常含有酸性基团和碱性基团，因此蛋白质与氨基酸相似，也具有两性电离和等电点的性质，在水溶液中蛋白质可解离为阴离子、阳离子，也可形成两性离子。

蛋白质在水溶液中的解离平衡，以及加酸或加碱时平衡移动的方向可用下式表示（式中 H_2N—Pr—COOH 代表蛋白质分子，羧基代表分子中所有的酸性基团，氨基代表分子中所有的碱性基团）：

$$\mathrm{Pr}\begin{cases}\mathrm{COOH}\\ \mathrm{NH_2}\end{cases}$$

$$\Updownarrow$$

$$\mathrm{Pr}\begin{cases}\mathrm{COO^-}\\ \mathrm{NH_2}\end{cases} \underset{OH^-}{\overset{H^+}{\rightleftharpoons}} \mathrm{Pr}\begin{cases}\mathrm{COO^-}\\ \mathrm{NH_3^+}\end{cases} \underset{OH^-}{\overset{H^+}{\rightleftharpoons}} \mathrm{Pr}\begin{cases}\mathrm{COOH}\\ \mathrm{NH_3^+}\end{cases}$$

蛋白质负离子　　两性离子　　蛋白质正离子

pH>pI　　等电点（pH=pI）　　pH<pI

蛋白质在溶液中的存在形式随pH值变化而改变。适当调节溶液的pH值，可使蛋白质主要以两性离子的形式存在，故在电场中不向任何电极移动，此时溶液的pH值称为该蛋白质的等电点，用pI表示。

不同蛋白质由于所含各类氨基酸的残基数目不同，所以等电点也各不相同。一般含酸性氨基酸较多的蛋白质pI较低，例如人胃蛋白酶含酸性氨基酸残基37个，而碱性氨基酸残基只有6个，其pI≈1；含碱性氨基酸较多的蛋白质pI较高，例如鱼精蛋白含精氨酸特别多，其pI=12.0~12.4；含碱性和酸性氨基酸数目相近的蛋白质，其等电点大多略偏酸性，约为5。人体蛋白质的等电点大多接近于5，在体液（pH≈7.4）中一般为阴离子形式，并与两性离子组成缓冲对，起着重要的缓冲作用。

在等电点时，蛋白质因不存在电荷相互排斥作用，最易聚集而沉淀析出，所以此时蛋白质的溶解度、黏度和渗透压等都最小，分离提纯蛋白质常用等电点沉淀法。

带电荷蛋白质在电场中定向移动的现象称为电泳。各种蛋白质的等电点、颗粒大小和形状不同，在一定pH值的溶液中所带电荷的数量和性质也不同，因此在电场中泳动的方向和速率就存在差别。利用此性质可以从蛋白质混合液中将各种蛋白质彼此分离。

（二）蛋白质的盐析

蛋白质是高分子化合物，其溶液具有胶体性质。维持蛋白质溶液稳定的主要因素是蛋白质分子表面的水化膜和所带的电荷。向蛋白质溶液中加入一定浓度的中性盐，而使蛋白质发生沉淀的现象称为盐析。盐析是沉淀蛋白质的方法之一，常用的盐析剂有 $(NH_4)_2SO_4$ 、 Na_2SO_4 、NaCl 和 $MgSO_4$ 等。盐析作用的实质是盐类离子强烈的亲水作用破坏了蛋白质分子表面的水化膜，盐溶液中的离子能中和蛋白质的电荷，导致蛋白质盐析沉降。

蛋白质盐析所需盐的最小浓度称为盐析浓度。不同蛋白质的水化程度和所带电荷不同，所以盐析浓度也各不相同。因此可用不同浓度的中性盐溶液使蛋白质分批析出沉淀，这种蛋白质的分离方法称为分段盐析。

用盐析法分离得到的蛋白质仍保持蛋白质的生物活性，只需经过透析法或凝胶层析法除盐后，即可得到较纯的且保持原生物活性的蛋白质。

（三）蛋白质的变性

天然蛋白质因受某些物理因素或化学因素的影响，其分子内部原有的高度规律性的空间结构发生改变或破坏，导致蛋白质生物活性的丧失以及理化性质的改变，这种现象称为蛋白质的变性。变性后的蛋白质称为变性蛋白质。能使蛋白质变性的因素很多。物理因素有加热、高压、紫外线、X-射线、超声波和剧烈搅拌等；化学因素包括加强酸、强碱、尿素、重金属盐及一些有机溶剂等。不同蛋白质对各种变性因素的敏感程度不同。

蛋白质受到变性因素影响，维系其空间结构的副键断开，原有的高度规律性的空间结构变为散乱伸展的无序结构。变性后的蛋白质分子主要发生空间结构的破坏，原来藏在分子内部的疏水基大量暴露在分子表面，分子表面的亲水基减少，使蛋白质水化作用减弱，溶解度降低；同时，由于结构松散而使分子表面积增大，流动阻滞，黏度也就增大，失去结晶性；且因多肽链展开，使酶与肽键接触机会增多，因此变性蛋白质较天然蛋白质易被酶水解消化。变性蛋白质最主要的特征是生物学功能的丧失，例如酶失去催化活性，激素不能调节代谢反应，抗体失去免疫作用，这是蛋白质空间结构破坏的必然结果。

蛋白质变性后，若其空间结构改变不大，就可以恢复其原有结构和性质，称为可逆变性；若其空间结构改变较大，则其结构和性质不能恢复称为不可逆变性。核糖核酸酶在8mol/L尿素溶液中的变性就是可逆变性。

蛋白质的变性有很多应用。例如“点豆腐”是利用钙、镁盐使豆浆中的蛋白质变性凝固。医药上用酒精或加热消毒，使细菌和病毒蛋白质变性而失去致病性和繁殖能力。在中药提取中，可用乙醇沉淀除去浸出液中的蛋白质杂质。而在制备具有生物活性的蛋白质制品（如疫苗、酶制剂等）时，就必须选择能防止发生变性作用的工艺条件。

（四）蛋白质的颜色反应

蛋白质分子内含有许多肽键和某些带有特殊基团的氨基酸残基，可与不同试剂产生各种特有的颜色反应（表14-2）。利用这些反应可以对蛋白质进行定性鉴定和定量分析。

表14-2 蛋白质的颜色反应

反应名称	试剂	颜色	作用基团
缩二脲反应	$CuSO_4$ 的碱性溶液	紫色或紫红色	肽键
米伦反应	硝酸汞、硝酸亚汞和硝酸混合液	红色	酚羟基
茚三酮反应	茚三酮稀溶液	蓝紫色	氨基
黄蛋白反应	浓硝酸-氨水	黄色~橙红色	苯环
坂口反应	次氯酸钠或次溴酸钠	红色	胍基
乙醛酸反应	乙醛酸、浓硫酸	紫红色	色氨酸

第三节 核 酸

核酸是一类普遍存在于生物体内具有酸性的生物高分子化合物，最初是从细胞核中分离得到的，故称核酸。蛋白质是生物体用以表达各项功能的具体工具，而核酸是生物用来制造蛋白质的模型。没有核酸，就没有蛋白质，因此核酸是生命最根本的物质基础。

根据核酸分子中含戊糖的种类，可将其分为核糖核酸（RNA）和脱氧核糖核酸（DNA）。DNA主要存在于细胞核和线粒体内，它是生物遗传的主要物质基础，承担体内遗传信息的贮存和发布。约90%的RNA在细胞质中，而在细胞核内的含量约占10%，它直接参与体内蛋白质的合成。根据RNA在蛋白质合成过程中所起的作用不同又可分为核蛋白体RNA、信使RNA和转运RNA三类。

核蛋白体RNA（rRNA）又称核糖体RNA，细胞内RNA的绝大部分（80%~90%）都是核蛋白体组织。它是合成蛋白质多肽链的场所。参与蛋白质合成的各种成分最终必须在核蛋白体上将氨基酸按特定的顺序组装成多肽链。

信使RNA（mRNA）是合成蛋白质的模板，在合成蛋白质时，控制氨基酸的排列顺序。转运RNA（tRNA）在蛋白质的合成过程中，是搬运氨基酸的工具。氨基酸由各自特异的tRNA“搬运”到核蛋白体，才能“组装”成多肽链。

一、核酸的组成成分

核酸在酸、碱或酶作用下可逐步水解，其水解过程如下：

核酸（RNA或DNA）$\xrightarrow{H_2O}$ 核苷酸 $\xrightarrow{H_2O}$ 磷酸 + 核苷

核苷 $\xrightarrow{H_2O}$ 戊糖（核糖或脱氧核糖） + 碱基（嘌呤碱或嘧啶碱）

从核酸的水解过程可见，核苷酸是核酸的基本组成单位，又叫单核苷酸。核酸是由数十个到千万计的核苷酸连接而成的高分子化合物，也称为多核苷酸。从核酸完全水解的产物可见，核酸含有磷酸、戊糖与碱基三类化学成分。

（一）戊糖

组成核酸的戊糖有D-(-)-核糖和D-(-)-2-脱氧核糖两种，它们都以β-呋喃型的环式结构存在。其中D-核糖存在于RNA中，D-2-脱氧核糖存在于DNA中。

β-D-核糖　　β-D-2-脱氧核糖

（二）碱基

核酸中存在的碱基是嘧啶碱和嘌呤碱，它们是含氮杂环化合物嘧啶和嘌呤的衍生物。其结构及缩写符号为：

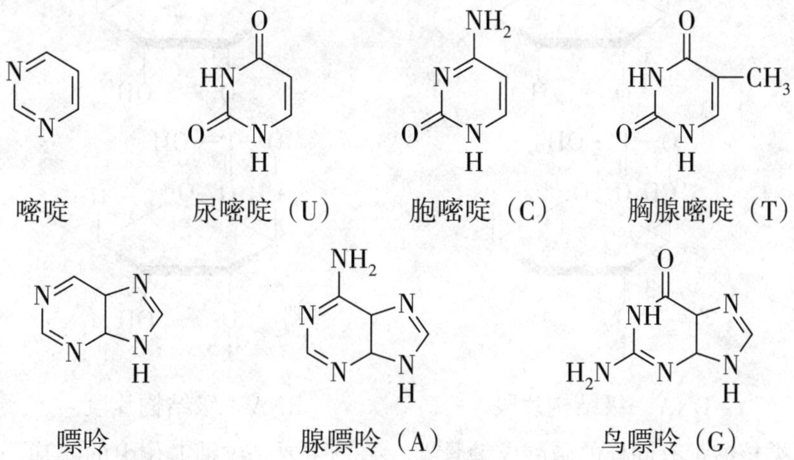

嘧啶　　尿嘧啶（U）　　胞嘧啶（C）　　胸腺嘧啶（T）

嘌呤　　腺嘌呤（A）　　鸟嘌呤（G）

二、核酸的结构

（一）核酸的一级结构

各种核苷酸的排列顺序和连接方式即为核酸的一级结构，又称为核苷酸序列。在核酸分子中，连接相邻核苷酸的化学键是3′,5′-磷酸二酯键，一个核苷酸3′位的羟基与另一核苷酸5′位的磷酸残基脱水形成磷酯键。如此延续进行，就构成了由许多核苷酸组成的多核苷酸链。

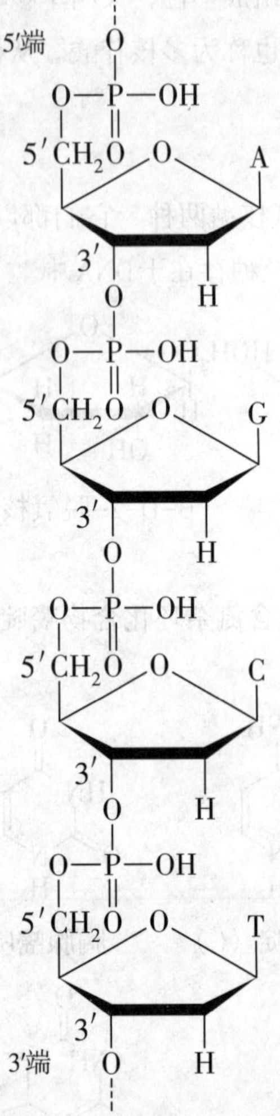

DNA一级结构片段 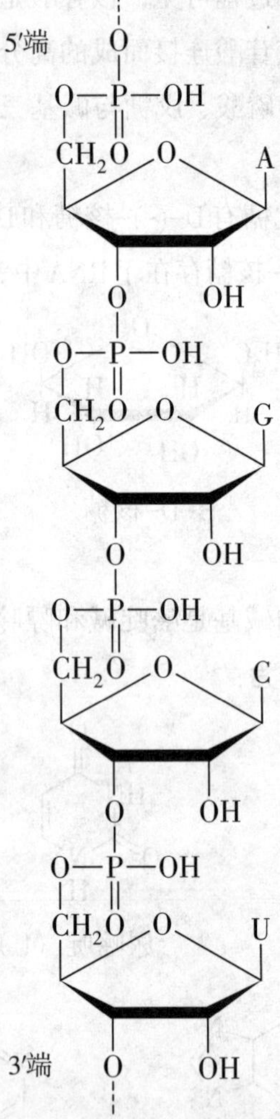　　　　RNA一级结构片段

由于同类核酸都有同样的磷酸戊糖骨架，差别主要是戊糖1′位上的碱基，所以也可用碱基顺序来表示核酸的一级结构。

（二）核酸的二级结构

1. DNA的双螺旋结构　在1953年Watson和Crick提出了著名的DNA分子双螺旋结构模型。大多数DNA分子的二级结构就为双螺旋结构。

DNA分子由两条走向相反的多核苷酸链绕同一轴心相互平行盘旋成右手双螺旋结构。双螺旋的螺距为3.4nm，直径为2.0nm，每10个单核苷酸构成一圈螺旋。两条核苷酸链之间的碱基以特定的方式配对并形成氢键，使两条核苷酸链结合并维持双螺旋的空间结构。

DNA的两条多核苷酸链之间的氢键有一定的规律，一条链上的嘌呤碱基与另一条链上的嘧啶碱基形成氢键。因为螺旋圈的直径恰好能容纳一个嘌呤碱和一个嘧啶碱配对，而且

A-T、G-C配对，可形成五个氢键，有利于双螺旋结构的稳定性。在DNA双螺旋结构中，这种A-T或G-C配对，并以氢键相连接的规律，称为碱基配对规则或碱基互补规律。

2. RNA的空间结构　与DNA不同，大多数天然RNA一般由一条回折的多核苷酸链构成，它也是靠嘌呤碱与嘧啶碱之间的氢键保持相对稳定的结构，碱基互补规则是A-U、G-C。RNA的结构一般以单链存在，但可以有局部二级结构。

三、与医药有关的核酸类化合物

1981年我国科学工作者成功地合成了具有生物活性的酵母丙氨酸转移核糖核酸，酵母丙氨酸转移核糖核酸由酵母中提取出来的运送丙氨酸的转移核糖核酸，是分子量最小的一种核酸。不仅为天然核糖核酸的人工合成打开了通路，而且对于进一步研究核糖核酸的结构与功能的关系，开展遗传工程以及病毒、肿瘤等的研究具有重要的意义。

扫一扫，做一做

复习思考

1. 写出下列化合物的结构式

（1）3-甲基-2-氨基丁酸（或缬氨酸）

（2）氨基丁二酸（或天冬氨酸）

2. 下列氨基酸水溶液在等电点时呈酸性还是碱性？在pH=7.4的溶液中它们主要带何种电荷？电泳方向如何？

（1）甘氨酸　　（2）精氨酸

（3）天冬氨酸　　（4）酪氨酸

3. 蛋白质变性的实质是什么？蛋白质的沉淀和变性有何不同？乙醇为什么能使蛋白质变性？

4. 根据蛋白质的性质回答下列问题：

（1）为什么可以用蒸煮的方法给医疗器械消毒？

（2）为什么硫酸铜、氯化汞溶液能杀菌？

（3）误服重金属盐，为什么服用大量牛奶、蛋清或豆浆能解毒？

（4）蛋白质盐析时，pH值为多大时沉淀效果最好？

扫一扫，知答案

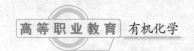

扫一扫，看课件

第十五章 萜类、甾体化合物和类脂

【学习目标】

1. 掌握萜类和甾体化合物的定义和结构特点。
2. 熟悉甾体化合物的命名方法。
3. 了解一些重要的萜类、甾体化合物及其在医药上的用途；重要类脂的结构特点及其生理作用。

第一节 萜类化合物

萜类化合物在自然界中广泛存在，高等植物、真菌、微生物、昆虫以及海洋生物等都含有萜类成分。萜类化合物是中草药中的一类比较重要的化合物，有许多的生理活性，如祛痰、止咳、驱风、发汗、驱虫、镇痛等。同时萜类也是一类重要的天然香料，在香料生产中，广泛使用含有萜烯及其衍生物的精油。萜类化合物常具有一定的挥发性，可用水蒸气蒸馏法提取。

一、萜类化合物的结构

萜类化合物的碳架可看成是由两个或多个异戊二烯单元连接而成。异戊二烯的连接方式一般是头尾相连，但也有尾尾相连的。

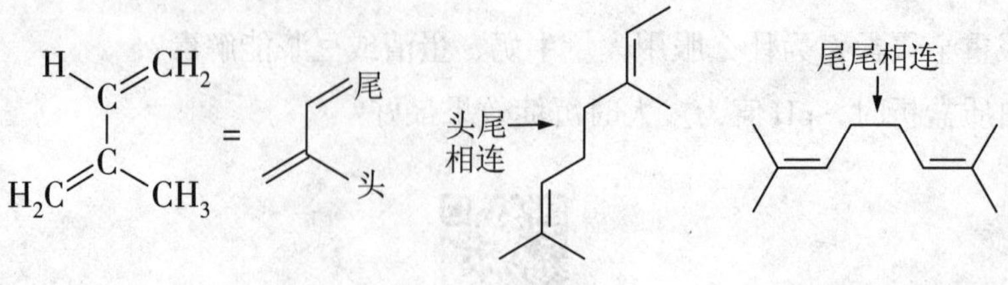

$H-C(=CH_2)-C(=CH_2)-CH_3$ = （尾 … 头）　头尾相连　尾尾相连

二、萜类化合物的分类和命名

根据萜类化合物分子中所含异戊二烯单元的数目不同，可以按表15-1对萜类化合物进行分类。

表15-1　萜类化合物分类

萜的种类	异戊二烯单位数	碳原子数目	实例
单萜类	2	10	β-柠檬醛、薄荷醇
倍半萜类	3	15	姜烯、金合欢醇
二萜类	4	20	维生素A、紫杉醇
三萜类	6	30	角鲨烯
四萜类	8	40	胡萝卜素
多萜类	大于8	大于40	杜仲胶

萜类化合物的命名，我国一般按英文俗名的音译，再接上“烷”“烯”“醇”等而成，或根据来源用俗名，如樟脑、薄荷醇等。

三、萜类化合物的性质

萜类化合物种类繁多，其理化性质也有差异。在物理性质方面主要有固体与液体之分，易挥发与不易挥发的区别，气味、旋光性的差异等。化学性质主要与其含有的官能团有关，含双键的萜化合物可以发生加成反应、氧化反应，含有酯键的萜类化合物可发生水解反应，含有羟基、醛基、酮基的萜类化合物有相应醇、醛、酮的化学性质。

四、与医药有关的萜类化合物

（一）薄荷醇

薄荷醇为单环单萜类化合物，主要存在于薄荷挥发油中，为无色针状或棱柱状结晶。薄荷醇分子中有三个手性碳，存在4对对映体，天然的为左旋体，即（1*R*,2*S*,5*R*）异构体。薄荷醇有强烈的穿透性、芳香的清凉气味，并有杀菌和防腐作用，可用作制人丹、清凉油等中药和皮肤止痒搽剂。

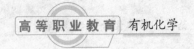

(−)-薄荷醇

（二）樟脑

樟脑存在于樟科植物樟的枝、干、叶及根部中，为白色闪光晶体，易升华，具有令人愉快的香味，可驱虫、防蛀，可用来配制十滴水、清凉油等。天然存在的樟脑为右旋体。樟脑也可由松节油通过化学方法合成。

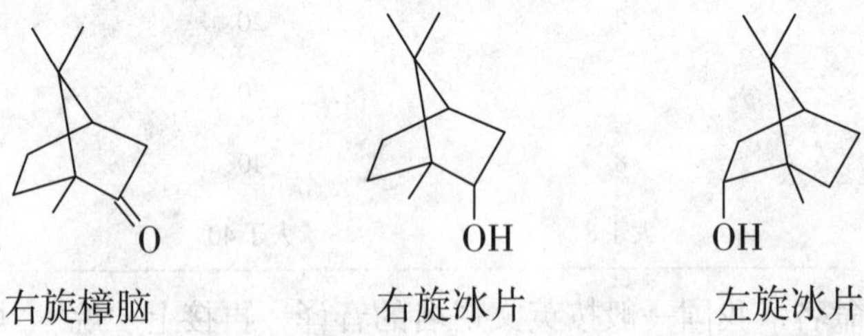

右旋樟脑　　右旋冰片　　左旋冰片

（三）冰片

冰片是由菊科艾纳香茎叶或樟科植物龙脑樟枝叶经水蒸气蒸馏而得，为无色透明或白色半透明的片状松脆结晶，气清香，味辛、凉，具有挥发性，易升华。

冰片有清热、消肿、止痛之功效，为五官科常用药。可用于治疗溃疡性口腔炎、化脓性中耳炎、小儿烧伤等。

冰片也可由松节油通过化学方法合成。天然冰片有左旋体和右旋体之分，合成冰片为外消旋体。

（四）维生素A

维生素A属于单环二萜类化合物，包括 A_1 和 A_2 两种，A_1 和 A_2 的生理功能相同，但 A_2 的生理活性只有 A_1 的一半。维生素A是人与动物生长必需的化学物质，存在于动物的肝脏、奶油、蛋黄和鱼肝油中，易被空气氧化，遇光或高温也易被破坏。

CH_2OH　CH_3　　CH_2OH　CH_3

维生素 A_1　　维生素 A_2

（五）紫杉醇

紫杉醇是一种从红豆杉中提取的具有抗肿瘤活性的天然产物，是癌症治疗的一线用药，临床上用于治疗卵巢癌、乳腺癌、子宫癌、肺癌、食道癌、前列腺癌以及直肠癌等十几种癌症。

紫杉醇分子中的官能团非常密集，从化学结构看，它是三环二萜的酯。

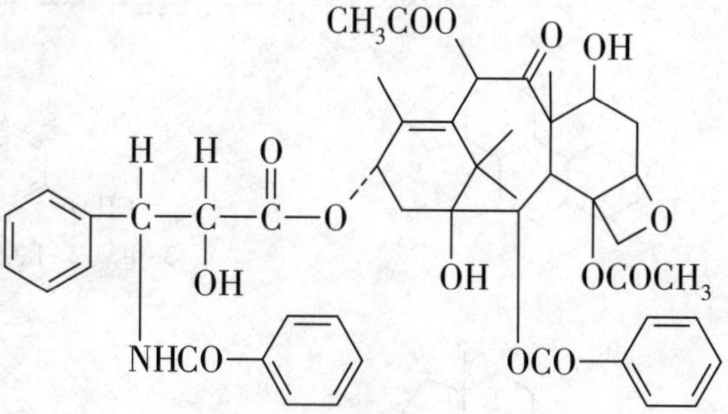

紫杉醇

第二节　甾体化合物

甾体化合物广泛存在于动植物体内，对动植物的生命活动起着重要的作用，与医药有密切的联系。

一、甾体化合物的结构

甾体化合物分子中都含有1个环戊烷并多氢菲（也称甾烷）的碳环骨架，4个环一般用A、B、C、D标记，环上的碳原子有固定的编号顺序。大多数甾体化合物在 C_{10}、 C_{13} 上各连有1个甲基，常称为角甲基，在 C_{17} 上连有1个侧链。其基本结构如下：

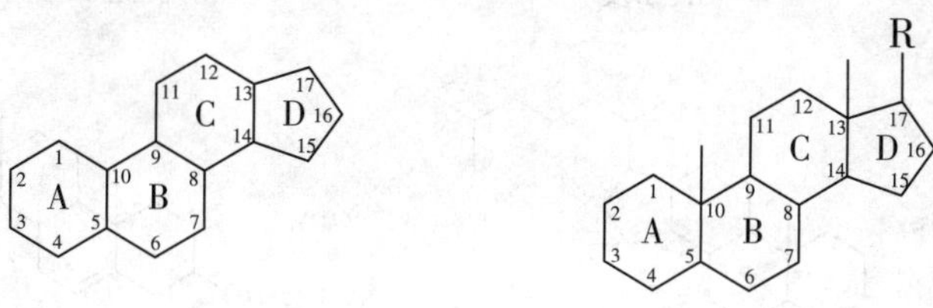

环戊烷并多氢菲　　　　甾体化合物的基本结构

二、甾体化合物的命名

甾体化合物根据来源或生理功能大多有俗名。甾体化合物的命名，首先确定母核甾烷的类型，然后在母核名称前标明各取代基的位置、构型和名称。取代基构型的确定方法是，当取代基与 C_{10}、 C_{13} 上的角甲基同侧时为β构型，异侧时为α构型。分子中如有羟基、羰基、羧基等官能团的，将烷字改为醇、酮、酸等，列于母核名之后。表15-2是五种常见的甾体母核及其衍生物的结构、名称。

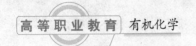

表15-2　五种甾体母核及其衍生物的结构、名称

母核名称	母核结构	衍生物结构及名称
1. 甾烷	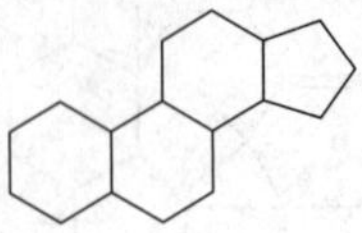	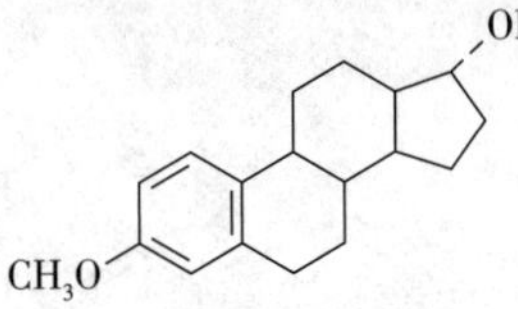 OH；CH_3O 3-甲氧基-1,3,5(10)-甾三烯-17-α-醇
2. 雌甾烷	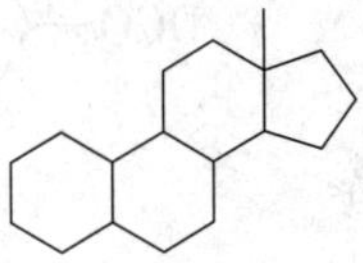	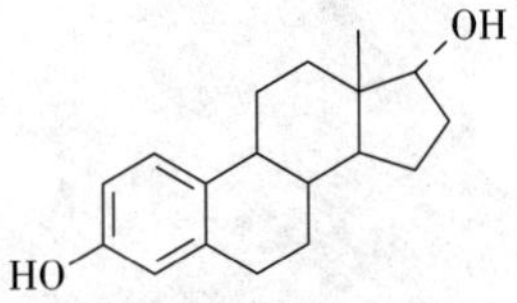 OH；HO 1,3,5(10)-雌甾三烯-3,17-α-二醇
3. 雄甾烷	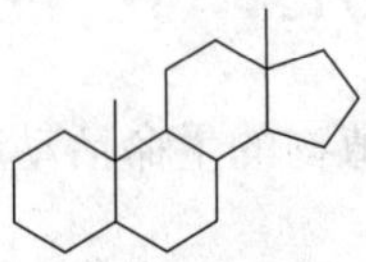	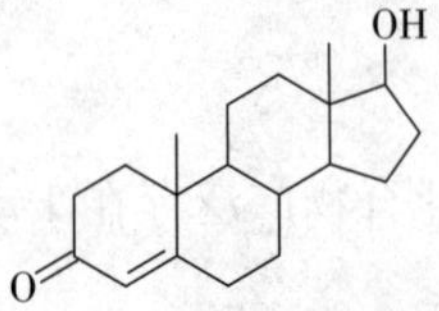 OH；O 17β-羟基-4-雄甾烯-3-酮（睾酮）
4. 孕甾烷	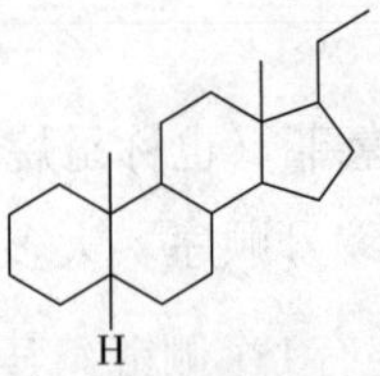 H A、B反	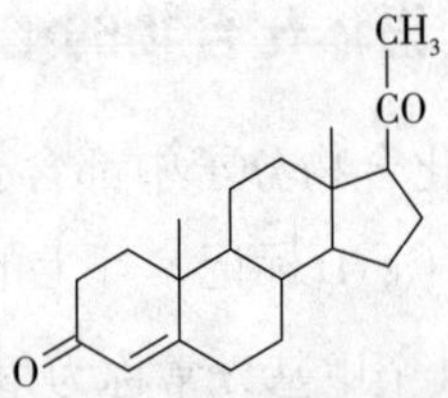 CH_3；CO；O 4-孕甾烯-3,20-二酮（孕酮或称黄体酮）
5. 胆甾烷	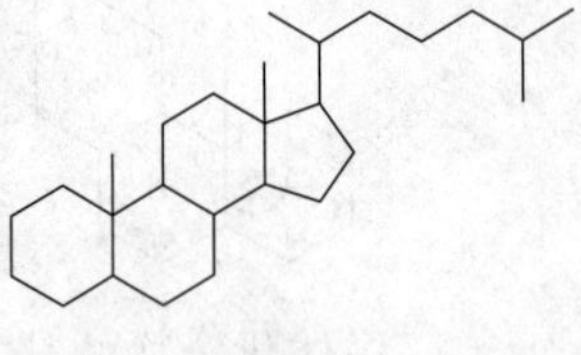	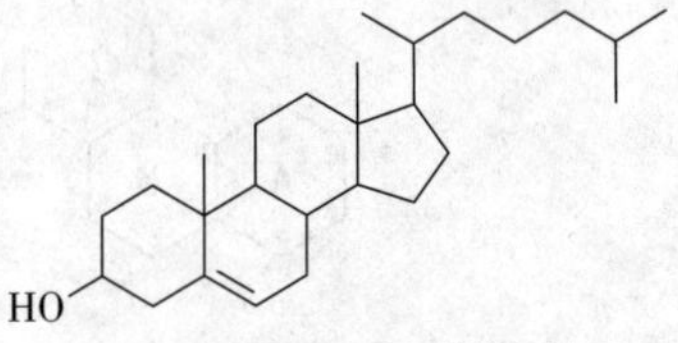 HO 5-胆甾烯-3β-醇（胆固醇）

三、与医药有关的甾体化合物

甾体化合物种类较多，动物中的甾体化合物一般都是由胆固醇衍生而来，包括5类激素、维生素D和胆汁酸。植物中的强心苷配基和某些皂苷的配基、昆虫的蜕皮激素、蟾蜍的蟾毒素等都是甾体化合物。

（一）胆固醇

胆固醇又称胆甾醇（结构见表15-2），因最初从胆结石中获得而得名，是最常见的一种动物固醇。胆固醇是动物细胞膜的成分之一，也是甾体激素和胆汁酸的前体，所以，胆固醇是生理所必需的，但过多时又会引起某些疾病。人体血液中胆固醇正常值为2.59~6.47mmol/L。

胆固醇广泛存在于人和动物各组织中，尤其在肝、肾、脑、神经组织和血液中含量较高。

（二）维生素D

维生素D属于甾醇的开环衍生物，是一类抗佝偻病维生素的总称。目前已知至少有10种维生素D都是甾醇衍生物，其中活性较高的是维生素 D_2 和 D_3 。7-脱氢胆固醇经紫外线照射可转变为维生素 D_3，因此适当的日光照射有助于预防软骨症及佝偻病。

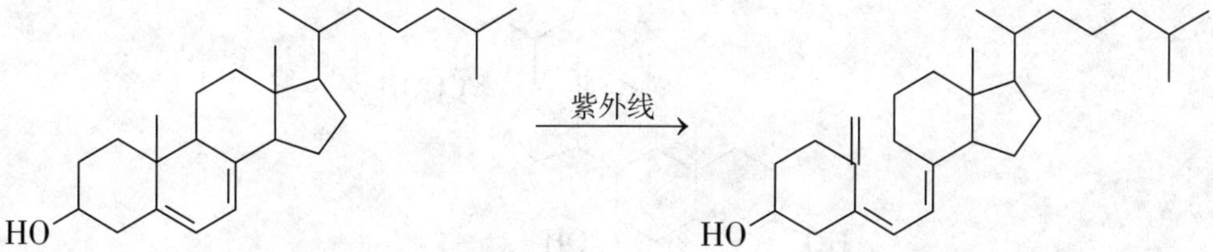

紫外线

HO　　HO

7-脱氢胆固醇　　维生素 D_3

麦角甾醇是存在于酵母和某些植物中的植物甾醇。麦角甾醇和7-脱氢胆甾醇相比在 C_{24} 上多了1个甲基，在 C_{22}~C_{23} 间为双键。麦角甾醇经紫外线照射后可生成维生素 D_2 。

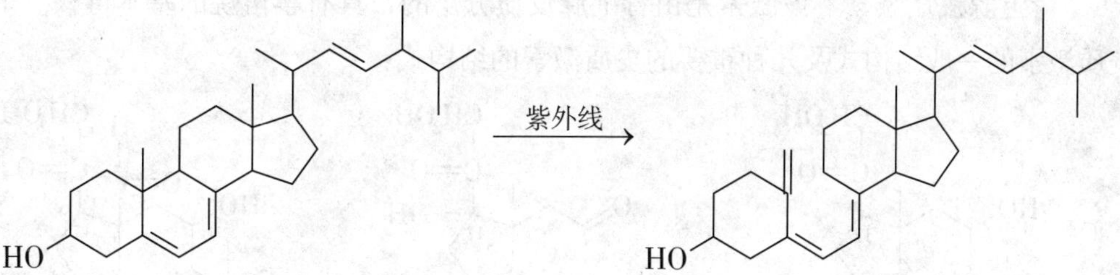

紫外线

HO　　HO

麦角甾醇　　维生素 D_2

（三）胆汁酸

胆汁酸存在于胆汁中。人胆汁中含有三种胆汁酸：胆酸、脱氧胆酸、鹅胆酸。胆酸的结构特征是，C_3、C_7 和 C_{12} 上的羟基全为α构型，C_5 上的氢为β构型，即A、B环顺式，羧基也伸向羟基一侧。因此，胆汁酸一面是亲脂的，一面是亲水的，这种结构特点使其成为良好的乳化剂，能够帮助脂肪的吸收。胆酸、脱氧胆酸和鹅胆酸的结构式如下：

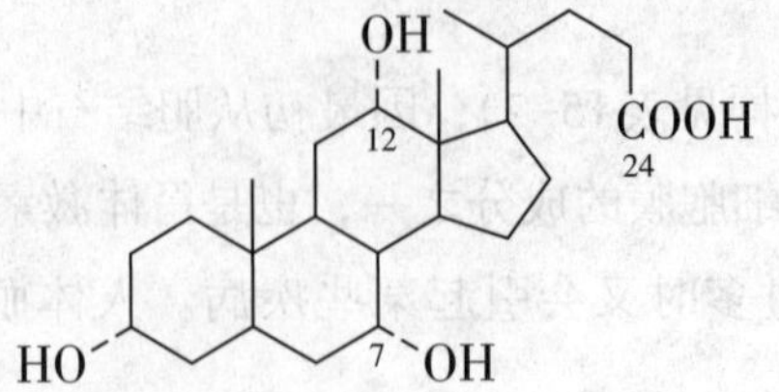

胆酸（3α,7α,12α-三羟基-5β-胆烷酸）

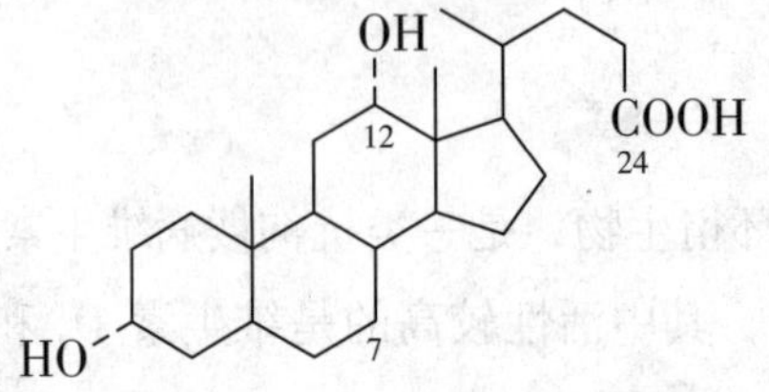

7-脱氧胆酸（3α,12α-二羟基-5β-胆烷酸）

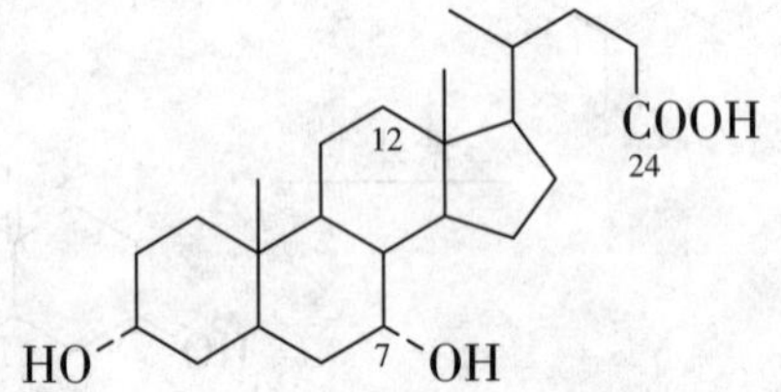

鹅胆酸（3α,7α-二羟基-5β-胆烷酸）

（四）甾体激素

甾体激素主要有肾上腺皮质激素和性激素两类。

1. 肾上腺皮质激素　该激素是由肾上腺皮质分泌的，具有孕甾烷的基本母核。下图是皮质激素的一般结构式及几种重要的皮质激素的结构式：

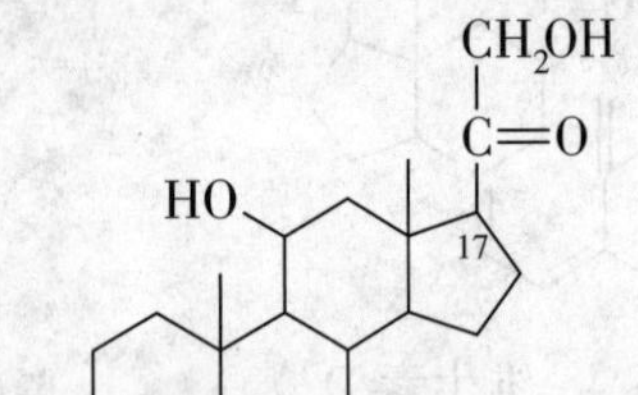

皮质酮 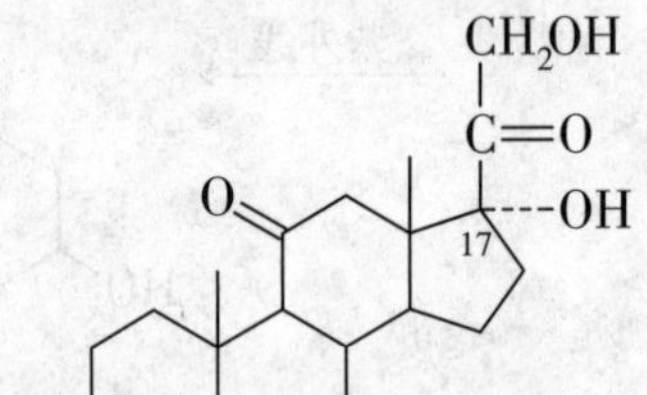　　可的松 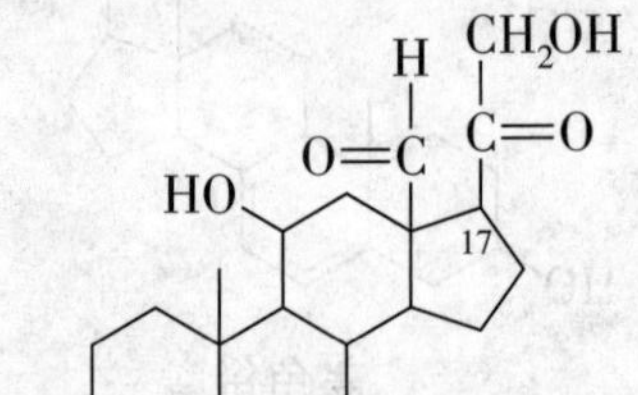　　醛固酮

其中可的松、皮质醇为糖皮质激素，主要生理功能是抑制糖的氧化，升高血糖，大剂量还可减轻炎症及过敏反应，醛固酮为盐皮质激素，生理作用是保钠排钾，调节水、盐代谢。

2. 性激素　主要包括雌激素、孕激素和雄激素。雌二醇是最重要、活性最强的雌激素。孕激素即孕酮，由黄体分泌，又称黄体酮，具有抑制排卵、促进受精卵在子宫中发育的功能。雄激素中活性最大的是睾酮。在畜牧业生产中，可通过人工干预动物激素的方法达到增产的目的，如注射甲基睾酮以治疗雄畜性机能不足等疾病，阉割公禽的睾丸，去除雄激素分泌，可显著地减慢代谢氧化过程，沉着体脂，达到肥育的目的。

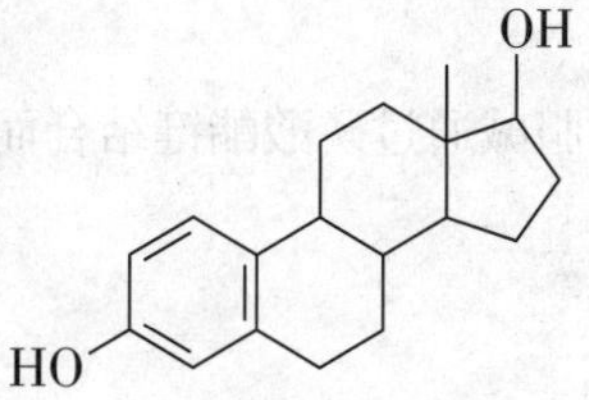

雌二醇 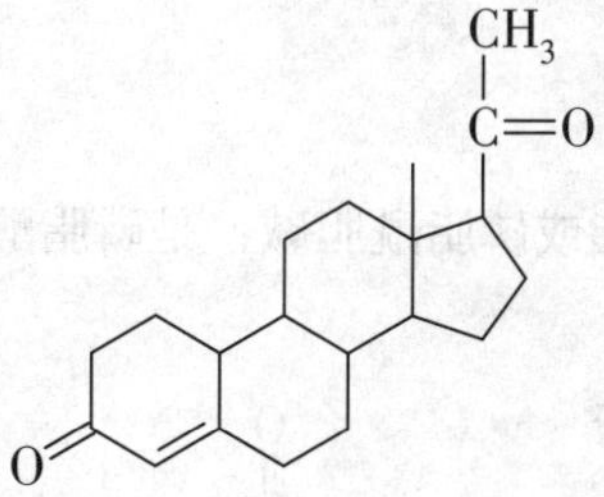　　黄体酮 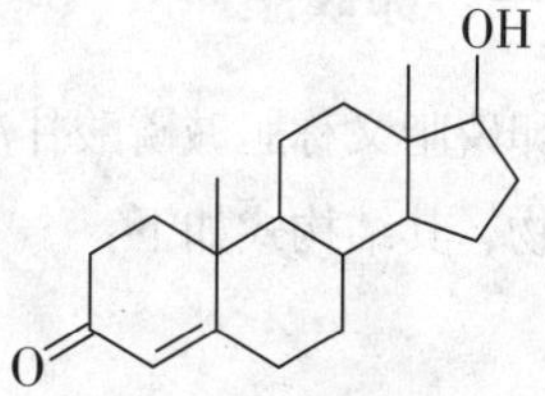　　睾酮

知识链接

强心苷

强心苷是植物中存在的一类对心肌有兴奋作用，具有强心的生理活性的甾体苷类化合物，由强心苷元和糖缩合而成。临床上主要用于心力衰竭和心律紊乱的治疗，常用的有洋地黄苷，地高辛，去乙酰毛花苷丙和毒毛旋花子苷K。从自然界得到的强心苷有千余种，但有相似的化学结构，分子中都有一个 C_{17} 位被不饱和内酯环所取代的甾体母核，若不饱和内酯环为五元环，则称为甲型强心苷基（又称强心甾）；若不饱和内酯环为六元环，则称为乙型强心苷基（又称海葱甾或蟾酥甾）。

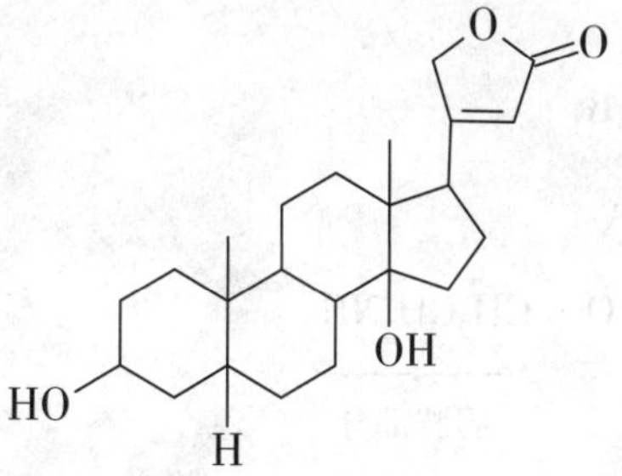

强心甾 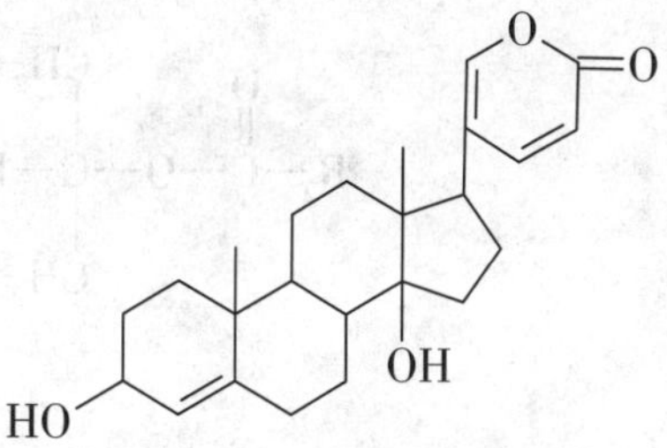　　海葱甾

第三节　类　脂

类脂是指化学结构或者理化性质与油脂类似的化合物，包括磷脂和甾体化合物等。本节主要介绍磷脂。

磷脂存在于绝大多数的细胞中，特别是动物的脑、神经组织、肝脏以及植物的种子等。磷脂可分为甘油磷脂和鞘磷脂（又称神经磷脂），由甘油构成的磷脂称为甘油磷脂，由鞘氨醇构成的磷脂称为鞘磷脂。甘油磷脂主要有卵磷脂和脑磷脂。

一、卵磷脂

卵磷脂又称胆碱磷酸甘油酯或磷脂酰胆碱，是磷脂酸与胆碱通过磷酸酯键结合而成的化合物，其结构式如下：

$$\begin{array}{l} \qquad\qquad\qquad\quad CH_2-O-\overset{\displaystyle O}{\overset{\|}{C}}-R_1 \\ R_2-\overset{\displaystyle O}{\overset{\|}{C}}-O-\overset{|}{\underset{|}{C}}-H \\ \qquad\qquad\qquad\quad CH_2-O-\overset{\displaystyle O}{\overset{\|}{P}}\underset{\underset{\displaystyle O^-}{|}}{}-O-\underbrace{CH_2CH_2\overset{+}{N}(CH_3)_3}_{\text{胆碱部分}} \end{array}$$

卵磷脂完全水解可得到甘油、脂肪酸、磷酸和胆碱4种水解产物。卵磷脂是白色蜡状固体，不溶于水，易溶于乙醚、乙醇及氯仿。卵磷脂不稳定，在空气中易被氧化变为黄色或棕色。卵磷脂存在于脑组织、肝、肾上腺、红细胞中，在蛋黄中含量尤其丰富。卵磷脂能促进甘油三酯向肝外组织转运，常用作抗脂肪肝的药物。

二、脑磷脂

脑磷脂称为乙醇胺磷酸甘油酯或磷脂酰胆胺，因脑组织中含量最多而得名。其结构式如下：

$$\begin{array}{l} \qquad\qquad\qquad\quad CH_2-O-\overset{\displaystyle O}{\overset{\|}{C}}-R_1 \\ R_2-\overset{\displaystyle O}{\overset{\|}{C}}-O-\overset{|}{\underset{|}{C}}-H \\ \qquad\qquad\qquad\quad CH_2-O-\overset{\displaystyle O}{\overset{\|}{P}}\underset{\underset{\displaystyle O^-}{|}}{}-O-\underbrace{CH_2CH_2\overset{+}{N}H_3}_{\text{胆胺部分}} \end{array}$$

脑磷脂完全水解可得到甘油、脂肪酸、磷酸和胆胺。脑磷脂与卵磷脂共存于脑、神经组织和许多组织器官中，其结构与理化性质和卵磷脂相似，脑磷脂能溶于乙醚，难溶于乙醇，据此可以将脑磷脂与卵磷脂分离。脑磷脂在空气中也易被氧化，成棕黑色。脑磷脂与血液的凝固有关，在血小板内，能促使血液凝固的凝血激酶就是由脑磷脂与蛋白质所组成的。

在生理环境中，甘油磷脂中的磷酸残基为亲水性基团，而2个脂肪酸的烃基则为疏水性基团，所以磷脂类化合物是表面活性剂和乳化剂，它既是生物膜的重要组分，又参与脂蛋白的组成与转运，在机体中有重要的生理作用。

扫一扫，做一做

复习思考

1. 指出下列萜类化合物的类型

（1） 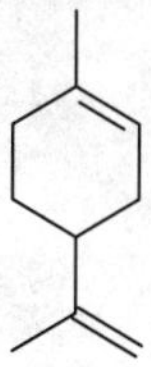 （2） 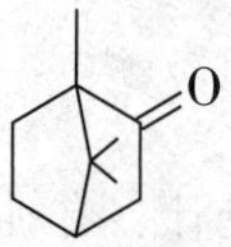 O

（3） CH_2OH （4）

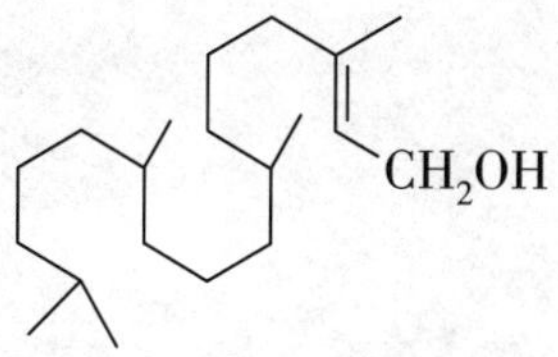

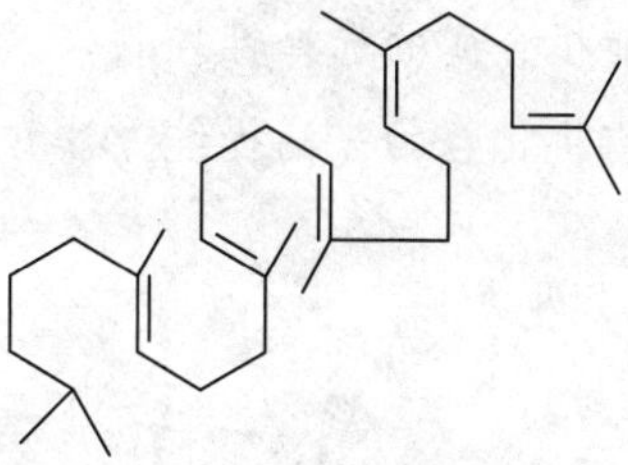

2. 为何卵磷脂可以作为防治脂肪肝的药物？
3. 为何胆汁酸盐有助于脂类的消化吸收？
4. 穿心莲内酯具有祛热解毒，消炎止痛之功效，对细菌性与病毒性上呼吸道感染及痢疾有特殊疗效，你能根据其分子结构推测其化学性质吗？

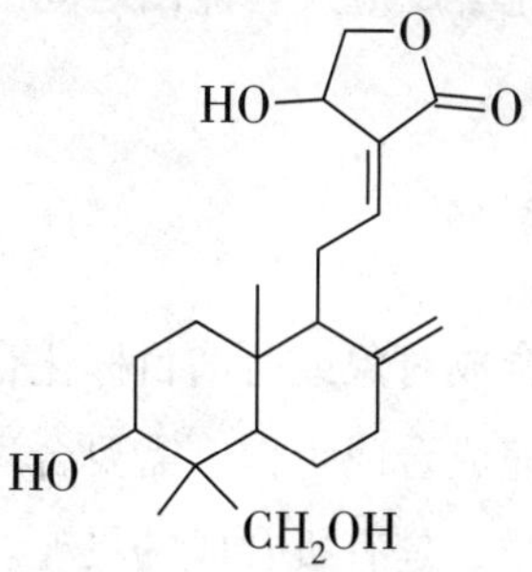

O HO O

HO CH_2OH

5. 适当晒晒太阳可以防止佝偻病的发生，其原因何在？

扫一扫，知答案

扫一扫，看课件

第十六章 有机合成及鉴定

【学习目标】

1. 掌握有机合成路线的设计、有机化合物碳架的构建及官能团的引入的基本思路和方法。
2. 熟悉有机合成的选择性控制。
3. 了解有机化合物分离提纯方法和鉴定手段。

第一节 有机合成简介

有机合成是利用简单、易得的起始原料通过化学方法转化为目标化合物的过程。有机合成是有机化学的一个重要分支，是一个富有创造性的领域，它不仅合成自然界含量稀少、应用广泛的有机物，也要合成自然界中不存在、具有重要应用价值的新的有机物。有机合成涉及几乎所有重要的有机化学反应及官能团之间的相互转化，其中最核心的问题是合成路线的设计工作。

一、有机合成路线的设计

在多步骤有机合成中，由于合成对象或所谓目标化合物的复杂性，需要事先拟定合成路线，这一工作称为合成设计。完成合成工作，需要合理的合成设计和训练有素的合成工艺完美结合。选择合理的合成路线，是有机合成的灵魂。设计、筛选出比较合理的合成路线，要求设计者具备：对有机化学反应的掌握和运用的程度、反应的组合能力，对常用化学试剂的熟悉程度及对现代技术和现代手段的使用能力等。

许多合成的设计是采用逆向合成分析法，即分析目标化合物的结构，找出起始原料，制定合成计划的思维方法。合成设计通常分为三步：①对目标化合物的结构特征进行分析。②根据某反应的结构变化特征，对目标化合物的某一个或多个化学键进行想象中的拆开（切断），产生比目标化合物分子结构更为简单或者更小的一个或多个化合物（前体），这个过程称为转换。③再对得到的前体进行类似的分析、切断、转换，又得到前体的前体（结构更为简单的化合物），这样的转换进行下去，直到获得的前体是简单的有商品出售的原料为止。逆合成法是以化学键的合理"切断"为基础的。逆合成分析应用于复杂分子时，由于有多种"切断"方式，故有多条合成路线，需进行筛选。优良"切断"的准则：使合成步骤尽可能短；只用已知可信的切断；切断后起始原料应简单易得；切断应尽可能满足绿色化学的要求。以化学家的效率观、经济学家的价值观与地球的生态环境要求相结合，寻求最佳合成路线。

例如：拟合成目标化合物

逆向分析：在接近分子的中央处进行切断，使其断裂成合理的两部分，这两部分一般是比较易得的原料或较易合成的中间产物。

$\Rightarrow$ +

应选择的原料： 和 MgBr

合成：

$$CH_3CH{=}CH_2 \xrightarrow{NBS} BrCH_2CH{=}CH_2 \xrightarrow{Mg} BrMgCH_2CH{=}CH_2$$

$$\xrightarrow[CuI]{CH_2{=}CHCOCH_3} \xrightarrow{H_2O} CH_2{=}CHCH_2CH_2CH_2{-}\overset{\overset{\displaystyle O}{\|}}{C}{-}CH_3$$

二、有机化合物碳架的构建

为了合成目标化合物，多数情况下需要由简单易得的有机化合物，通过合成反应增长碳链或在芳烃上引入烃基，构建目标化合物骨架。

（一）增长碳链的方法

1. 卤代烃与炔化钠的反应　增加的碳原子数与—R所含的原子数相同。

$$R{-}C{\equiv}CNa+R'X \longrightarrow R{-}C{\equiv}C{-}R'$$

2. 卤代烃与金属钠的反应　制备含偶数碳原子、结构对称的烷烃。

$$2R{-}X+Na \longrightarrow R{-}R+NaX$$

3. 羰基化合物与格氏试剂的反应　增加的碳原子数与—R所含的原子数相同。

$$>C{=}O + RMgX \longrightarrow R-\overset{|}{\underset{|}{C}}-OMgX \xrightarrow{H_2O} R-\overset{|}{\underset{|}{C}}-OH$$

4. 卤代烃与NaCN/醇溶液的反应 增加1个碳原子。

$$R-X + NaCN \xrightarrow{醇} R-CN + NaX$$

5. 羰基化合物与HCN的反应 增加1个碳原子。

$$>C{=}O + HCN \longrightarrow R-\overset{OH}{\underset{|}{C}}-CN$$

6. 羟醛缩合反应 增加的碳原子数由作为亲核试剂的醛决定。

$$>C{=}O + H-\overset{|}{\underset{|}{C}}-CHO \xrightarrow{稀碱} -\overset{OH}{\underset{|}{C}}-\overset{|}{\underset{|}{C}}-CHO$$

（二）在芳烃上引入侧链

1. 傅-克烷基化反应 引入的取代基与—R的碳原子数相同。

$$C_6H_6 + RX \xrightarrow{AlCl_3} C_6H_5-R$$

$$C_6H_6 + CH_3CH_2CH_2Cl \xrightarrow{AlCl_3} C_6H_5-\overset{CH_3}{\overset{|}{C}}H-CH_3 + C_6H_5-CH_2CH_2CH_3$$

主产物　　　　副产物

傅-克酰基化反应：引入的取代基比—R多1个碳原子。

$$C_6H_6 + R-\overset{O}{\overset{\|}{C}}-X \xrightarrow{AlCl_3} C_6H_5-\overset{O}{\overset{\|}{C}}-R$$

2. 重氮盐被氰基取代的反应

$$C_6H_5-\overset{+}{N_2}HSO_4^- \xrightarrow{CuCN/KCN} C_6H_5-CN$$

（三）碳环的形成

通过成环反应可以由链状化合物形成环状化合物。例如：狄尔斯-阿尔德反应。

$$\text{1,3-丁二烯} + CH_2=CH-X \longrightarrow \text{4-X-环己烯}$$

（四）碳环的断裂

碳环的断裂通常是通过氧化反应实现。例如：

$$\text{环己烯} \xrightarrow{[O]} HOOC(CH_2)_4COOH$$

（五）缩短碳链的方法

1. 碘仿反应

$$R-\overset{O}{\overset{\|}{C}}-CH_3+I_2+NaOH \longrightarrow R-\overset{O}{\overset{\|}{C}}-ONa+CHI_3\downarrow$$

2. 脱羧反应

$$HOOC-COOH \xrightarrow{加热} HCOOH+CO_2\uparrow$$

3. 霍夫曼降解反应

$$R-\overset{O}{\overset{\|}{C}}-NH_2+NaBrO \longrightarrow R-NH_2+NaBr+CO_2\uparrow$$

三、有机合成中官能团的引入

在构建分子骨架的同时，会引入或形成一些官能团。例如双键氧化断裂时，得到醛基、酮基或羧基；进行傅-克酰基化反应时，在芳烃侧链形成的同时引入了羰基。由于引入的官能团不一定符合目标分子的要求，所以要将构成碳架时引入的官能团转化为目标分子所需的官能团。

（一）官能团的转化

1. 利用不饱和键的加成反应引入官能团　利用不饱和键的加成反应可以引入卤素、羟基等，这些官能团可以再转化为其他官能团。例如：

$$H_2C=CH-CH_2-CH_3+HBr \longrightarrow H_3C-\underset{Br}{\underset{|}{CH}}-CH_2-CH_3+HBr$$

2. 利用卤素的转化　通过卤代烃的取代反应，可以将—X转化为—OH、—NH_2、—OR、—CN等，其中—CN进一步水解可以得到—COOH。例如：

$$\text{环戊基}-Br \xrightarrow{NaCN} \text{环戊基}-CN \xrightarrow{H_3^+O} \text{环戊基}-COOH$$

3. 利用羟基的转化　通过醇的脱水反应可以引入碳碳双键或醚键，利用羟基的氧化可以将羟基氧化为羰基，利用羟基的卤代反应实现由羟基到卤素的转化。

$$H_3C-\underset{\displaystyle OH}{CH}-\underset{\displaystyle CH_3}{CH}-CH_3 \xrightarrow{[O]} H_3C-\overset{\displaystyle O}{\overset{\|}{C}}-\underset{\displaystyle CH_3}{CH}-CH_3$$

（二）官能团的保护

进行有机合成时，不仅要设计官能团引入、转化的方法，还要考虑对某些官能团进行保护。引入保护基，就是使某些官能团发生结构上的变化，从而避免某个基团或某些敏感的位置受到下步反应的侵蚀和破坏。

理想的保护基应具有下列的条件：①能够在不损伤分子其他部分的条件下，容易地引入到所要保护基团上，并且所使用的试剂应该是容易得到并且稳定的。②任务完成后，应该在不损伤分子其他部分的条件下，容易脱去。

下面介绍常用的保护官能团的方法。

1. 双键的保护　双键易被氧化，通常采用使之饱和的方法进行保护。

$$>C=C< + X_2 \longrightarrow -\underset{X}{\underset{|}{\overset{|}{C}}}-\underset{X}{\underset{|}{\overset{|}{C}}}- \xrightarrow{Zn} >C=C<$$

2. 羟基的保护　—OH易被氧化，用酯化反应或生成缩醛的反应，以酯基（—OCOR）或烷氧基（—OR）的形式对—OH加以保护。酯和缩醛不易被氧化而且容易通过水解反应将—OH释放出来。其中生成缩醛的保护法最为常见。

3. 氨基的保护　氨基易被氧化，尤其是芳香胺。当连有氨基的芳环与具有氧化性的试剂反应时，必须先将氨基保护起来。常用的反应是酰化反应，原因是极易引入，中间体酰胺稳定且不影响氨基在芳环上的定位效应。反应完成后利用酰胺的水解反应很容易释放出氨基。

$$>NH \xrightarrow{(CH_3CO)_2O} >N-\overset{\displaystyle O}{\overset{\|}{C}}-CH_3 \xrightarrow{回流} >NH$$

四、有机合成的选择性控制

有机合成反应的选择性是指一个反应可能在原料上不同活性部位进行，从而形成几种产物时的选择控制。

如果待合成的目标化合物中官能团不多且没有立体化学的问题，那么合成就容易进行，成功几率也比较大。但在合成工作中，经常会遇到在同一反应条件下，分子中有几个同时发生反应的官能团，这时不仅要考虑官能团的保护，还需要选择具有专一性的试剂。

对于一些复杂的、具有分子立体结构要求的目标化合物，还需要选择符合空间几何构型要求的立体专一性的化学反应，这样可以避免化合物分离的困扰。

选择性的控制，可以利用控制反应条件、试剂、催化剂以及改变反应环境等方法。如要在高活性基团或部位存在下选择性地与低活性基团或部位反应，可以先将前者进行保护，然后在所需反应完毕后再除去保护；还可以在反应物上先引入导向基团，从而改变选择性，反应后再除去，达到预期的目的。

（一）化学选择性

不同的官能团有不同的化学反应活性，当有两种活性不同的官能团时，总是可以做到只使较活泼的基团单独起反应。某种试剂与一个多官能团的化合物发生化学反应时，只对其中一个官能团起作用，这种特定的选择性称为化学选择性。例如：

合成 $HO-C_6H_4-NH-C(=O)-CH_3$：

$$HO-C_6H_5 \xrightarrow{HNO_3} HO-C_6H_4-NO_2 \xrightarrow{H_2/Pt} HO-C_6H_4-NH_2$$

$$\xrightarrow{(CH_3CO)_2O} HO-C_6H_4-NH-C(=O)-CH_3$$

1．钝化作用　引入某些官能团使得某些位置的反应活性降低，从而产生多个位置间的活性差异，提高反应的选择性。例如：

以 $C_6H_5-NH_2$ 为原料合成 $p\text{-}Br-C_6H_4-NH_2$：

$$C_6H_5-NH_2 \xrightarrow{CH_3COCl} C_6H_5-NHCOCH_3 \xrightarrow{Br_2}$$

$$Br-C_6H_4-NHCOCH_3 \xrightarrow{H_2O/OH^-} Br-C_6H_4-NH_2$$

2．占据特定位置　引入某些官能团使得反应物的某些反应位置被占据，从而使反应发生在预计的反应空位上。这样利用占据特定位置可以提高反应的选择性。例如：

以苯酚为原料合成2,6-二氯苯酚：

$$\text{苯酚} \xrightarrow[H_2SO_4]{(CH_3)_2C=CH_2} \text{对叔丁基苯酚} \xrightarrow[Fe]{Cl_2} \text{2,6-二氯-4-叔丁基苯酚} \xrightarrow[275\sim350℃]{\text{蒸汽通过活性白土}} \text{2,6-二氯苯酚}$$

叔丁基体积大，空间效应明显，且易脱去。引入叔丁基作为封闭基团，没有降低芳环活性，有利于两个氯的引入。

（二）区域选择性

当相同的官能团在同一分子的不同部位时，发生化学反应的速率会有差异，产物的稳定性也会不同。如果某一试剂只与分子的某一特定位置上的官能团反应，而不与其他位置上的官能团发生反应，这种特定的选择性称为区域选择性。

1. 羟基的选择性氧化

$$\xrightarrow{MnO_2}$$

2. 羰基的选择性还原

$$\xrightarrow{NaBH_4}$$

第二节　研究有机化合物的一般程序

由于有机化学反应复杂，副反应和副产物多，合成产物通常含有多种杂质，所以要想得到纯净的产品，必须进行分离提纯，然后进行纯度检查和结构式的确定。

一、分离提纯

分离提纯的基本原则是不增、不减、易分离、易复原，常用的方法有蒸馏、重结晶、萃取、升华、色谱法等。

1. 蒸馏　蒸馏是利用物质的挥发度不同，将沸点相差较大（大于30℃）的液体化合物分离的方法。在蒸馏过程中，蒸气中高沸点组分遇冷易冷凝成液体流回蒸馏瓶中，而低沸点的组分遇冷较难冷凝而被蒸出。蒸馏方法包括常压蒸馏、减压蒸馏、水蒸气蒸馏，根据分离对象和所含杂质的不同，可以采取不同的蒸馏方式。

2. 重结晶　重结晶是将粗的固体有机物溶解到合适的溶剂中，配成热的饱和溶液，然后冷却让目标物重新结晶出来的过程。

正确选择溶剂是重结晶操作的关键。对于不同的待提纯物质应选择合适的溶剂，有时需使用混合溶剂。

3. 萃取　萃取是利用有机物在两种互不相溶的溶剂中的分配系数不同，将有机物从一种溶剂转移到另一种溶剂的过程。常用的萃取剂有乙醚、氯仿、苯、乙酸乙酯等。

一般萃取剂应具备如下几个条件：①与水不相混合，能较快地分层；②被萃取物质在其中的溶解度要远大于在水中的溶解度，而杂质的溶解度则越小越好；③易挥发，以便与所萃取的物质相分离；④价格低廉，毒性小。

4. 升华　某些具有挥发性的固体有机物，可以采用升华法提纯。主要用于分离易挥发且热稳定的固体物质，升华通常在减压下进行。

5. 色谱法　色谱包括薄层色谱、纸色谱、吸附柱色谱、气相色谱、高效液相色谱等。薄层色谱法是把吸附剂铺在玻璃板上，将样品点在其上，然后用溶剂展开，使样品中各个组分相互分离的方法。这是一种简便、快速、微量的分离分析技术，其应用范围非常广泛。

二、元素定性和定量分析

元素的定性、定量分析是用化学方法鉴定有机物分子的元素组成，以及分子内各元素原子的质量分数的过程。

元素定量分析的原理是将一定量的有机物燃烧，分解为简单的无机物，并作定量测定，通过无机物的质量推算出组成该有机物元素原子的质量分数，然后计算出该有机物分子所含元素原子最简单的整数比，即确定其实验式。

例如含C、H、O三种元素的有机物，经燃烧分析实验测定该未知物中碳的质量分数为52.16%，氢的质量分数为13.14%，则O的质量分数为34.7%，该有机物的三种元素原子的数值比为：$\frac{52.16}{12}:\frac{13.14}{1}:\frac{34.7}{16}=4.35:13.14:2.17$；三种元素原子的最小数值比为：

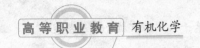

$\frac{4.35}{2.17}:\frac{13.14}{2.17}:\frac{2.17}{2.17}=2:6:1$，由此可以确定该有机物的实验式为 C_2H_6O 。

实验式只表示分子中各原子的最简单的整数比，一般不能代表分子中真实的原子数目，只有测定了化合物的相对分子质量后，才能确定化合物的分子式。如果测得实验式为 C_2H_6O 的有机物的相对分子质量为46，该有机物的分子式即可确定为 C_2H_6O 。该有机物可能为乙醇或甲醚。

三、相对分子质量的测定

测定有机物的相对分子质量，过去通常采用沸点升高法和凝固点降低法等经典的物理化学方法，目前通常采用质谱法。

质谱法是用高能电子流等轰击样品分子，使该分子失去电子变成带正电荷的分子离子和碎片离子。化合物分子失去一个电子变成分子离子，分子离子实际上是正离子自由基。由于电子质量很小，分子离子的质量即等于该化合物的分子量。分子离子、碎片离子各自具有不同的相对质量，它们在磁场的作用下到达检测器的时间将因质量的不同而先后有别，其结果被记录为质谱图。质谱图中分子离子峰能提供被测物质的相对分子质量，而分子离子还可以裂解成碎片，为确定结构提供数据。

四、结构式的确定

测定有机物的结构目前大部分采用仪器法，常用的有质谱、红外光谱、紫外光谱及核磁共振谱等。

1. 红外光谱　由于有机物中组成化学键、官能团的原子处于不断振动状态，且振动频率与红外光的振动频率相当。所以，当用红外线照射有机物分子时，分子中的化学键、官能团可发生振动吸收，不同的化学键、官能团吸收频率不同，在红外光谱图中将处于不同位置。因此，我们就可以根据红外光谱图，推知有机物含有哪些化学键、官能团。

2. 紫外光谱　根据紫外吸收光谱的波长、位置判断结构中有无共轭，辅助推测分子结构信息。

3. 核磁共振　不同化学环境的氢原子因产生共振时吸收的频率不同，被核磁共振仪记录下来的吸收峰有区别。例如对于 CH_3CH_2OH 、$CH_3—O—CH_3$ 这两种物质来说，除了氧原子的位置、连接方式不同外，碳原子、氢原子的连接方式及所处的环境也不同。所以，可以从核磁共振谱图上推知氢、碳原子的类型及数目。

扫一扫，做一做

复习思考

1. 吗啡和海洛因都是严格查禁的毒品，吗啡分子含C71.58%、H6.67%、N4.91%，其余为O，已知其分子量不超过300。试求：(1) 吗啡的分子量；(2) 吗啡的分子式。

2. 拟合成 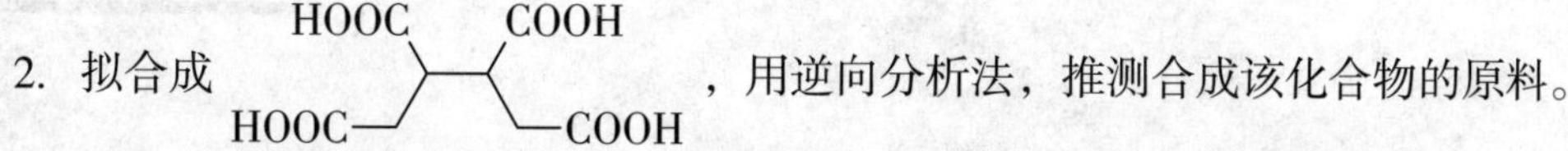

，用逆向分析法，推测合成该化合物的原料。

3. 通过分析2-甲基-2-己醇的结构，选择合成中可能使用的各种原料。

扫一扫，知答案

实验指导

有机化学实验基本知识

实验在有机化学学习中占有重要的地位，通过实验有助于学生理解巩固课堂所学理论知识，掌握有机化学实验的基本操作技能，能够培养学生观察问题、分析和解决问题的能力，培养学生具有认真、严谨、细致的科学态度，创新意识，养成爱护公物、遵守纪律和团结协作的良好习惯。

一、实验室规则

1. 实验前，须认真预习，明确实验目的和要求，弄清实验有关基本原理、操作步骤、方法以及安全注意事项，做到基本心中有数，有计划地进行实验。

2. 实验中，爱护实验仪器设备，节约使用试剂和药品。要听从教师指导，保持安静。实验时做到操作规范，认真、仔细地观察，如实地做好实验记录。使用危险品应严格按照规程操作并注意安全。

3. 实验台面、地面、水槽等应经常保持清洁，污物、残渣等应扔到指定的地点，废酸、废碱等腐蚀性溶液不能倒进水槽，应倒入指定的废液缸中。合理安排时间，应在规定时间内完成实验，中途不得擅自离开实验室。实验室的物品不得携带出室外。

4. 实验完毕应将所用仪器洗涤干净，放置整齐。并将实验原始记录或实验报告交给老师，经检查、认可后方可离开。如有仪器损坏，必须及时登记补领。

5. 书写报告时，应根据原始记录，联系理论知识，认真处理数据，分析问题，写出实验报告，并按时交指导老师批阅。

6. 实验指导教师可根据具体实验情况增加本守则以外的必要条款。

7. 以严谨、科学的态度，在教师指导下，按有机化学实验教学大纲要求进行实验。

二、实验室安全知识

化学实验所用药品多数是易燃、易爆、有毒、有腐蚀性的试剂，所用仪器大部分是易破碎的玻璃制品，稍有不慎，就容易发生意外事故。所以应该采取必要的安全和防护措施，才能保证实验的顺利进行。

1. 实验开始前应检查仪器是否完整无损，装置是否稳妥。

2. 实验进行中不得随便离开。

3. 量取酒精等易燃液体时，必须远离火源。如果酒精灯或酒精喷灯在使用过程中需要添加酒精，必须先熄灭火焰，然后通过漏斗加入酒精，严禁往正在燃着的酒精灯中，添加酒精。

4. 熟悉安全用具如灭火器、沙箱（桶）以及急救箱的放置地点和使用方法。

5. 称取和使用有毒、异臭和强烈刺激性物质时，应在通风橱中操作。接触有毒物质后，应立即洗净双手，以免中毒。严禁在实验室内吃食物。

6. 使用电器时应防止触电，不能用湿的手接触电插头，以免造成危险。

三、实验常用玻璃仪器

（一）常用玻璃仪器

有机化学实验室常常用到很多仪器，有玻璃仪器、金属工具、电学仪器及其他设备。有的公用、有的个人使用保管。有机实验用的玻璃仪器，分为普通仪器（实验图1）和标准磨口仪器（实验图2）两类。标准磨口仪器由于可以相互连接，使用时既省时方便又严密安全，将逐渐代替同类普通仪器。使用玻璃仪器皆应轻拿轻放。容易滑动的仪器（如圆底烧瓶），不要重叠放置，以免打破。

标准接口玻璃仪器是具有标准化磨口或磨塞的玻璃仪器。由于仪器口塞尺寸的标准化、系统化、磨砂密合，凡属于同类规格的接口，均可任意连接，各部件能组装成各种配套仪器。与不同类型规格的部件无法直接组装时，可使用转换接头连接。使用标准接口玻璃仪器，可免去配塞子的麻烦手续，又能避免反应物或产物被塞子玷污，口塞磨砂性能良好，使密合性可达较高真空度，对蒸馏尤其减压蒸馏有利，对于毒物或挥发性液体的实验较为安全。标准磨口玻璃仪器口径的大小，通常用数字编号来表示，该数字是指磨口最大外径（单位mm），常用的有10、14、19、24、29、34、40、50等。相同编号的磨口、磨塞可以紧密连接。使用标口玻璃仪器时注意：①磨口处必须洁净，若有硬质杂物，会损坏磨口。②用后应立即拆卸洗净。③一般用途的磨口无需涂润滑剂，以免沾污反应物或产物；若反应中有强碱，则应涂润滑剂，以免磨口连接处因碱腐蚀粘牢而无法拆开；减压蒸馏时，磨口应涂真空脂，以免漏气。④安装标准磨口玻璃仪器装置时，应注意安装正确、整齐、稳妥，使磨口连接处不受歪斜的应力，否则易将仪器折断，特别在加热时，仪器受热，应力更大。

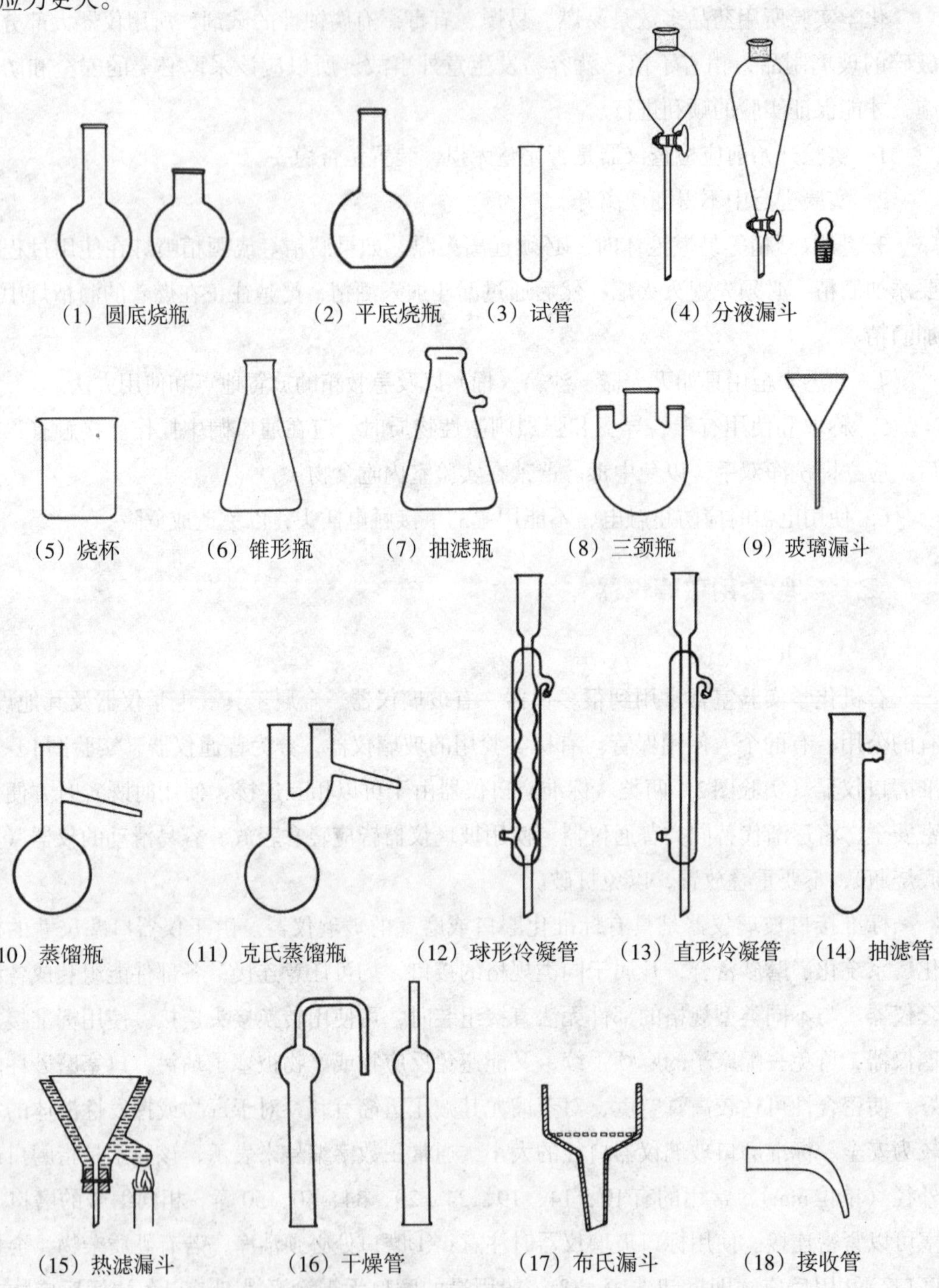

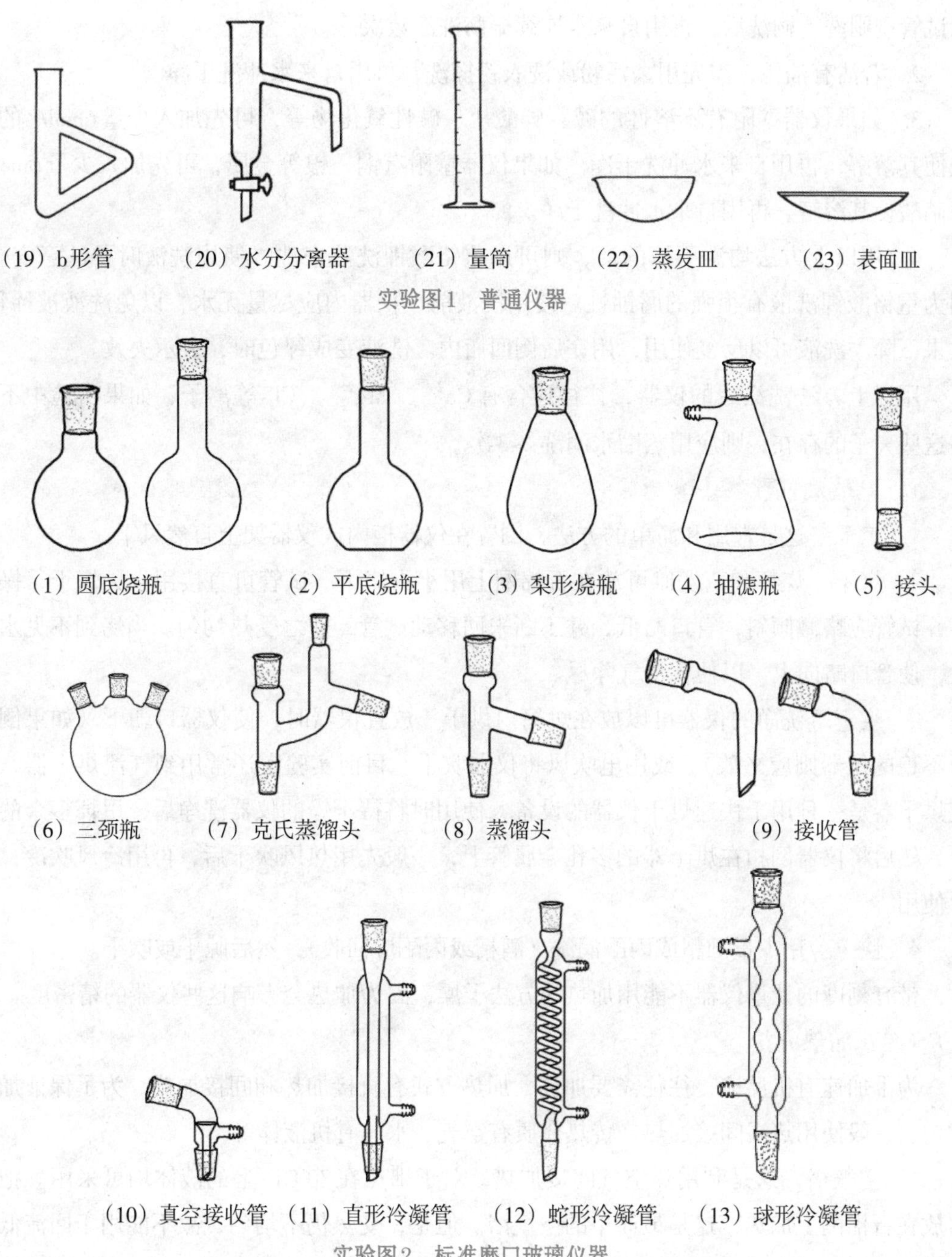

实验图1　普通仪器

实验图2　标准磨口玻璃仪器

（二）玻璃仪器的洗涤

清洁、干净的仪器是做好实验的重要保证，用过的玻璃仪器也应立即洗涤干净。一般洗涤如下：

1. 自来水冲洗可洗去可溶性物质和附着在仪器上的尘土。注入约占试管或其他仪器总容积约1/3的自来水，用力振荡后把水倒掉。重复数次。用水冲洗不易洗掉的物质，可用试管刷刷洗。刷洗后，再用自来水连续振荡洗涤数次。

2. 若沾有油污，需先用去污粉或洗衣粉擦洗，再用自来水冲洗干净。

3. 如果仪器壁附有不溶性的碱、碳酸盐、碱性氧化物等，可先加入少量6mol/L的盐酸使其溶解，再用自来水冲洗干净。如果仪器壁附有铜、银等金属，可先加入少量6mol/L的硝酸使其溶解，再用自来水冲洗干净。

4. 用以上方法均洗不掉的话，则可用重铬酸钾洗液来洗。使用洗液时要注意安全，因为重铬酸钾洗液有很强的腐蚀性。使用洗液前，仪器内应尽量无水，以免洗液被稀释，效果下降。洗液可以反复使用，用完后倒回瓶内。洗液变成绿色时，表示失效。

用以上方法洗涤后的仪器，往往还含有 Ca^{2+} 、Mg^{2+} 、Cl^- 等离子，如果实验中不允许这些离子的存在，则应用蒸馏水润洗2~3次。

（三）玻璃仪器的干燥

1. 晾干　这是常用和简单的方法，倒置在仪器柜内或仪器架上自然风干。

2. 烤干　烧杯和蒸发皿可放在石棉网上用小火烤干。试管可直接用小火烤干，操作时，试管应略微倾斜，管口略低，并不断来回移动试管，使之受热均匀。当烤到不见水珠时，使管口略向上，以便将水气除尽。

3. 烘干　洗净的仪器可以放在烘箱内烘干。放置仪器时，使仪器口朝下（如果倒置后不稳的仪器则应平放）。或用电吹风将仪器吹干。目前实验室还常用到气流烘干器，气流烘干器是一种用于快速烘干仪器的设备，使用时将待干燥的仪器洗净后，甩掉多余的水分，然后将仪器倒扣在烘干器的多孔金属管上，一般先用热风吹干后，再用冷风吹冷，即可使用。

4. 快干　用少量酒精或丙酮润洗（酒精或丙酮应回收），然后晾干或吹干。

带有刻度的计量仪器不能用加热的方法干燥，因为加热会影响这些仪器的精密度。

（四）加热方法

为了加速有机反应，往往需要加热，加热方式有直接加热和间接加热。为了保证加热均匀，一般使用热浴间接加热，传热介质有空气、水、有机液体等。

1. 空气浴　这是利用热空气间接加热，对于沸点在80℃以上的液体均可采用。把容器放在石棉网上加热，这是最简单的空气浴。但是，受热仍不均匀，故不能用于回流低沸点易燃的液体或者减压蒸馏。半球形的电热套是属于比较好的空气浴，电热套中的电热丝被玻璃纤维包裹着，较安全，一般可加热至400℃，电热套主要用于回流加热。蒸馏或减压蒸馏以不用为宜，因为在蒸馏过程中随着容器内物质逐渐减少，会使容器壁过热。电热套有各种规格，取用时要与容器的大小相适应。为了便于控制温度，要连调压变压器。

2. 水浴　当加热的温度不超过100℃时，最好使用水浴加热，水浴为较常用的热浴。

3. 油浴　适用100～250℃，优点是使反应物受热均匀，反应物的温度一般低于油浴液20℃左右。

4. 砂浴 一般是用铁盆装干燥的细海砂（或河砂），把反应容器半埋砂中加热。加热沸点在80℃以上的液体时可以采用，特别适用于加热温度在220℃以上者，但砂浴的缺点是传热慢，温度上升慢，且不易控制，因此，砂层要薄一些。砂浴中应插入温度计。温度计水银球要靠近反应器。

四、实验预习和记录

为了做好实验使实验达到预期效果，实验之前要做好充分的准备工作，认真阅读实验内容，明确实验目的要求，领会实验基本原理和操作技术要点，并简明扼要的写出预习报告。

基本操作实验的预习报告应写出实验目的、画出装置简图、写出简要实验步骤及实验注意事项。

性质实验预习报告应写出简要实验步骤及可能观察到的现象并能解释原因。

有机化合物制备实验预习报告应写出实验目的、画出装置简图、查阅原料及主要产物的熔点、沸点、溶解度等重要物理常数，用简要流程图表示出实验步骤及实验注意事项。

实验中，要认真操作、仔细观察、积极思考，并且将观察到的实验现象和测得的各种实验数据如实记录。

五、实验报告的书写

实验后，将实验预习报告和实验记录加以整理，写出本次实验的实验报告。为了书写报告方便和统一要求，现将实验报告的书写格式做简单介绍。

例：

实验四 烃和卤代烃的性质

专业________班级______姓名______ 年 月 日

一、实验目的

1. 验证烃和卤代烃的主要化学性质。

2. 掌握烷、烯、炔、芳香烃和卤代烃的鉴别方法。

二、实验内容

实验项目	实验步骤	实验现象	结论、解释或反应式
与溴的四氯化碳溶液反应	1#环己烯 2#石油醚 } + 溴四氯化碳1mL	褪色 无明显现象	环己烯 $+Br_2 \longrightarrow$ 1,2-二溴环己烷（结构式：环上带两个 Br）
……	……	……	……

三、讨论

实验一　有机化合物物理常数的测定

一、实验目的

1. 了解熔、沸点测定的意义。
2. 熟悉熔、沸点测定的原理和影响因素。
3. 掌握毛细管法测定熔、沸点的仪器组装和操作方法。

二、实验原理

固体化合物加热到一定温度时即可从固态转变为液态，熔点就是指固-液两相在大气压下处于平衡状态时的温度。固体化合物从开始熔化（始熔）至完全熔化（全熔）的温度范围称为熔点距，又称熔点范围或熔程。纯固体有机化合物一般有固定的熔点且熔点距很小（0.5~1℃），如果混有杂质时其熔点下降且熔点距增大，故测定熔点可用来鉴定固体有机化合物或判断其纯度。

液体受热时其蒸气压随温度升高而增大，当液体的蒸气压增大到与外界施于液面的总压力（通常是大气压力）相等时，液体就开始沸腾，当物质的液态和气态两相在大气压下处于平衡状态时的温度即为该液体的沸点。纯液体有机化合物的沸点受外界压力大小的影响，压力大则沸点高，压力小则沸点低。纯液体有机物在一定压力下具有固定的沸点且沸程很短（1℃左右），但是具有固定沸点的液体不一定都是纯的有机化合物，因为某些有机化合物常常和其他组分形成二元或三元共沸混合物，它们也有一定的沸点。不纯液体有机化合物的沸点取决于杂质的物理性质，如杂质是不挥发的不纯液体的沸点比纯液体的高，若杂质是挥发性的则沸点会逐渐上升（恒沸混合物例外），故测定沸点可用来鉴定液体有机化合物或判断其纯度。

三、实验仪器和药品

研钵、毛细管、带软木塞的温度计（200℃）、酒精灯、布氏漏斗，烧杯（100mL、50mL），长玻璃管、熔点测定管、玻璃管（内径4~5mm、长7~8cm一端封闭的玻璃管）、毛细管（一根内径约1mm、长8~9cm上端封闭的毛细管）、铁架台等。

分析纯尿素、分析纯肉桂酸、液体石蜡、乙酸乙酯、苯。

四、实验内容

（一）熔点的测定

1. **熔封毛细管** 将内径约1mm、长约10cm的毛细管一端呈45°在酒精灯的外焰边缘，边捻动边加热灼烧至熔化，使毛细管的一端封闭严密且封闭的端口尽可能薄而均匀，以免影响传热性能。

2. **填装样品** 取0.1~0.2g研成粉末状的干燥待测样品置于干净的表面皿上，将毛细管开口一端插入粉末堆中，样品便被挤入毛细管内，再把毛细管开口一端向上，将装有样品的毛细管反复通过一根长约40cm直立于玻板上的玻璃管自由落下，直至样品高度2~3mm为止。操作要迅速，以免样品受潮。样品一定要研得很细，装样要结实，如有空隙，传热将受影响，测定结果也会受到影响。

样品：分析纯尿素，分析纯肉桂酸，肉桂酸和尿素1：9、1：1、9：1的混合物。

3. **组装熔点测定装置** 熔点测定装置如实验图3（1）所示。往熔点测定管（又称b形管）中加入传热液液体石蜡至高出上侧管约1cm，熔点测定管口配一缺口单孔软木塞，温度计插入孔中，刻度朝向软木塞缺口，并使温度计水银球位于熔点测定管上下两侧管的中部。将装有样品的毛细管用橡皮圈固定在温度计旁，样品部分位于温度计水银球的中部如实验图3（2）所示。用铁夹夹紧熔点测定管颈的上部并固定在铁架上，高度以酒精灯外焰加热为准（实验装置的安装步骤应遵循先内后外，由下到上）。

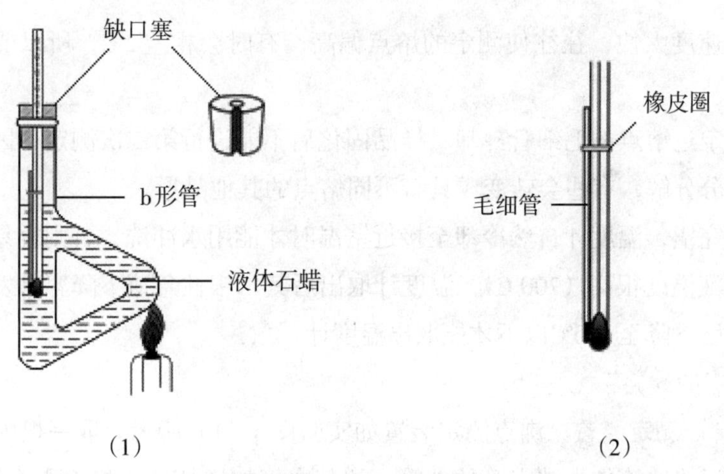

实验图3　熔点测定装置

4. **测定熔点** 按要求组装好仪器后，用酒精灯在熔点测定管侧管末端处加热，开始时升温较快，每分钟上升3~4℃，距熔点10~15℃时，减弱加热火焰使温度每分钟上升1~2℃，接近熔点时每分钟上升0.3~0.5℃，此时应特别注意温度的上升和毛细管中样品的情况。当毛细管中样品开始塌落和有湿润现象，表示样品已开始熔化，为始熔，记下始熔温度；继续微热至固体样品消失成为透明液体时，为全熔，记下全熔温度，始熔至全熔的温度范围即为熔点距。

熔点测定至少要进行两次平行操作，每一次测定必须用新的毛细管新装样品，做第二次测定时，传热液的温度至少冷却至熔点以下30℃。测定未知物的熔点时，先以较快的速度升温，测出未知物的粗略熔点作为参考，再进行两次平行操作精确测定未知物的熔点。

5. 注意事项

（1）一般选用熔点明确、在熔点不发生分解的化合物作测定熔点样品，样品在测定前经研细、干燥，放置于干燥器内备用。对于未知样品或经合成实验所得的样品，应经精制、干燥等处理后再进行测定。

（2）毛细管中装的样品过多会使熔点距增大，装的样品过少不易观察（样品填装应在2~3nm之间为宜）。

（3）传热液的选择：熔点在80℃以下的用水，在200℃以下的用液体石蜡、纯浓硫酸和磷酸，在200~300℃之间的用 H_2SO_4 和 K_2SO_4 （7：3）的混合液。

用浓硫酸作传热液时应特别小心，不仅要防止灼伤皮肤，还要注意勿使样品或其他有机物触及硫酸。所以填装样品时，沾在毛细管外的样品须拭去，否则硫酸的颜色会变成棕黑色，妨碍观察。如已变黑，可酌加少许硝酸钠（或硝酸钾）晶体，加热后便可褪色。

（4）橡皮圈不要浸入到传热液中，否则橡皮圈泡涨后造成装有样品的毛细管从温度计上脱落。

（5）加热速度太快，往往使测定的熔点偏高，有时会相差2℃，所以要严格控制升温速度。

（6）已测定过熔点的毛细管冷却、样品固化后不能进行第二次测定，因为有些物质受热后会发生部分分解，有些会转变成具有不同熔点的其他晶形。

（7）实验完毕，温度计自然冷却至接近室温时才能用水冲洗，否则容易发生水银柱断裂。如果传热液温度很高（200℃），温度计取出后其水银柱急速下降容易发生断裂，所以应待传热液温度下降至100℃以下才能取出温度计。

（二）沸点的测定

1. 组装沸点测定装置　沸点测定装置如实验图4（1）所示。取一根内径4~5mm、长7~8cm一端封闭的玻管作为沸点管的外管，往其中滴加样品（乙酸乙酯、苯）4~5滴，在此管中插入一根内径约1mm、长8~9cm上端封闭的毛细管，即开口端浸入样品中。用橡皮圈将沸点管紧固在温度计旁，使外管底部位于水银球中部，如实验图4（2）所示，然后将此温度计固定或悬挂在铁架上，并使温度计浸入小烧杯中的水浴。小烧杯中配有环形搅拌棒，如实验图4（3）所示，便于上下搅拌。

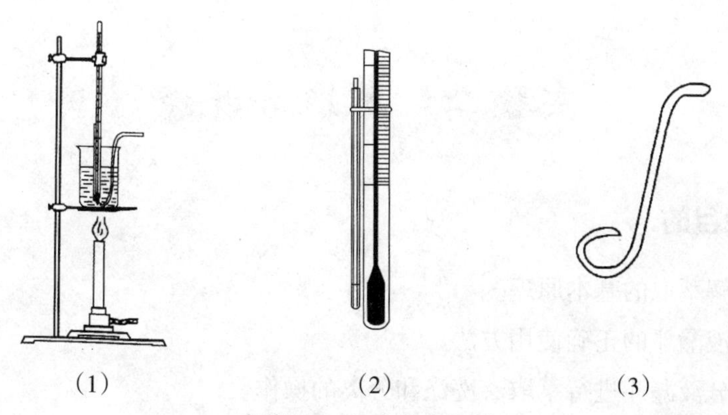

实验图4　沸点测定装置

2. 沸点的测定　按要求组装好仪器后加热，并用环形搅拌棒上下搅动水浴，使缓慢均匀升温。由于受热后气体膨胀，毛细管内断断续续有小气泡冒出，随着温度的升高，气泡冒出的速度加快，当温度稍超过样品的沸点时将出现一连串的小气泡。此时停止加热，继续搅拌，使水浴温度自行下降，气泡逸出的速度渐渐减慢。仔细观察，最后一个气泡出现而刚欲缩回毛细管的瞬间，则表示毛细管内液体的蒸气压和大气压平衡，此时的温度就是此样品的沸点。

待水浴温度下降后另取一根毛细管插入样品中，重复上面操作测定沸点，两次误差应小于1℃。记录读数，取平均值。

3. 注意事项

（1）被测液体不宜太少，以防液体全部气化。

（2）毛细管内的空气要尽量赶干净，测定时让毛细管有大量气泡冒出，以此带出空气。

（3）待气泡全部消失后重新加热，第一个气泡出现时的温度也是该样品的沸点。

五、思考题

1. 什么是固体物质的熔点？

2. 测得两种样品的熔点相同，如何判断它们是同一物质或是不同物质？

3. 毛细管法测定熔点时，为使测定结果准确可靠，应注意哪些事项？

4. 是否可以使用第一次测定熔点时已经熔化了的有机物使其固化后再作第二次测定？为什么？

5. 什么是液体物质的沸点？液体物质的沸点与蒸气压有什么关系？

6. 如果某液体具有恒定沸点，能否认为它是纯的物质？为什么？

7. 毛细管法测定沸点时，为什么将最后一个气泡出现而刚欲缩回毛细管的温度作为该液体物质的沸点？

实验二　萃取和洗涤

一、实验目的

1. 加深理解萃取的基本原理。
2. 掌握分液漏斗的正确使用方法。
3. 学会用分液漏斗进行萃取、洗涤和分离的操作。

二、实验原理

萃取和洗涤是利用物质在不同溶剂中的溶解度不同来进行分离的操作。两者原理相同，目的有所不同。通常将从混合物中分离提取所需物质的操作叫做萃取，将从混合物中除去杂质的操作叫做洗涤。

（一）分配定律

为将溶质X从溶剂A中萃取出来，选用对X溶解度大，与溶剂A不混溶，也不发生化学反应的溶剂B（称为萃取剂）。一定的温度下，当X在A、B两相间达到分配平衡时，X在A、B两相间的浓度之比为一常数，叫做分配系数，此规律称为分配定律。可表示为：

$$\frac{\text{X在溶剂A中的浓度}}{\text{X在溶剂B中的浓度}}$$

由分配定律可推导出萃取次数与萃取效果的关系是：

$$m_n = m(KV/KV + V')^n$$

式中，V—待萃取溶液的体积（mL）；

m—待萃取溶液中溶质X的总含量（g）；

V'—每次萃取时所用溶质B的体积（mL）；

m_n—第n次萃取后溶质X的在溶剂A中的剩余量（g）；

K—分配系数。

由于$KV/KV+V'<1$，所以n越大，m_n就越小。由此可知，将一定量溶剂分成几份对溶液进行多次（一般为3~5次）萃取，既节省溶剂，又能提高萃取效率。

（二）液–液萃取的适用范围

1. 液体混合物中各组分间的沸点非常接近，采用蒸馏的方法很不经济。
2. 液体混合物中的组分在蒸馏的时候形成恒沸物，用蒸馏的方法不能达到所需的纯度。
3. 液体混合物中需分离的组分含量很低，且难挥发。

4. 液体混合物中需分离的组分是热敏性物质，蒸馏时易于分解、聚合或发生其他变化。

三、实验仪器和药品

分液漏斗、量筒、100mL烧杯、点滴板、滴管、带铁圈的铁架台。

乙酸乙酯、0.2mol/L苯酚溶液，1%三氯化铁溶液。

四、实验内容

（一）萃取的操作方法

1. 检验分液漏斗活塞和上口玻璃塞是否漏液。分液漏斗一般选择梨形漏斗，查漏方法：关闭活塞，在漏斗中加少量水，盖好盖子用右手压住分液漏斗口部，左手握住活塞部分，把分液漏斗倒转过来用力振荡，看是否漏水。

2. 将待萃取溶液注入分液漏斗中，溶液总量不超过其容积的3/4。

3. 在待萃取溶液加入适量的萃取剂，充分振摇。振摇时右手顶住玻璃塞，左手握住活塞，充分振摇，刚开始稍慢，每振摇几次，要打开活塞放气，振摇过程中要放气2~3次，放气时使分液漏斗仍保持倾斜状态，旋开旋塞，放出蒸气或产生的气体，使内外压力平衡。

4. 将振摇后的分液漏斗放于铁架台上，漏斗下端管口紧靠烧杯内壁，静置分层。

5. 分液：将漏斗上的活塞打开（或使塞上的凹槽或小孔对准漏斗口上的小孔），使漏斗内外空气相通，轻轻旋动活塞，按“上走上，下走下”的原则分离液体。

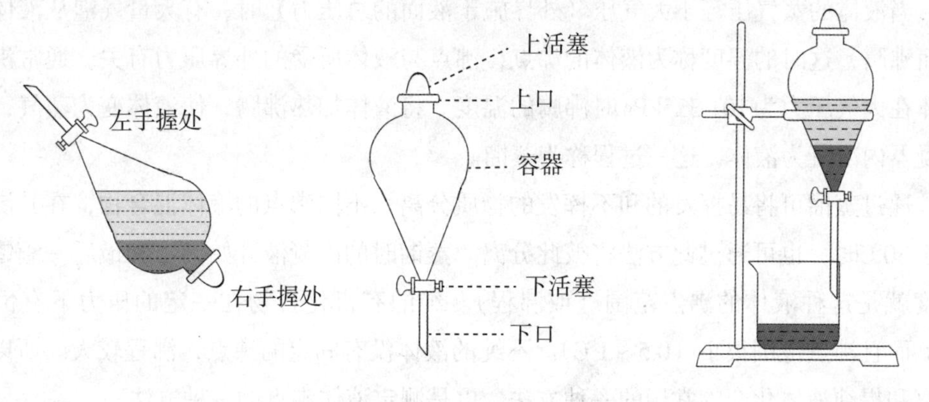

实验图5　萃取装置

（二）苯酚的萃取

取一个分液漏斗，关好活塞，用铁圈将其固定在铁架台上，打开玻璃塞，从上口依次倒入20mL的苯酚溶液和10mL乙酸乙酯，塞好并旋紧玻璃塞，取下分液漏斗按上述方法振摇，开始稍慢，每振摇几次打开活塞放气，如此重复3次，再将分液漏斗放回铁圈上静置。待分液漏斗中两层液体完全分开后，打开上口玻璃塞，小心旋开活塞，放出下面水层，接近放完时，旋紧活塞，静置分层，缓慢开启活塞，进一步分出水层。反复几次，直至两层液体彻底分离。把乙酸乙酯层从漏斗上口倒入烧杯，把水层倒回分液漏斗，按照上法再萃取2次。分别取2滴萃取前和萃取后的溶液滴于点滴板的凹穴中，各加入一滴三氯化铁溶液，对比颜色变化。

五、思考题

1. 在选择萃取剂要考虑哪些因素？
2. 如何判断哪一层是有机相？哪一层是水相？
3. 静置分层之后，为什么要打开上口的玻璃塞？液体分别是如何倒出来的？

实验三　常压蒸馏及沸点的测定

一、实验目的

1. 了解常压蒸馏和沸点测定的意义。
2. 了解常压蒸馏的基本原理和应用范围。
3. 掌握蒸馏装置的安装和沸点测定操作方法。

二、实验原理

当液体的蒸气压等于大气压（外界施于液面的总压力）时，有大量气泡从液体内部逸出而沸腾，这时的温度称为液体的沸点，沸点与液体所受的外界压力有关，通常沸点是指液体在大气压力为101.325kPa时沸腾的温度。将液体加热沸腾，使液体变为蒸气，蒸气在冷凝器内冷凝为液体，这一过程称为蒸馏。

通过蒸馏可将易挥发的和不挥发的物质分离，不同沸点的液体混合物，在其沸点相差大于30℃时，也可通过此方法将彼此分离。蒸馏时的冷凝液开始馏出和最后一滴馏出时的温度就是这种液体的沸点范围（或沸程）。纯的有机化合物在一定的压力下有恒定的沸点，而且沸点范围很小（0.5～1℃）。不纯的液体没有固定的沸点，沸程较大。所以蒸馏是分离和提纯液体化合物常用的一种方法，也是测定液体沸点的一种方法。

三、实验仪器和药品

蒸馏烧瓶、直形冷凝管、100℃温度计、接收管、水浴锅、接收瓶、酒精灯、沸石等。

待蒸馏液。

四、实验内容

1. 蒸馏装置　蒸馏实验装置（实验图6）主要包括热源、蒸馏烧瓶、冷凝管、接收器四部分。蒸馏装置的装配顺序一般是先从热源开始，然后由下往上，由左到右原则安置完毕。

温度计水银球的上端应和蒸馏瓶支管的下端在同一水平线上。冷凝管下端为进水口接橡皮管，与自来水龙头连接；上端为出水口接橡皮管，导入水槽中。冷凝管出水口应向上以保证冷凝管的管套中充满冷水。

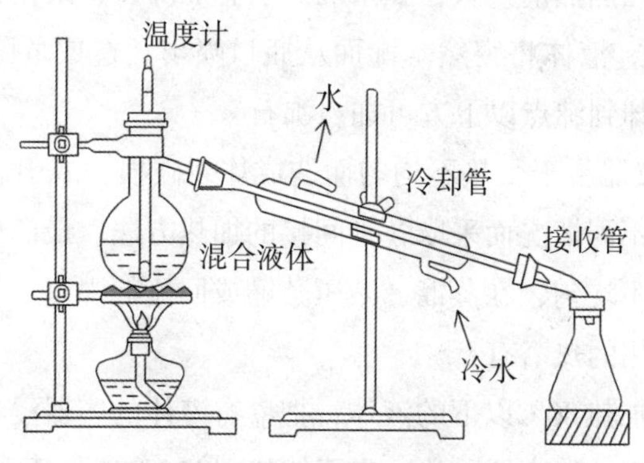

实验图6　蒸馏装置

2. 蒸馏操作　通过漏斗或沿着蒸馏烧瓶颈部（没有支管的一侧），倾入待蒸馏液（液体的量一般为烧瓶体积的1/3～2/3）。投入2～3颗沸石，按要求装好仪器，水浴加热进行蒸馏。蒸馏速度宜缓慢而均匀，1～2滴/秒为宜。在一定沸点的物质蒸出之前，常有沸点较低的液体先蒸出，称为“前馏分”，收集，弃去。这部分蒸完后，沸点趋于稳定，蒸出的就是较纯的物质。这时须更换一只洁净的已称量过的干燥的接收瓶，收集馏分。记下该馏分的沸程：即该馏分的第一滴 t_1 和最后一滴时的读数 t_2 。若温度计读数突然下降，即可停止蒸馏；若温度计读数无明显变化，但瓶内只剩余少量（0.5～1mL）液体时，应结束蒸馏，不应将瓶内液体完全蒸干，以免发生意外。蒸馏结束时，先停止加热，后停止通水，拆卸仪器顺序与安装时相反。

本实验所用的待蒸馏液可以用乙酸乙酯或70%工业乙醇，或结合在其制备实验中进行。

五、注意事项

1. 组装仪器的顺序一般是：热源（酒精灯、水浴锅或电炉）→铁圈（或三角架）→石棉网或热浴→蒸馏烧瓶→冷凝管（先配上橡皮管）→接收管→接收器。烧瓶夹或冷凝夹夹住瓶颈管体时，都应有橡皮、纸片或布条等软性物质作为衬垫。要夹得松紧适宜（夹住后上下不能移动，稍用力尚可左右移动为好。）整套装置应力求端正整齐，做到“正看一个面，侧看一条线”。

2. 要根据被蒸馏液体的沸点选择适当的蒸馏烧瓶和冷凝管。蒸馏沸点低的液体，用长颈型蒸馏烧瓶；蒸馏沸点较高的液体（大于120℃）选用短颈型蒸馏烧瓶。蒸馏沸点低于130℃的液体，用冷水冷凝管；蒸馏沸点高于130℃的液体，用空气冷凝管；蒸馏低沸点液体而且须加快蒸馏时，用蛇形冷凝管。

3. 沸石一般是表面多孔性物质，与被蒸馏物不反应的固体颗粒或小块状物质具有防沸止爆的作用。沸石应在加热前投入，如果加热前忘加沸石，禁止在中途液体加热已接近沸腾时补加（如果这样，液体将突然暴沸而从瓶口喷出，造成危险）。这时应移去热源，停止加热，待蒸馏物冷却到沸点以下方可加入沸石。

4. 为了避免玻璃仪器由于受热不均匀而造成炸裂破损，或引起有机化合物的部分分解，在实验室中常根据不同情况而采取各种间接的加热方法。最简单的方法是通过石棉网加热，但是这样加热仍不均匀，在蒸馏、减压蒸馏或回流低沸点、易燃物时不能应用，应采用热浴间接加热。常用的热浴有：

（1）水浴　适用于加热80℃以下的液体，把盛有液体的容器浸在水浴锅的水中，加热水浴锅，锅中的水温升高，使容器受热。需要加热到100℃时，可采用沸水浴或蒸汽浴。

（2）油浴　适用于加热100～250℃的液体，使用方法与水浴相同。油浴能达到的加热温度决定于所用油的种类，例如：液体石蜡可加热到220℃；固体石蜡可加热到220℃，不超过250℃；硅油和真空泵油可加热到250℃以上而仍较稳定；2号汽缸油可达到250℃以上而不分解，而且价格低廉。

（3）砂浴　把洁净而干燥的细砂平铺在铁盘上，盛有液体的容器埋入砂中，加热砂盘，使液体间接受热。要加热到100℃甚至几百度以上时，可使用砂浴。

加热沸点在80℃以上的液体还可用空气浴。需要高温可用熔融浴盐和金属浴。

用热浴间接加热时，浴温度应保持在不超过蒸馏液沸点的20℃（最高不得超过30℃）。

六、思考题

1. 什么是液体的沸点？普通蒸馏的原理是什么？蒸馏与测定沸点有什么关系？
2. 安装蒸馏装置的关键是什么？
3. 什么是热浴？常用的有哪几种？应用时应如何选择使用？
4. 为什么温度计水银球上端必须与蒸馏头支管下沿边对齐？

实验四　烃和卤代烃的性质

一、实验目的

1. 验证烃和卤代烃的主要化学性质。
2. 掌握烷、烯、炔、芳香烃和卤代烃的鉴别方法。

二、实验原理

环已烯是不饱和烃，精制石油醚的主要成分是戊烷和己烷，是饱和烃。不饱和烃因为有活泼的π键，所以能与溴的四氯化碳溶液发生加成反应使其红棕色褪去，也能被酸性高锰酸钾溶液氧化而使其褪色，而饱和烃分子中全部是稳定的σ键，以上反应均不能发生。

炔氢由于受三键影响比较活泼，很容易被某些金属离子取代而生成沉淀。

芳环因闭合的共轭体系所以难加成，难氧化，易于发生亲电取代。取代芳烃比苯更容易发生反应。

卤代烃化学活性与烃基的结构有关。叔碳原子上的卤素活泼性比仲碳和伯碳原子上的要大。乙烯型的卤原子都很稳定，即使加热也不与硝酸银的醇溶液作用。烯丙型卤代烃非常活泼，室温下可与硝酸银的醇溶液作用而生成卤化银沉淀。

三、实验仪器和药品

试管、烧杯、玻璃棒、水浴锅等。

环已烯、精制石油醚、乙炔、苯、甲苯、氯化亚铜的氨溶液、硝酸银的氨溶液、3mol/L硫酸、5%溴的四氯化碳溶液、0.5%高锰酸钾溶液、1-溴丁烷、2-溴丁烷、2-甲基-2-溴丙烷、溴苯、溴苄、1%硝酸银的乙醇溶液、稀硝酸等。

四、实验内容

1. 烷烃、烯烃的性质

（1）与溴的反应　在2支试管中分别加入3滴环已烯和精制石油醚，然后分别加入5%溴的四氯化碳溶液1mL，振荡试管，观察溴的红棕色是否褪去。记录反应现象并解释之。

（2）与高锰酸钾反应　在2支试管中分别加入1mL环已烯和精制石油醚，再分别加入0.5%高锰酸钾溶液1mL和3mol/L H_2SO_4 2滴，振荡试管，观察高锰酸钾紫色是否褪去，记录反应现象并解释之。

2. 炔烃的性质 在4支试管中分别加入2mL 5%溴的四氯化碳溶液、0.5%高锰酸钾溶液和3mol/L H_2SO_4 2滴、硝酸银氨溶液和氯化亚铜氨溶液，再分别通入乙炔气体，观察有什么现象发生。记录反应现象并解释之。

观察完毕，立即在后2支试管中加入稀硝酸将炔化物分解后弃去。解释原因。

（乙炔的制备：在带侧支管的大试管中，沿内壁小心的放入块状碳化钙数粒，管口装上一个带有预先吸满水的胶头滴管的橡皮塞。侧支管连接导气管，将水滴入大试管中，即有乙炔生成，注意控制乙炔生成的速度。）

3. 芳香烃的性质

（1）硝化 取干燥大试管一支，加入1mL浓硫酸，慢慢滴入1mL浓硝酸，边加边摇，边用冷水冷却，然后取1mL苯，慢慢滴入此混合酸中，每加2~3滴加以振荡，如果放热太多温度升高（烫手）时用冷水冷却试管，待苯全部加完后，再继续振荡5分钟，然后把试管内容物倒入盛有20mL水的小烧杯中，观察现象，并小心嗅其气味。

（2）氧化反应 取干燥试管2支，各加入0.5mol/L $KMnO_4$ 溶液1mL和3mol/L H_2SO_4 2滴，向1支试管中加入苯1mL，另一支试管中加入甲苯1mL，剧烈摇动几分钟后，观察有无颜色变化？解释变化原因。

4. 卤代烃与硝酸银醇溶液的反应 在5支干燥的试管中分别加入5滴1-溴丁烷、2-溴丁烷、2-甲基-2-溴丙烷、溴苯和溴苄，然后在每支试管中各加2mL 1%硝酸银的乙醇溶液。边加边摇动试管，观察每支试管是否有沉淀出现，记下出现沉淀的时间；5分钟后，无沉淀产生者放在水浴中加热至微沸片刻，再观察结果。比较样品的活泼性顺序，并从分子结构上给予解释。

五、思考题

1. 卤代烃实验中，如果用氯代烃代替溴代烃结论是否相同？
2. 卤代烃实验中，样品如果换为1-氯丁烷、1-溴丁烷、1-碘丁烷结果会怎样？

实验五 醇、酚、醚的性质

一、实验目的

1. 验证醇、酚、醚的主要化学性质。
2. 学会醇、酚的鉴别方法。
3. 培养观察问题和分析问题的能力。

二、实验原理

醇羟基有一定的酸性，可与活性金属（如钠）反应，放出氢气，生成强碱醇钠(RONa)，醇钠遇水可水解得到醇和氢氧化钠。

伯、仲醇易被氧化，可使高锰酸钾、重铬酸钾等氧化剂褪色。

醇羟基酸性条件下可被卤原子取代，不同结构的醇反应速度不同。伯、仲、叔醇与卢卡斯（Lucas）试剂（无水氯化锌的浓盐酸溶液）作用，叔醇立即出现混浊，仲醇经微热几分钟后出现混浊，伯醇无明显变化，这一方法可用于鉴别6个碳以下伯、仲、叔醇。

邻多醇能与新制的氢氧化铜溶液作用，生成深蓝色可溶于水的配合物。

酚具有弱酸性（酸性比碳酸钠还弱），可与强碱作用生成酚盐而溶于水。

苯酚与溴水反应立刻生成2,4,6–三溴苯酚白色沉淀，可用于苯酚的定性定量分析。

酚与三氯化铁溶液作用生成有颜色的配合物，可鉴别酚类化合物。

乙醚有弱碱性，能与无机强酸作用生成盐。

三、实验仪器和药品

试管、酒精灯等。

无水乙醇、正丁醇、仲丁醇、叔丁醇、卢卡斯试剂、甘油、5%的碳酸氢钠溶液、1%的三氯化铁溶液、乙醚、金属钠、苯酚、10%的氢氧化钠溶液、饱和溴水、3mol/L的硫酸、浓硫酸、5%重铬酸钾溶液、1%硫酸铜溶液，酚酞指示剂、冰等。

四、实验内容

1. 醇的性质

（1）醇钠的生成与水解　在干燥的试管中，加入1mL无水乙醇，再加入一粒绿豆大小的金属钠，观察现象。当钠完全溶解后，向试管中加入5mL水，摇匀后滴加2滴酚酞指示剂，观察并解释现象。

（2）醇的氧化　在三支试管中分别加入1mL 5% $K_2Cr_2O_7$ 溶液和1mL 3mol/L H_2SO_4，混匀后再分别加入3～4滴正丁醇、仲丁醇、叔丁醇，摇动试管，观察各试管中溶液颜色的变化及时间。

（3）与卢卡斯试剂反应（伯、仲、叔醇的鉴别）　在三支干燥试管中，分别加入5滴正丁醇、仲丁醇、叔丁醇，再各加入1mL卢卡斯试剂，用软木塞塞住试管口，摇动后静置，观察变化，记录混合液变混浊和分层的时间。

（4）多元醇与新制氢氧化铜作用　在两支试管中分别加入1mL 1% $CuSO_4$ 溶液和1mL 10% NaOH溶液，摇匀，然后分别滴入3滴甘油和乙醇，振荡，观察溶液颜色变化。

2. 酚的性质

（1）苯酚的水溶性和弱酸性　在试管中放入0.5g苯酚晶体，加5mL水，振荡，观察能否溶解。将上述液体分到2支试管中。在一支试管中逐滴滴入10%的NaOH溶液，直到完全溶解为止，解释现象。在另一支试管中，加入1mL 5%碳酸氢钠溶液，观察能否溶解。

（2）苯酚与溴水的作用　在试管中加入少量苯酚晶体，并加入2～3mL水，使成透明的苯酚溶液，再滴加2～3滴饱和的溴水，观察现象。

（3）与三氯化铁溶液显色试验　在试管中加入0.5mL的苯酚水溶液，然后滴加1～2滴1%的三氯化铁溶液，观察现象。

3. 醚的性质

乙醚与酸的作用　在干燥的试管中放入2mL浓 H_2SO_4，用冰水浴冷却后，再小心加入已冰冷的1mL乙醚，观察现象并闻其气味。然后在振荡和冷却下，把试管内的混合液倒入盛5mL的冰水的试管里，观察现象并闻其气味。

五、思考题

1. 为什么必须使用无水乙醇与金属钠反应?
2. 六个碳以上的伯、仲、叔醇能否用卢卡斯试剂鉴别？为什么?
3. 苯酚为什么比苯易于发生亲电取代反应。

实验六　醛和酮的性质

一、实验目的

1. 验证醛和酮的主要化学性质，进一步理解和掌握醛和酮的化学性质。
2. 学会鉴别醛和酮的方法。

二、实验原理

醛、酮官能团为羰基，因而表现出羰基化合物的典型性质。例如都能与2,4-二硝基苯肼反应，生成有色沉淀，该反应可用于鉴别羰基化合物。凡具有甲基酮结构的羰基化合物，或氧化后能生成这种结构的醇都能与碘的氢氧化钠反应，生成淡黄色有特殊气味的碘仿，该反应可鉴别具有甲基酮结构的化合物。

醛的羰基上连有氢原子，从电子效应及空间位阻上均使得醛的性质比相应结构的酮活泼。醛易被弱氧化剂氧化。例如能与托伦试剂反应产生银镜，与斐林试剂反应生成砖红色沉淀。

三、实验仪器和药品

试管、烧杯、酒精灯、滴管、试管夹等。

2,4-二硝基苯肼、甲醛、乙醛、丙酮、苯甲醛、环己酮、乙醇、斐林试剂A、斐林试剂B、希夫试剂（Schiff）、碘试液、50g/L氢氧化钠、0.1mol/L硝酸银、2mol/L氨水等。

四、实验内容

1. 醛、酮的典型性质

（1）与2,4-二硝基苯肼反应　取5支试管，各加入2mL 2,4-二硝基苯肼试剂，再分别滴加2~3滴甲醛、乙醛、丙酮、环己酮、苯甲醛，摇匀后静置。观察现象，若无现象可在温水中微热。写出反应的化学方程式。

（2）碘仿反应　在试管内加入2mL碘溶液，逐滴加入50g/L的氢氧化钠溶液至碘的颜色褪去，即得碘仿试剂。再取4支试管，分别加入3滴甲醛、乙醛、苯甲醛、丙酮。再各加入10滴碘仿试剂，振摇，观察现象，再进行温水浴，观察并解释现象。

2. 醛的特殊化学性质

（1）银镜反应　在洁净的试管中加入2mL 0.1mol/L硝酸银溶液，1滴50g/L的氢氧化钠溶液，然后逐滴加入氨水，直至沉淀恰好溶解为止，配成托伦试剂。把配好溶液分装在4支洁净的试管中，分别滴加3滴甲醛、乙醛、丙酮、苯甲醛，摇匀后放在80℃的水浴中加热几分钟，观察现象并解释。

（2）斐林反应　取斐林试剂A和斐林试剂B各2mL于50mL小烧杯中混匀，配成斐林试剂。取4支洁净的试管，分别加入5滴甲醛、乙醛、苯甲醛、丙酮，再各滴入10滴斐林试剂，振摇，于80℃水浴中加热，观察并解释现象。

五、注意事项

1. 银镜反应试管必须十分洁净，如试管不洁净或反应太快，就不能生成光亮的银镜，而是黑色银沉淀。

2. 斐林试剂必须临时配制，因为试剂中的配合物不稳定，所以两种溶液要分别配制，实验时再将两者混合。

六、思考题

1. 具有怎样结构的化合物才能发生碘仿反应？

2. 进行银镜反应要注意什么？银镜反应后的试管用什么清洗？

实验七 羧酸和取代羧酸的性质

一、实验目的

1. 验证羧酸和取代羧酸的主要化学性质。
2. 学会鉴别羧酸和取代羧酸。
3. 掌握酯化反应和脱羧反应的操作。
4. 培养学生认真操作，仔细观察，正确判断实验结果。

二、实验原理

羧酸的化学性质主要由它的官能团羧基引起。由于羰基和羟基相互影响，使羧基表现出明显的酸性，能与碱反应生成盐，能与碳酸盐反应放出二氧化碳，同时羧基上的羟基容易被取代。多元羧酸受热易发生脱羧反应。

羧酸在浓硫酸作用下，与醇发生酯化反应。大多数酯具有水果香味。

酚酸中含有酚羟基，具有酚的性质，遇三氯化铁显色。

三、实验仪器和药品

试管、试管架、滴管、橡皮塞、玻璃导管、铁架台、酒精灯、石棉网、烧杯、点滴板、水浴锅、锥形瓶、温度计、量筒、表面皿、滤纸、托盘天平等。

0.1mol/L甲酸溶液、0.1mol/L乙酸溶液、0.1mol/L乙二酸溶液、20g/L硝酸银溶液、50g/L氢氧化钠溶液、0.5mol/L氨水溶液、5g/L高锰酸钾溶液、3mol/L硫酸溶液、石灰水、甲醇、浓硫酸、乳酸、1%三氯化铁溶液、草酸固体、苯甲酸晶体、水杨酸、乙酰水杨酸、无水碳酸钠、pH试纸等。

四、实验内容

（一）羧酸的化学性质

1. 有机酸的酸性

（1）羧酸的酸性　分别取2滴0.1mol/L甲酸溶液、0.1mol/L乙酸溶液和0.1mol/L乙二酸溶液于点滴板凹穴中，用pH试纸测其近似pH值，解释结果。

（2）与碱的反应　取试管1支，加入少许苯甲酸晶体，加蒸馏水1mL振荡，观察现象，滴入50g/L氢氧化钠溶液数滴后，观察现象并解释。

（3）与碳酸盐反应　取试管1支，加入少许无水碳酸钠，滴入0.1mol/L乙酸溶液数滴后，观察现象并解释变化。

2. 有机酸的还原性

（1）甲酸的还原性　在1支洁净的试管中加入5滴0.1mol/L甲酸溶液，用50g/L氢氧化钠溶液中和至溶液显碱性，然后加入新配制的托伦试剂，在50~60℃水浴中加热数分钟，观察并解释实验现象。

（2）羧酸的还原性　取4支试管，分别加入5滴甲酸、5滴乙酸、5滴蒸馏水（作对照）和少许草酸固体，再各加入5g/L高锰酸钾溶液10滴和3mol/L硫酸溶液数滴，振荡试管，观察和记录现象并解释。

3. 酯化反应　在干燥的锥形瓶中，溶解0.5g水杨酸于5mL甲醇中，边摇边加入10滴浓硫酸，在水浴中温热5分钟，然后把混合物倒入装有10mL冰水的小烧杯中，充分振摇。注意观察产品的外观和气味，记录现象并解释。

4. 脱羧反应　在干燥的大试管中放入3g草酸固体，用带有导气管的塞子塞紧，将试管固定在铁架台上（倾斜，试管底部稍朝上），并将导气管的另一端插入到装有澄清石灰水的试管中，加热大试管，观察石灰水的变化，记录和解释发生的现象。

（二）取代羧酸的性质

1. 氧化反应　在试管中加入10滴乳酸，边摇边滴加5g/L高锰酸钾溶液，观察现象并解释。

2. 水杨酸和乙酰水杨酸与三氯化铁反应　取2支试管，分别加入1%的三氯化铁溶液2滴，各加水1mL，再向第1支试管中加少许水杨酸晶体，第2支试管中加少许乙酰水杨酸晶体，振摇。加热第2支试管，观察现象并解释。

五、思考题

1. 酯化反应中加入浓硫酸的作用是什么？
2. 如何鉴别甲酸、乙酸与草酸？

实验八　羧酸衍生物的性质

一、实验目的

1. 熟悉羧酸衍生物的主要性质。
2. 掌握鉴别羧酸衍生物的常用方法。
3. 熟悉酮式-烯醇式互变异构现象。

二、实验原理

羧酸衍生物酰卤、酸酐、酯和酰胺等都含有酰基（或RCO—），具有相似的化学性质。主要表现为带正电的羰基碳原子，易受亲核试剂的进攻，在一定条件下，能发生水解、醇解、氨解反应，其反应活性为：酰卤 > 酸酐 > 酯 > 酰胺。

受羰基作用的影响，α-H表现出一定的酸性。常温下乙酰乙酸乙酯是酮式和烯醇式两种异构体的混合物，它们相互转变极快且不能分离，发生互变异构现象。除具有甲基酮和酯的典型性质外，如能与HCN、 $NaHSO_3$ 发生加成反应，与羟氨反应生成肟，与2,4-二硝基苯肼反应生成橙色2,4-二硝基苯腙结晶，与 $I_2/NaOH$ 发生碘仿反应；还具有一些烯醇式的特殊性质，如能与金属Na反应放出 H_2 ，能使 Br_2/H_2O 褪色，与 $FeCl_3$ 显紫红色等。

酸酐、酯、酰伯胺都能与羟胺作用生成异羟肟酸。异羟肟酸能与 $FeCl_3$ 作用生成紫红色的含铁络合物异羟肟酸铁盐。该反应可用于羧酸及其衍生物的鉴定，称为异羟肟酸铁试验。而羧酸和酰卤类物质要先转变成酯后才能发生。酰胺较难反应，且只有伯酰胺才能发生此反应。

三、实验仪器和药品

试管（大、小）、试管夹、药匙、铁架台、铁夹、酒精灯、烧杯（100mL、250mL）、锥形瓶（50mL）、温度计、量筒、石棉网、红色石蕊试纸、火柴等。

乙酰氯、乙酸酐、乙酸乙酯、乙酰胺、5% $AgNO_3$ 、10% H_2SO_4 、20% NaOH 、饱和 Na_2CO_3 、浓 H_2SO_4 、10%乙酰乙酸乙酯、1% $FeCl_3$ 、5% HCl 、纯化水和广泛pH试纸等。

四、实验内容

1. 水解反应

（1）乙酰氯水解　取一支试管加入1mL纯化水，向试管内缓慢加入3滴乙酰氯，轻轻振荡试管，观察并记录实验现象。待试管冷却后，再滴加1滴5% $AgNO_3$ 溶液，观察溶液的变化情况并解释。

（2）乙酸酐水解　取一支试管加入1mL纯化水，向试管内加入3滴乙酸酐，若不溶可稍微加热试管。观察并记录实验现象，分析嗅到的是何种气体，写出乙酸酐受热水解的反应式。

（3）酯的水解　取三支试管，分别加入1mL乙酸乙酯和1mL纯化水，再向第一支试管中加入0.5mL 10% H_2SO_4，向第二支试管中加入0.5mL 20% NaOH，将三支试管同时置于70～80℃的水浴中加热，一边振摇，一边观察三支试管中酯层消失的快慢，并解释。

（4）酰胺的水解　取两支试管，分别加入0.2g乙酰胺，再向第一支试管中加入2mL 20% NaOH溶液，小火加热至沸，嗅其气味并在试管口用润湿的红色石蕊试纸检验，观察并解释实验现象。向第二支试管中加入2mL 10% H_2SO_4，小火加热至沸，嗅其气味，观察并解释实验现象。

根据上述实验，试比较酰氯、酸酐、酯和酰胺的反应活性。

2. 醇解反应

（1）乙酰氯醇解　在干燥的试管中加入1mL无水乙醇，边振摇边沿管壁逐滴加入1mL乙酰氯，反应剧烈并放热。待试管冷却后，再缓慢加入3mL饱和 Na_2CO_3 溶液至无气泡产生，静置观察其分层，可闻到特殊的香味，解释实验现象并写出反应式。

（2）乙酸酐醇解　在干燥的试管中加入1mL无水乙醇和1mL乙酸酐，摇匀后，再加入3～4滴浓 H_2SO_4。小火加热2～3分钟至微沸。放置冷却后，再缓慢加入3mL饱和 Na_2CO_3 溶液至无气泡生成，静置观察其分层，可闻到特殊香味，解释实验现象并写出反应式。

3. 胺解反应　取两支干燥的试管，分别加入0.5mL新蒸苯胺，向第一支试管中加入0.5mL乙酰氯，第二支试管中加入0.5mL乙酸酐，摇匀后，用手摸试管底部有无放热。反应结束后再加入3mL水，观察有无结晶析出，解释实验现象并写出反应式。

4. 乙酰乙酸乙酯的酮式–烯醇式互变异构　取两支洁净的试管，分别加入1mL 10%的乙酰乙酸乙酯，向第一支试管中加入10滴新制的2,4–二硝基苯肼，摇匀后静置观察实验现象并解释。向第二支试管中加入2滴1%的 $FeCl_3$ 溶液，溶液显紫色，再向此溶液中加入数滴溴水，紫色褪去，片刻后紫色又复现。试解释实验现象并写出乙酰乙酸乙酯的结构式。

5. 异羟肟酸试验（酯、酰氯和酸酐的检验）　取四支洁净的试管，分别加入1mL 0.5mol/L的盐酸羟胺的乙醇溶液，向四支试管中依次加入1滴乙酰氯、乙酸酐、乙酸乙酯和乙酰胺，再分别加入5滴20%的NaOH溶液使其呈碱性。将四支试管煮沸3分钟，待其冷却后用5%的HCl酸化，再分别加入1滴2% $FeCl_3$ 溶液。观察和记录溶液颜色的变化并解释。

五、注意事项

1. 乙酰氯与醇反应十分剧烈，并有爆破声。滴加时要慢，一滴一滴加入，防止液体从试管内溅出。

2. 羧酸不能直接与羟氨反应，需先转变成酰氯或酯，再与羟氨反应，即可生成异羟肟酸。

3. 生成的乙酸乙酯可溶解于硫酸和醋酸的混合溶液中，加氢氧化钠中和酸化后，可降低乙酸乙酯的溶解度，使酯层析出。

4. 乙酰乙酸乙酯的量若大，互变平衡时烯醇态浓度增高时，显示的颜色为棕红色。

六、思考题

1. 在乙酰氯、乙酸酐与乙醇反应时，为什么在加入饱和碳酸钠溶液后，反应混合物才能分层?

2. 为什么酯化反应中要加浓硫酸？为什么碱性介质能加速酯的水解反应?

3. 从实验事实上，比较各种羧酸衍生物的化学活泼性。

4. 用化学方法区分鉴别乙酰乙酸乙酯和邻羟基苯甲酸。

实验九　有机含氮化合物的性质

一、实验目的

1. 验证胺、重氮盐的性质。

2. 掌握胺类化合物的鉴别方法。

二、实验原理

胺可看成氨分子（NH_3）中的氢原子被烃基取代后而形成的化合物。由于胺分子中的氮原子具有一对孤对电子，所以胺具有碱性。可与HCl等强酸作用形成铵盐，在强碱性条件下铵盐又游离出胺，该性质可用于提纯胺类。

苯胺属于芳香族伯胺，氨基与苯环相互影响，使苯环活化，亲电取代反应易于进行。如苯胺与溴水作用生成白色的2,4,6−三溴苯胺沉淀，该反应可定量完成，常用于苯胺的定性、定量分析。

由于p−π共轭，使苯胺的碱性比 NH_3 弱，在0～5℃低温条件下，在碱性溶液中，苯胺与亚硝酸作用生成重氮盐。重氮盐不稳定，受热发生分解，并放出氮气。在0～5℃时，与芳香胺（例如苯胺）、酚类物质发生偶联反应生成有颜色的偶氮化合物。重氮盐在碱性条件下与β−萘酚发生偶联反应，生成偶氮染料而显橙红色。

三、实验仪器和药品

温度计（150℃）、恒温水浴锅、试管、烧杯等。

苯胺、20% HCl溶液、20% NaOH溶液、饱和溴水、碘化钾-淀粉试纸、β-萘酚的NaOH溶液、10% $NaNO_2$ 溶液、冰块、红色石蕊试纸、氯化钠、蒸馏水等。

四、实验内容

1. 胺的性质

（1）胺的碱性　取一支试管，加入10滴蒸馏水、2滴苯胺，振摇。观察苯胺是否完全溶于水，滴加1～2滴20% HCl溶液，观察溶液是否变澄清，为什么？再向溶液中滴加2～3滴20%NaOH溶液，振荡，观察有何现象，为什么？

（2）苯胺与溴水反应　取一支试管，加入1滴苯胺，4～5mL蒸馏水，振摇得一清液。取此清液1mL，逐滴加入4～5滴饱和溴水，观察有何现象发生？

（3）重氮化反应　取一支试管，加入5滴苯胺，20滴20% HCl溶液，摇匀后将此试管浸入冰盐水浴中冷却到0℃，然后慢慢滴加10% $NaNO_2$ 溶液，边滴加边搅拌，直到试液遇淀粉-碘化钾试纸立即呈蓝色为止。得一淡黄色澄清溶液即为氯化重氮苯溶液，低温保存供下面实验用。

2. 重氮盐的性质

（1）重氮盐水解　取一支试管，加入1mL氯化重氮苯溶液，在50～60℃水浴中加热，观察有何现象。

（2）偶联反应　取一支试管，加入1mL氯化重氮苯溶液，滴加数滴β-萘酚碱性溶液，观察有无橙红色沉淀生成？如果无沉淀生成，滴加数滴20% NaOH，再观察有无沉淀生成。

五、思考题

1. 在重氮化反应中，通常要用过量的盐酸或硫酸，而且温度要保持在5℃以下，为什么？

2. 用淀粉-碘化钾试纸检验重氮化反应终点的依据是什么？

3. 如何用化学方法鉴别苯胺和苯酚？

实验十 乙酸乙酯的制备

一、实验目的

1. 学会利用酯化反应制备乙酸乙酯的方法。

2. 掌握蒸馏、萃取、洗涤、干燥等基本操作。

二、实验原理

以乙酸和乙醇为原料，在浓硫酸催化下，进行酯化反应制备乙酸乙酯。

$$CH_3-\overset{\overset{\displaystyle O}{\|}}{C}-OH + H-O-CH_2-CH_3 \xrightarrow[\triangle]{} CH_3-\overset{\overset{\displaystyle O}{\|}}{C}-OCH_2CH_3 + H_2O$$

粗产物用饱和碳酸钠溶液洗涤除去乙酸，用饱和氯化钙溶液洗去乙醇，并用无水硫酸镁进行干燥除去水，再通过蒸馏收集73~78℃的馏分得到纯乙酸乙酯。

三、实验仪器和药品

三口烧瓶、电热套、滴液漏斗、温度计、分液漏斗、蒸馏烧瓶、直形冷凝管等。

95%乙醇、冰醋酸、浓硫酸、饱和碳酸钠溶液、饱和食盐水、饱和氯化钙溶液、无水硫酸镁等。

四、实验内容

在150mL干燥的三口烧瓶中，加入95%乙醇12mL（0.20mol），慢慢加入浓硫酸6mL，摇匀，并加入2~3粒沸石。分别向滴液漏斗中加入95%乙醇12mL（0.20mol）及冰醋酸12mL（0.21mol），混合均匀。开始加热前，经由滴液漏斗向反应瓶内滴入3~4mL反应混合物。用电热套缓慢加热，控制反应温度在110~120℃之间。当有馏出液流出时，慢慢从滴液漏斗继续滴加剩余的反应混合液，控制滴液速度和馏出速度大致相等，约30分钟滴加完毕，继续加热蒸馏数分钟，直到温度升高到130℃时不再有液体馏出为止。

向馏出液中边加边振摇慢慢加入10mL饱和碳酸钠溶液，直到无二氧化碳气体产生。然后将混合液转移到分液漏斗，充分振摇后（注意不断通过活塞放气），静置。分去下层水溶液，酯层依次用饱和食盐水10mL，饱和氯化钙溶液10mL洗涤1次。弃去下层液体，酯层用无水硫酸镁干燥。将干燥的粗乙酸乙酯滤入干燥的30mL蒸馏烧瓶中，加入沸石后在水浴上进行蒸馏，收集73~78℃的馏分，称量，计算产率。

纯乙酸乙酯为无色水果香味的液体，b.p. 77.1℃。测定产品沸点并与纯品比较。

五、注意事项

1. 温度低，反应不完全；温度过高，会产生副产物乙醚，影响酯的纯度。
2. 滴加速度太快会使乙酸和乙醇来不及反应而被蒸出，降低酯的产率。
3. 碳酸钠必须洗去，否则在下一步加入氯化钙溶液洗涤时会产生絮状的碳酸钙沉淀，给进一步分离造成困难。

六、思考题

1. 本实验中采用哪些措施促使酯化反应向生成乙酸乙酯的方向进行？
2. 粗产品中会有哪些杂质？这些杂质是如何除去的？

实验十一　乙酰水杨酸（阿司匹林）的制备

一、实验目的

1. 认识乙酰化反应的原理和实验操作方法，完成乙酰水杨酸的制备。
2. 进一步熟悉掌握重结晶提纯法。

二、实验原理

水杨酸分子中的羟基可与乙酰氯、乙酸酐（甚至冰醋酸）进行乙酰化反应，生成乙酰水杨酸。

$$o\text{-}HOC_6H_4COOH + (CH_3CO)_2O \xrightarrow[70\sim80℃]{浓H_2SO_4} o\text{-}CH_3C(=O)OC_6H_4COOH + CH_3COOH$$

反应速度乙酰氯最快，乙酸酐次之，冰醋酸最慢。为了操作方便价格便宜，收率高，本实验以乙酸酐为乙酰化试剂。

三、实验仪器和药品

125mL锥形烧瓶、200℃温度计、150mL烧杯、滴管、布氏漏斗、石棉网、酒精灯、表面皿、量筒、水泵等。

浓硫酸、饱和碳酸钠溶液、水杨酸、乙酸酐、乙醇、0.06mol/L三氯化铁溶液等。

四、实验内容

1. 乙酰水杨酸的制备　取2g干燥水杨酸放入125mL锥形烧瓶中，加入5mL乙酸酐，随后滴加5滴浓硫酸，振摇锥形瓶使水杨酸全部溶解。然后在70～80℃水浴上加热5～10分钟，放置冷却至室温，即有乙酰水杨酸晶体析出。否则可用玻棒摩擦锥形烧瓶壁（或在冰水中冷却），促其析出晶体。晶体析出后再加50mL水，继续在冰水中冷却，直至晶体完全析出。抽滤，用少量冰水洗涤晶体。尽量抽干。把晶体放到表面皿上晾干。即得粗制的乙酰水杨酸。

将粗品放入150mL烧杯中，在搅拌下加入25mL饱和碳酸钠溶液，继续搅拌几分钟，直至无 CO_2 气泡产生为止，用布氏漏斗过滤。用5～10mL水冲洗布氏漏斗。洗液与滤液合并，倾入预先装有3～5mL浓盐酸与10mL水的烧杯中，搅拌均匀，即有乙酰水杨酸析出。放在冷水中冷却，使晶体完全析出。抽滤。晶体用干净玻璃塞压紧，尽量抽去滤液。再用少量冰水洗涤2～3次，抽去水分，在表面皿上晾干。测熔点。称重。计算产率。

2. 计算产率

$$产率=\frac{实际产量}{理论产量}\times 100\%$$

3. 纯度检查　取晶体少量溶于10滴95%乙醇中，加0.06 mol/L三氯化铁溶液1～2滴。振摇，观察颜色变化。如溶液变紫红色则说明样品不纯，若无颜色变化说明样品纯度较高。

五、注意事项

1. 纯乙酰水杨酸的熔点为135～136℃。

2. 反应温度不宜过高，否则将有副反应发生。

3. 加热至沸仍有不溶物或溶液混浊，则要过滤。过滤前，滤纸先用热乙醇湿润。

4. 乙酰水杨酸容易水解，避免加热干燥。适宜在80℃以下烘干。产品密封保存于干燥处。

5. 产品遇三氯化铁试液如显紫色，表示产品中混有杂质水杨酸，后者可能因贮存不当，或制备时精制不够完善而存在。可用重结晶法进一步纯化。

六、思考题

1. 本实验如用冰醋酸进行乙酰化反应，其反应式应怎样写？

2. 本实验使用的仪器为什么必须干燥？

3. 反应时加浓硫酸的目的是什么？

4. 反应的副产物是什么？怎样把它们除去？

5. 在制备乙酰水杨酸过程中，应注意哪些问题才能保证有较高的产率？

实验十二　糖的化学性质

一、实验目的

1. 验证和巩固糖类物质的主要化学性质。

2. 熟悉糖类物质的某些鉴定方法。

3. 培养学生具有一丝不苟、耐心细致的工作态度。

二、实验原理

单糖及分子中含有半缩醛（酮）羟基的二糖都具有还原性，能将班氏试剂、斐林试剂还原成砖红色的 Cu_2O 沉淀，能和托伦试剂发生银镜反应。蔗糖等不含有半缩醛（酮）羟基的糖则无还原性。但蔗糖经水解生成了葡萄糖和果糖，因而水解液具有还原性。

多糖无还原性。但多糖在酸存在下加热水解，可生成单糖，随之具有还原性。淀粉为一多糖，经水解先生成糊精，再水解成麦芽糖，最终水解产物是葡萄糖，因此水解液也具有还原性，能与班氏试剂发生反应。淀粉遇碘显蓝色，此反应很灵敏，常用于检验淀粉或碘。

糖在浓酸存在下，可与酚类化合物产生颜色反应。糖在浓硫酸的作用下与α-萘酚反应显紫色，常用于糖类化合物的检出。己酮糖与间-苯二酚-盐酸试剂反应很快出现鲜红色，而己醛糖显色缓慢，数分钟后可出现微弱的红色，因此常用于区别酮糖（果糖）和醛糖（葡萄糖）。

三、实验仪器和药品

试管、恒温水浴锅、白瓷点滴板、滴管等。

0.5mol/L 葡萄糖、0.5mol/L 果糖、0.5mol/L 麦芽糖、0.5mol/L 蔗糖、0.5mol/L 乳糖、2%淀粉溶液、莫立许试剂、班氏试剂、斐林溶液甲、斐林溶液乙、塞利凡诺夫试剂、碘试液、0.3mol/L $AgNO_3$ 、2mol/L 氨水、2,4-二硝基苯肼试剂、浓盐酸、10%NaOH、5%碳酸钠、150g/L CH_3COONa 、浓硫酸等。

四、实验内容

1. 糖的还原性

（1）与托伦试剂反应　取6支洁净的试管，在这6支试管中分别加入1mL 0.3mol/L $AgNO_3$，边振荡边滴加2mol/L氨水至沉淀刚好消失，再分别加入0.5mL糖溶液，在60~80℃热水浴中加热，观察和记录现象并解释。

样品：0.5mol/L葡萄糖、果糖、麦芽糖、蔗糖、乳糖和淀粉液。

（2）与班氏试剂反应　取6支试管，分别加入1mL班氏试剂，分别加入0.5mL糖溶液，在沸水中加热数分钟，观察和记录现象并解释。

样品：0.5mol/L葡萄糖、果糖、麦芽糖、蔗糖、乳糖和淀粉溶液。

（3）与斐林试剂的反应　在6支试管中各加入1mL斐林溶液甲和1mL斐林溶液乙，摇匀后分别加入0.5mL糖溶液，边加边摇动试管，摇匀后，将6支试管一起放在沸水浴中加热数分钟。注意观察颜色的变化以及是否有红色沉淀析出。

样品：0.5mol/L葡萄糖、果糖、麦芽糖、蔗糖、乳糖和淀粉溶液。

2. 糖的颜色反应

（1）莫立许反应　取5支试管，分别加入1mL糖溶液，再各加2滴莫立许试剂，摇匀，把试管倾斜成45°角，沿试管壁慢慢加入10滴浓硫酸，勿摇动，观察两层之间有无颜色变化？数分钟内没有颜色出现，可在水浴上温热再观察变化。记录现象并解释。

样品：0.5mol/L葡萄糖、果糖、麦芽糖、蔗糖和淀粉溶液。

（2）淀粉与碘的反应　在试管中加1mL淀粉溶液和1滴碘试液，振摇，观察颜色变化。将此溶液稀释成浅蓝色，加热至沸，再冷却，观察颜色的变化。记录现象并解释。

（3）塞利凡诺夫反应　取试管5支，各加入10滴塞利凡诺夫试剂，再分别加入10滴糖溶液，摇匀，将5支试管同时放入沸水浴加热，记录现象并解释。

样品：0.5mol/L葡萄糖、果糖、麦芽糖、蔗糖和淀粉溶液。

3. 糖的水解

（1）蔗糖的水解

①在试管中加入班氏试剂1mL，再加入10滴0.5mol/L蔗糖溶液，摇匀，水浴加热后观察现象，并解释。

②取1支试管加入2mL 0.5mol/L蔗糖并滴加2滴浓盐酸，煮沸3 ~ 5分钟，冷却后，用10%NaOH中和至碱性后（或用5%碳酸钠溶液中和至无气泡放出为止），加入班氏试剂10滴，加热，观察有何现象，并解释。

（2）淀粉水解

①淀粉用酸水解：在一支大试管中，加10mL淀粉液，加入4~5滴浓盐酸，水浴加

热，每隔5分钟从小烧杯中取少量液体做碘试验，直至不发生碘反应为止，先用10% NaOH中和至溶液呈碱性，取此溶液2mL于另一支试管中，加入1mL班氏试剂，水浴加热后观察现象，并解释。

②淀粉用酶水解：在一洁净的大试管中，加入5mL淀粉溶液，加入1~2mL唾液充分混合，在38~40℃水浴加热10分钟或稍长时间（在水解过程中，可以取几次水解液做碘试验检查），将其水溶液用班氏试剂检验，有何现象？并解释。

4. 成脎反应　取4支试管，分别加入糖溶液10滴，再各加入10滴2,4–二硝基苯肼，摇匀，再滴10滴150g/L CH_3COONa 混合均匀，在沸水浴中加热并不断振摇，观察现象。同时记录成脎的时间。若20分钟后，尚未结晶析出，取出试管，放冷后再观察。（双糖的脎溶于热水中，直到溶液冷却后才析出沉淀。）

样品：0.5mol/L葡萄糖、果糖、麦芽糖、蔗糖。

五、注意事项

1. 浓硫酸有极强的腐蚀性，使用时应特别注意，勿滴到皮肤上。

2. 糖类物质都能与莫立许试剂发生颜色反应，但反应阳性只表明可能是糖类，而反应阴性则是糖类不存在的确定证据。

3. 在同样条件下，塞利凡诺夫试剂与酮糖的反应速率比醛糖快15 ~ 20倍，在短时间内，酮糖反应已显红色而醛糖几乎没有变化，但若加热时间过长，醛糖也会出现红色。

六、思考题

1. 怎样鉴别还原性糖和非还原性糖？
2. 如何确定淀粉已完全水解？

实验十三　葡萄糖溶液旋光度的测定

一、实验目的

1. 掌握利用旋光仪测定物质旋光度的方法。
2. 学会比旋光度的计算。
3. 了解旋光仪的构造。

二、实验原理

手性分子都有旋光性，具有使偏振光的偏振面旋转的性质。能使偏振光的偏振面顺时针旋转的称为右旋体。能使偏振光的偏振面逆时针旋转的称为左旋体。这些旋光性物质使偏振光的振动平面旋转的角度称为旋光度。物质的旋光度与温度、溶液的浓度、溶剂、旋光测定管的长度和所用光源的波长等都有关系，因此，物质的旋光性常用比旋光度 $[\alpha]_\lambda^t$ 来表示。

$$[\alpha]_\lambda^t = \frac{\alpha}{\rho_B \times l}$$

式中，t —测定时溶液的温度；

λ —光源的光波波长；

α —旋光度；

ρ_B —溶液的浓度（指1mL溶液中所含物质的克数）；

l —旋光管的长度（dm）。

比旋光度是旋光性物质的一个重要物理常数，通过对旋光度的测定可以检测光学活性物质的含量和纯度。

三、实验仪器和药品

目测旋光仪、分析天平、100mL烧杯、100mL容量瓶、100℃温度计、胶头滴管等。

葡萄糖晶体、葡萄糖溶液等。

四、实验内容

1. 旋光仪的零点校正　在测定样品前，需要先校正旋光仪的零点。将旋光仪的测定管清洗干净，装入蒸馏水，使液面凸出管口，将玻璃盖沿管口边缘轻轻平推盖好，不能带入气泡，否则影响测定结果。然后拧上螺丝帽盖，不要过紧，使其不漏水。把测定管的外壁擦干，放入旋光仪内，罩上盖子，开启钠光灯，约5分钟，待钠光灯发光稳定后，将标尺盘调到零点左右，旋动旋钮，使视场内Ⅰ和Ⅱ部分亮度一致（见实验图7）。记录读数。至少重复操作5次，取平均值。如果零点相差太大时，应对仪器重新校正。

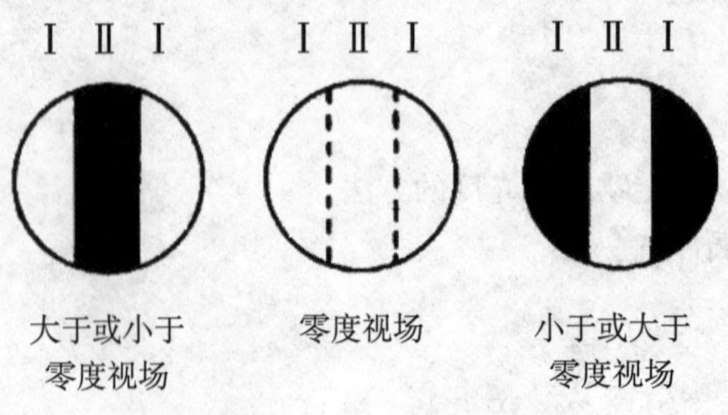

实验图7　三分视界示意图

2. 测定已知准确浓度的葡萄糖溶液的旋光度　用分析天平准确称量5g葡萄糖晶体，

放入小烧杯中，加入适量蒸馏水，搅拌使之溶解，定量转移到100mL容量瓶中，稀释至刻度标线，摇匀备用。

用所配溶液少许润洗测定管2~3次。然后按步骤1的操作将溶液装入测定管内，测定其葡萄糖溶液的旋光度。观察葡萄糖溶液的变旋现象，读取其稳定读数。记录读数，这时的读数与零点之间的差值即为该葡萄糖溶液的旋光度。重复操作5次，取5次稳定读数与零点差值的平均值，即为葡萄糖在测定温度时的旋光度。根据测定管的长度和溶液的温度，计算葡萄糖的比旋光度。

3. 测定未知浓度葡萄糖溶液的旋光度　将测定管用蒸馏水洗净后，再用少量待测溶液润洗2~3次，按上述方法测定该葡萄糖溶液的旋光度。然后利用步骤2中求出的比旋光度计算该葡萄糖溶液的浓度。

五、注意事项

1. 测定管的螺帽不要拧得过紧，过紧会使玻璃盖产生扭力，使管内有肉眼看不见的空隙，影响到旋光度的准确度。

2. 步骤2中需要用所配溶液少许润洗测定管2~3次，以避免葡萄糖溶液被蒸馏水稀释而改变浓度。

3. 旋光仪的所有镜片，只能用擦镜纸轻轻擦拭，不能用滤纸、手、抹布擦拭，也不能用手触摸。

4. 钠光灯一次使用太久，会影响灯的寿命，每使用3~4小时，应熄灯15分钟左右，待灯冷却后再行使用。

5. 测定管使用后，应及时将溶液倒出，用水或蒸馏水冲洗干净，里外擦干收好。

六、思考题

1. 旋光度和比旋光度有什么区别？
2. 测定旋光性物质的旋光度有何意义？

实验十四　氨基酸和蛋白质的性质

一、实验目的

1. 验证氨基酸和蛋白质的主要化学性质。
2. 掌握氨基酸和蛋白质常用的定性、定量分析方法及原理。

二、实验原理

蛋白质分子中某种或某些基团可与显色剂作用，产生颜色。不同的蛋白质由于所含的氨基酸不完全相同，颜色反应亦不完全相同。颜色反应不是蛋白质的专一反应，一些非蛋白物质也可产生同样的颜色反应，因此不能根据颜色反应的结果来决定被测物是否为蛋白质。另外，颜色反应也可作为一些常用蛋白质定量测定的依据。

蛋白质是亲水性胶体，在溶液中的稳定性与质点大小、电荷、水化作用有关，但其稳定性是有条件的，相对的。蛋白质胶体溶液的稳定因素：水化膜、带电荷。当破坏这两个因素时，破坏了蛋白质的稳定性，蛋白质就会从溶液中沉淀出来。

三、实验仪器和药品

吸管、滴管、移液管、试管、pH试纸、水浴锅、电炉等。

卵清蛋白液、浓硝酸、冰醋酸、浓硫酸、饱和硫酸铵溶液、硫酸铵晶体、氯化钠晶体、饱和苦味酸溶液、1%醋酸铅溶液、0.5%苯酚溶液、1% $CuSO_4$ 溶液、10%NaOH溶液、0.1%茚三酮溶液、Millon's试剂（硝酸汞和硝酸亚汞的硝酸溶液）、95%乙醇、10%三氯乙酸溶液、1%醋酸溶液。

四、实验内容

1. 蛋白质的颜色反应

（1）米伦（Millon's）反应

苯酚实验：取0.5%苯酚溶液1mL于试管中，加Millon's试剂0.5mL，电炉小心加热观察颜色变化。

蛋白质实验：取2mL蛋白液，加Millon's试剂0.5mL，出现白色的蛋白质沉淀，小心加热，观察现象。

（2）缩二脲反应　取蛋白液1mL，加10% NaOH溶液1mL，摇匀，再加2~4滴1% $CuSO_4$ 溶液，混匀，观察现象。

（3）黄蛋白反应　取一支试管，加入1mL蛋白液及浓硝酸5滴。加热，冷却后注意观察颜色变化。然后再加入10% NaOH溶液1mL，颜色有什么变化？

（4）茚三酮反应　取蛋白液1mL于试管中，加10滴茚三酮溶液，加热至沸，观察现象。

2. 蛋白质的沉淀

（1）蛋白质的盐析作用　取蛋白液2mL于试管中，加硫酸铵饱和溶液2mL，摇匀静置数分钟，则有球蛋白析出。

将上述混合液过滤。向滤液中逐渐加入少量固体硫酸铵，直至饱和为止，此时析出为清蛋白。再加入少量蒸馏水，观察沉淀是否溶解。

（2）有机溶剂沉淀蛋白质　试管中加蛋白液1mL，加晶体氯化钠少许，溶解后加95%乙醇3mL，摇匀，观察现象。

（3）重金属盐与某些有机酸沉淀蛋白质　取试管2支，各加蛋白液2mL，一支试管中滴加1%醋酸铅溶液，另一支管中滴加1%硫酸铜溶液，至有沉淀产生。另取一支试管加蛋白液2mL，再加入10%三氯乙酸1mL，充分混匀，观察结果。

（4）生物碱试剂沉淀蛋白质　取一支试管，加入蛋白液2mL及醋酸4~5滴，再加饱和苦味酸数滴，观察现象。

五、思考题

1. 蛋白质的盐析和变性是否影响了原来蛋白质的性质？
2. 如何检验豆腐中含有蛋白质？
3. 怎样区别棉线和毛线？

实验十五　氨基酸的纸色谱法

一、实验目的

1. 熟悉纸色谱的操作方法。
2. 了解纸色谱的基本原理。

二、实验原理

纸色谱是以滤纸作为支持物的分配层析法。它利用不同物质在同一推动剂中具有不同的分配系数，经层析而达到分离的目的。在一定条件下，一种物质在某溶剂系统中的分配系数是一个常数，以K表示分配系数。

$$K = \frac{\text{溶质在固定相总的浓度}}{\text{溶质在流动相中的浓度}}$$

展开剂是选用有机溶剂和水组成的。滤纸纤维素与水有较强的亲和力能吸附很多水分，一般达滤纸重的22%左右，形成固定相；而展开剂中的有机溶剂与滤纸的亲和力很弱，可在滤纸的毛细管中自由流动，形成流动相。纸色谱常用于亲水性较强的成分的分离鉴定。

层析时，点有样品的滤纸一端浸入展开剂中，有机溶剂连续不断地通过点有样品的原点处，使其上的溶质依据本身的分配系数在两相间进行分配。随着有机溶剂不断向前移动，溶质被携带到新的无溶质区并继续在两相间发生可逆的重新分配，同时溶质离开原点不断向前移动，溶质中各组分的分配系数不同，前进中出现了移动速率差异，通过一定时间的层析，不同组分便实现了分离。物质的移动速率以比移值（R_f）值表示。

$$R_f=\frac{\text{色斑中心点至起始线的距离}}{\text{前沿线至起始线间的距离}}$$

各种化合物在恒定条件下，层析后都有其一定的 R_f 值，借此可以达到定性、鉴别的目的。溶质的结构与极性、溶剂系统的物质组成与比例、pH值、滤纸的质地以及层析的温度、时间等都会影响 R_f 值。

三、实验仪器和药品

色谱缸、干燥箱、水浴锅、安培瓶、吹风机、喷雾器、滤纸、毛细管、培养皿、镊子等。

6mol/L HCl、标准氨基酸（称取亮氨酸、天冬氨酸、丙氨酸、缬氨酸、组氨酸各1mg，分别溶于1mL 0.01mol/L的HCl溶液中，保存于冰箱）、展开剂（正丁醇：88%甲酸：水＝15：3：2）、0.5%的茚三酮丙酮溶液、10%异丙醇溶液等。

四、实验内容

取1张10cm×10cm的层析滤纸放在普通滤纸上，用直尺和铅笔在距滤纸底边2cm处划一条平行于底边的很轻的直线作为基线。沿直线以一定的间隔做标记以指示标准氨基酸和蛋白质水解液的加样位置。用毛细管吸少量氨基酸样品点于标记的位置上。点样时，毛细管口应与滤纸轻轻接触，样点直径一般控制在0.3cm之内。用吹风机稍加吹干后再点下一次，重复3次，每次的样品点应完全重合。加样完毕后，将滤纸卷成圆筒状，使基线吻合，两边不搭接，用针和线将纸两边缝合。

将点好样品的滤纸移入色谱缸中（色谱缸内事先加入一个注入40mL展开剂的直径为10cm的培养皿，使液层厚度为1cm左右，盖上色谱缸的盖子20分钟，以保证罩内有一定蒸气压），采用上行法进行展开。当溶剂前沿上升到距纸上端1cm时，取出滤纸，立即用铅笔记下溶剂前沿的位置，剪断缝线，用吹风机吹干滤纸上的溶剂。之后用茚三酮丙酮溶液均匀地喷洒在滤纸有效面上，切勿喷得过多致使斑点扩散。然后将滤纸放入烘箱，于80℃下显色5分钟后取出。

用铅笔轻轻描出显色斑点的形状，并用一直尺度量每一显色斑点中心与原点之间的距离和原点到溶剂前沿的距离，计算各色斑的 R_f 值，与标准氨基酸的 R_f 值对照，确定水解液中含有哪些氨基酸。

五、注意事项

1. 点样时要避免手指或唾液等污染滤纸有效面（即展开时样品可能达到的部分）。

2. 点样斑点不能太大（直径应小于0.3cm），防止层析后氨基酸斑点过度扩散和重叠，且吹风温度不宜过高，否则斑点变黄。

3. 开始时切勿使样品点浸入溶剂中。

4. 作为展开剂的正丁醇要重新蒸馏，甲酸须用分析纯。且展开剂要临用前配制，以免发生酯化，影响层析结果。

六、思考题

1. 为什么点样时要避免手指或唾液等污染滤纸有效面？

2. 在纸色谱时，色谱缸为什么要求尽量封闭？

实验十六　茶叶中咖啡因的提取及鉴定

一、实验目的

1. 学习从植物中提取生物碱的一般原理和方法。

2. 熟悉索氏提取器的原理和操作、掌握从茶叶中提取咖啡因的方法。

3. 巩固回流、蒸馏、升华等基本操作。

4. 了解咖啡因的鉴别方法。

二、实验原理

咖啡因又称咖啡碱，它具有刺激大脑神经和利尿作用，常作为中枢神经的兴奋药，也是复方阿司匹林（APC）等药物的组分。

茶叶中含有多种生物碱，其中以咖啡因为主，占1%～5%。茶叶中还含有单宁酸、茶多酚、色素、纤维素和蛋白质等。

咖啡因化学名称：1,3,7-三甲基-2,6-二氧嘌呤，属于嘌呤衍生物；为白色针状结晶，无臭，味苦，弱碱性化合物，能溶于氯仿、水、乙醇。无水咖啡因的熔点为235℃，在100℃时即失去结晶水，并开始升华，随温度升高升华加快，120℃时升华显著，178℃时迅速升华而不分解。利用升华法可以将咖啡因从提取物中与其他生物碱和杂质相分离。

本实验方法一是采用索氏提取器提取，通过回流，用乙醇提取出茶叶中的咖啡碱，然后蒸馏去大部分乙醇，最后利用升华得到咖啡碱晶体。索氏提取器是由提取瓶、提取管、冷凝器三部分组成的，提取管两侧分别有虹吸管和连接管。各部分连接处要严密不能漏气。提取时，将待测样品包在脱脂滤纸包内，放入提取管内。提取瓶内加入95%酒精，加热提取瓶，酒精气化，由连接管上升进入冷凝器，凝成液体滴入提取管内，浸提样品中的有机物质。待提取管内酒精面达到一定高度，溶有咖啡碱的酒精经虹吸管流入提取瓶。流入提取瓶内的酒精继续被加热气化、上升、冷凝，滴入提取管内，如此循环往复，直到抽提完全为止。

三、实验仪器和药品

方法一：

索氏提取器、研钵、蒸馏装置、圆底烧瓶、蒸发皿、玻璃漏斗、滤纸、玻璃棒等。

茶叶、95%乙醇、生石灰。

方法二：

烧杯（250mL）、蒸发皿、木夹、玻匙、玻璃漏斗、磁匙、滤纸、棉花。

茶叶、生石灰。

鉴别试剂：浓盐酸、氯酸钾、浓氨水。

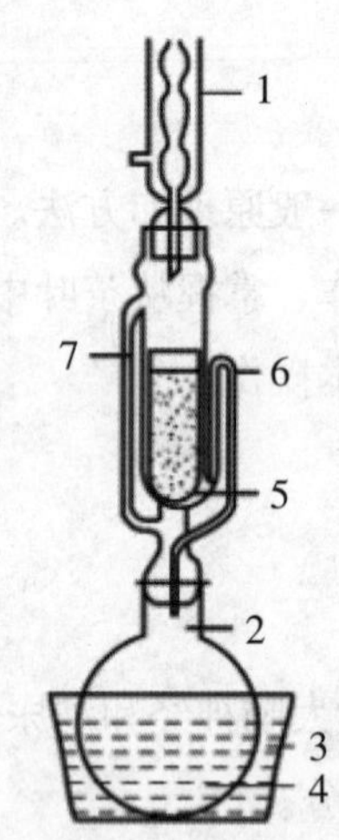

实验图8　索氏提取器

1.冷凝管；2.圆底烧瓶；3.水浴；4.溶剂；5.装有药粉的滤纸袋；6.溶剂蒸气上升管；7.虹吸管

四、实验内容

1．咖啡因的提取

方法一：称取15g预先研碎的茶叶末，将茶叶末装入滤纸套筒中，再将滤纸套筒小心地插入索氏提取器中（见实验图8）。在圆底烧瓶中加入90mL95%乙醇和几粒沸石，安装好装置，用电热套加热，连续提取30分钟后，提取液颜色已经较淡，待溶液刚刚虹吸流回烧瓶时，即停止加热。安装好蒸馏装置，重新加入几粒沸石，进行蒸馏，蒸出大部分乙醇（要回收）。残液（5～10mL）趁热倒入蒸发皿中，加入4g研细的生石灰粉，在玻璃棒不断搅拌下将溶剂蒸干。

取一支合适的玻璃漏斗，罩在隔以刺有许多小孔的滤纸的蒸发皿上，小心地加热升华，若漏斗上有水汽则用滤纸迅速擦干。当滤纸上出现白色针状物时，要控制温度，缓慢升华。当大量白色结晶出现时，暂停加热，稍冷后仔细收集滤纸正反两面的咖啡因晶体。残渣搅拌后可再次升华。合并两次收集的咖啡因。

方法二：在250mL烧杯中放入10g茶叶和60mL热水，煮沸15分钟（保持水的体积），滤去茶渣。

茶液于蒸发皿中浓缩至约20mL，加入4g粉状石灰，拌匀，置于石棉网上加热至干，小心焙炒片刻，除尽水分。冷却后擦去沾在蒸发皿边沿的粉末，以免升华时污染产品。

将蒸发皿内的粗咖啡因盖上一张刺有一些小孔的圆滤纸，在上面罩上干燥的玻璃漏斗（漏斗颈部塞少许棉花以减少咖啡因蒸气逸出）。在石棉网下小心加热使咖啡因升华。当滤纸上出现白色结晶时，控制温度，以提高结晶纯度，至漏斗内出现棕色烟雾时，停止加热，冷却，用玻匙收集滤纸上及漏斗内壁的咖啡因供鉴别。

2. 紫脲酸胺反应鉴别咖啡因　在小磁匙内放入咖啡因结晶少许，加入2～3滴浓盐酸使之溶解，再加入约50mg（绿豆大小）氯酸钾，在酒精灯上加热使液体蒸发至干，放冷，加入1滴浓氨水，有紫色出现说明有嘌呤环的生物碱存在。

五、注意事项

1. 索氏提取器的虹吸管易断裂，拿取时要小心。

2. 提取时间主要依据萃取溶剂的颜色判断，当颜色较淡时，即大部分物质已被萃取到溶剂内了，此时可停止萃取。

3. 滤纸套的大小要适宜，其高度不得超过虹吸管，滤纸包茶叶时要严实，以防止茶叶漏出堵塞虹吸管，滤纸套的上面应折成凹形，以保证回流液均匀浸润被提取物。

4. 升华操作是实验成败的关键。在升华过程中始终都须严格控制温度（最好维持在120～178℃），温度太高会使被烘物冒烟炭化，导致产品不纯和损失。若升华开始时在漏斗内出现水珠，则用滤纸迅速擦干漏斗内的水珠并继续升华。

六、思考题

1. 为什么可以用升华法提纯咖啡因？

2. 要得到较纯的提取物，在实验过程中应注意些什么？

3. 生石灰的作用是什么？

实验十七 蛋黄中卵磷脂的提取及鉴定

一、实验目的

1. 熟悉卵磷脂的提取原理和方法。
2. 了解卵磷脂组成成分的鉴定方法。

二、实验原理

卵磷脂是生物体组织细胞的重要成分，其广泛分布于动物、植物、酵母、霉菌类之中，以蛋黄中含量较高。卵磷脂也叫磷脂酰胆碱，是最典型的甘油酯类，由甘油与脂肪酸和磷酰胆碱结合而成。

卵磷脂不溶于水和丙酮，易溶于乙醇、乙醚及氯仿等有机溶剂。利用此性质可将卵磷脂从蛋黄中提取出来：

$$\text{蛋黄}\xrightarrow{\text{乙醇提取 滤去残渣}}\text{乙醇提取液}\xrightarrow{\text{蒸去乙醇}}\text{油状物}\xrightarrow[\text{丙酮促沉}]{\text{氯仿溶解}}\text{沉淀（卵磷脂）}$$

三、实验仪器和药品

研钵、电热套、水浴锅、蒸发皿、布氏漏斗、玻璃漏斗、铁架台、蒸发皿、天平、10mL量筒、50mL量筒、试管、玻璃棒、50mL烧杯、100mL烧杯等。

熟鸡蛋黄、95%乙醇、氯仿、丙酮、氢氧化钠、硝酸、醋酸铅、硫酸铜、硫酸、碘化铋钾、钼酸铵、蒸馏水等。

四、实验内容

（一）卵磷脂的提取

1. 取熟蛋黄一个，在研钵中研碎。加入95%乙醇10mL，研磨15分钟后，静置15分钟；然后再加入10mL乙醇，研磨15分钟后，用布氏漏斗减压抽滤。收集滤液，残渣移入研钵中，再向研钵中加入10mL乙醇充分研磨，再次抽滤。合并两次滤液，置蒸发皿中。

2. 在水浴上蒸去乙醇，得黄色油状物。

3. 冷却后，加入5mL氯仿，用玻璃棒搅拌至油状物全部溶解。

4. 在搅拌下加入15mL丙酮，既有卵磷脂析出。

（二）卵磷脂的水解和组成鉴定

1. 卵磷脂的水解　取一支洁净的试管，加入卵磷脂提取物，加入10mL 20%的氢氧化钠溶液，放入沸水浴中加热10分钟，并用玻璃棒不断搅拌，使之水解完全，冷却。在玻璃漏斗中用少量棉花过滤水解物，滤液妥存备用。

2. 组成鉴定

（1）脂肪酸的检查　取一支洁净的试管，加入棉花上的滤渣少许，加入1滴20%的氢氧化钠溶液和5mL水，用玻璃棒搅拌使其溶解，在玻璃漏斗中用少量棉花过滤后，滤液用浓硝酸酸化后加入数滴10%醋酸铅，观察溶液中的变化。（有沉淀生成）

（2）甘油的检查　取一支洁净的试管，加入1mL 1%的硫酸铜溶液，2滴20%氢氧化钠溶液，振摇，有氢氧化铜沉淀生成，加入1mL水解液，观察现象。（得深蓝色甘油铜溶液）

（3）胆碱的检查　取一支洁净的试管，加入1mL水解液，滴加硫酸酸化，加入碘化铋钾溶液，观察现象。（有砖红色沉淀生成）

（4）磷酸的检查　取一支试管，加10滴滤液，5滴95%乙醇溶液，加入2滴硝酸酸化，然后再加入数滴钼酸铵试剂，振摇，水浴加热，观察现象。（生成黄色磷钼酸铵沉淀）

五、思考题

1. 从蛋黄中提取卵磷脂的原理是什么？
2. 本实验中加入氯仿和丙酮的作用分别是什么？

主要参考书目

[1] 唐伟方，芦金荣．有机化学．南京：东南大学出版社，2010

[2] 彭松，林辉．有机化学实验．北京：中国中医药出版社，2013

[3] 吴华，董宪武．基础化学．北京：化学工业出版社，2008

[4] 王志江，刘建升．有机化学．北京：中国医药科技出版社，2015

[5] 侯小娟，刘华．有机化学．西安：第四军医大学出版社，2011

[6] 郑虎．药物化学．北京：人民卫生出版社，2010

[7] 李靖靖，李伟华．有机化学．北京：化学工业出版社，2008

[8] 付建龙，李红．有机化学．北京：化学工业出版社，2008

[9] 董陆陆．有机化学图表解．北京：人民卫生出版社，2008

[10] 倪沛洲．有机化学．北京：人民卫生出版社，2006

[11] 潘华英．有机化学．北京：化学工业出版社，2010

[12] 邢其毅，裴伟伟，徐瑞秋，等．基础有机化学．北京：高等教育出版社，2005

[13] 马祥志，吴华英．有机化学学习指导．北京：中国医药科技出版社，2009